乡村医生在岗培训教材

基层医生合理用药

江西省乡村医生培训教材编委会　编写

江西科学技术出版社

图书在版编目(CIP)数据

基层医生合理用药/江西省乡村医生培训教材编委会编写. —南昌:江西科学技术出版社, 2013.4
乡村医生在岗培训教材
ISBN 978 -7 -5390 -4735 -5
Ⅰ. ①基… Ⅱ. ①江… Ⅲ. ①临床药学 - 乡村医生 - 教材 Ⅳ. ①R97
中国版本图书馆 CIP 数据核字(2013)第 073071 号

国际互联网(Internet)地址:
http://www.jxkjcbs.com
选题序号:**ZK**2013005
图书代码:**X**13005 -103

基层医生合理用药	江西省乡村医生培训 教材编委会编写
出版发行	江西科学技术出版社
社址	南昌市蓼洲街 2 号附 1 号 邮编:330009 电话:(0791)86623491 86639342(传真)
印刷	南昌市红星印刷有限公司
经销	各地新华书店
开本	787mm×1092mm 1/16
字数	400 千字
印张	16.75
版次	2013 年 4 月第 1 版 2016 年 4 月第 3 次印刷
书号	ISBN 978 -7 -5390 -4735 -5
定价	36.00 元

赣版权登字 -03 -2013 -30

江西省乡村医生培训教材编委会

主　编：刘素兰（江西护理职业技术学院）

副主编：冷天平（修水县卫生人员进修学校）

参　编：（按姓氏笔画顺序排列）

刘五梅（江西护理职业技术学院）

刘永飞（江西护理职业技术学院）

江　莉（江西省妇幼保健院）

李汉生（江西铜鼓县药监局）

张海红（江西护理职业技术学院）

肖　瑛（江西省南昌市第三医院）

钟海利（南昌大学第一附属医院）

涂　琼（江西省儿童医院）

郭琦丽（江西护理职业技术学院）

彭　林（江西护理职业技术学院）

赖谋锋（南昌大学第一附属医院）

目录

第一篇 总 论

药物是防治疾病的重要手段,其疗效的产生不仅要求药物有合格的品质,而且必须依赖于药物的合理应用。世界卫生组织对合理用药的定义是"患者能得到适合于他们的临床需要和符合他们个体需要的药品,以及正确的用药方法(给药途径、剂量、给药间隔时间和疗程);这些药物必须质量可靠、可获得,而且可负担得起(对患者和社会的费用最低)"。近年来,各类严重的药害事件、药源性疾病频发,使人们深刻地认识到药物不仅有治病救人的功效,更需要我们注意它的毒副作用。

第一章 药物相互作用

药物相互作用是指两种或两种以上的药物同时应用时所发生的药效变化。即产生协同(增效)、相加(增加)、拮抗(减效)作用。合理的药物相互作用可以增强疗效或降低药物不良反应,反之可导致疗效降低或毒性增加,还可能发生一些异常反应,干扰治疗、加重病情。作用增加称为药效的协同或相加,作用减弱称为药效的拮抗,亦称"配伍禁忌"。欧洲医药评价署/专利药品委员会(EMEA/CPMP)1998 年 6 月颁布的《药物相互作用研究指导原则》,定义药物相互作用为"由于合并用药、饮食因素或社会习惯等引起了药物药代动力学和(或)药效学改变"。药物相互作用研究主要是探讨两种或多种药物不论通过何种途径给予,在体内所起的联合效应。如一种药物口服给药后,可与静滴或皮下注射的另一种药物产生交互作用。

第一节 药物相互作用

一、药物相互作用概述

药物相互作用,根据对临床的影响,可产生如下两种结果:联合用药时如得到治疗作用增强或副作用减轻的效果,属于有益的相互作用;由于药物相互作用而引起疗效降低、副作用和毒性增强、疗效作用过度增强等情况，则为不良相互作用。

(一)药物相互作用的分类和特点

按照发生的原理，药物相互作用主要有药效学相互作用、药动学相互作用、药剂学相互作用几类。

1. 药效学相互作用

药效学相互作用表现为两种或多种药物间产生的相加、协同(增效)或拮抗，主要发生效应的强度变化。如临床某些特殊情况应用吗啡或哌替啶治疗肾绞痛或者胆绞痛时，往往合用阿托品增加疗效，但是往往也增加了阿片类药物便秘和排尿困难的副作用，有时患者难以耐受，即属于不良反应方面的增加或协同。

2. 药动学相互作用

药动学相互作用主要是指一种药物能使另一种药物的吸收、分布、代谢和排泄等环节发生变化，从而影响另一种药物的血浆浓度，进一步改变其作用强度。例如，应用抗酸药后，提高了胃肠道的pH，此时如果同服弱酸性的药物，由于弱酸性药物在碱性环境中解离部分增多，故吸收减少。

3. 药剂学相互作用

药剂学相互作用主要为药物配伍变化，多由于药物化学性质或物理性质的改变而产生的物理和化学性变化，多发生在体外。分类如下：①可见配伍变化：溶液混浊、沉淀、结晶及变色；②不可见配伍变化：水解反应、效价下降、聚合变化等。

(二)药物相互作用的影响因素和注意事项

由药物相互作用的特点可知，绝大多数药物的相互作用对药物治疗都会产生不同程度的不良影响。相关研究显示，药物不良事件的发生率与用药的种数有较高的相关性，如同时服用6～10种药物时的发生率为7%，如果有16～20种药物，则发生率上升为40%。而药物相互作用的临床表现通常就是药物不良反应，因此，考察药物相互作用发生的影响因素和联合用药的原则就成为了合理用药的关键。

1. 药物相互作用的影响因素

药物相互作用发生的影响因素众多，与种族、年龄、遗传背景、用药种类、剂量、用法的不同和患者体质等密切相关。

(1)患者体质包括年龄、体重、性别、妇女生理周期、遗传因素及健康状况等。

(2)用药方法包括药物品种及剂型、给药途径、单次剂量、间隔时间及累计总量等。因此，药物相互作用在不同个体身上会出现程度不同的不良反应，有时甚至完全不表现。

(3)以下人群是药物相互作用的高危人群，在临床用药时需特别注意：①儿童：儿童的各种系统尚未发育完全，药物在体内的药动学和药效学与成人有较大差异；②妇女:女性生理周期的特殊性(妊娠、哺乳),使得药物在使用时必须考虑对胎儿或幼儿的不良影响;③患各种慢性疾病的老年人;④多脏器功能障碍者;⑤需长期应用药物维持治疗的病人。

2. 联合用药的注意事项

医师开方、药师审方时要避免可能引起不良相互作用的配伍。

(1)详细了解患者病史和药史,尤其是用药史。对重症患者,应询问1周内的用药情况。

(2)联合用药的种类和数量需严格控制。

(3)不宜频繁更换药物。

(4)尽量避免联合应用治疗效果难以控制的药物或易导致严重不良相互作用的药物。

(5)充分考虑遗传因素、病理情况对药物相互作用的影响。如血浆胆碱酯酶缺乏患者,同时,应用琥珀胆碱和抗生素腹腔冲洗时,可能会引起严重呼吸抑制;肝、肾疾病也可加重许多药物的相互作用。

(6)较常引起药物相互作用的药物有双香豆素、口服降血糖药、镇静催眠药、抗癫痫、抗惊厥药、三环类抗抑郁药、骨骼肌松弛药、强心苷、抗高血压药、抗心律失常药、磺胺类、抗生素和抗肿瘤药以及自主神经药物等,使用时需更加注意。

二、特殊人群合理用药

(一)肝功能不全者的用药

肝脏是人体进行药物代谢的主要器官。在某些情况下,其代谢起解毒作用;而在某些情况时,其代谢可降低药物的疗效;有些情况时药物需要经过肝代谢后才具有作用。因此,肝功能不全者既不能应用可能损害肝功能的药物,又要注意使用能被肝代谢的药物,应合理选择药物和用量,以预防药源性肝损害的发生。

1. 肝功能不全对药物代谢的影响与疾病的严重程度成正比

急性肝炎时,药物代谢的变化较轻和短暂,失代偿期的肝硬化患者则较为明显。肝功能不全时,药物的生物转化减慢。慢性或严重肝损害时,药酶活力改变,有效肝血流量降低,口服给药后生物利用度增加,药物消除减慢,血中药物浓度增加。慢性肝损害还引起血浆白蛋白浓度降低,与药物结合能力减少,可引起药效增强,可能出现毒性反应增加。某些药物经过胆汁转运排泄,慢性肝损害时,胆汁分泌排泄障碍,使血浆内药物浓度升高。当肝硬化伴有水肿或腹水时,药物效应增强。因此,对于患有肝脏疾病的患者,用药时应特别注意:常规的给药剂量可能造成药物过量或蓄积中毒;而需要经过肝代谢才具有药理作用的药物,常规的给药剂量可能达不到预期治疗效果。

2. 对于患有肝脏疾病者,应了解药物的药动学特点

使用主要经过肝脏代谢的药物应适当减少剂量。同时,应避免使用或慎用肝毒性药物。容易诱使慢性肝炎患者发生肝性昏迷;对无明显脂肪肝的慢性肝炎及肝硬化病例,则不必使用胆碱、蛋氨酸等抗脂肪肝的药物,因为这类药物也可诱发肝性昏迷。较重的慢性肝炎患者常有凝血酶原时间延长,纤维蛋白原、第Ⅴ因子及抗血栓第Ⅰ因子减少等,在应用抗凝药时,可能由于肝脏利用维生素K合成凝血酶原的能力降低,而使其对凝血功能的抑制效应增强,因此,肝病患者应用抗凝血药需谨慎。

对肝性脑病前期或肝性脑病患者,应禁用可以增高血氨的治疗方案和禁用可以诱发肝性脑病的药物。

肝硬化及肝性脑病患者应谨慎使用皮质激素类药物。一般皮质激素类药物的疗程要短,剂量不宜过大,当病情稳定后,即应谨慎地逐渐停药。地塞米松等对肝病患者的不良反应比泼尼松多,应慎用。

肝硬化腹水患者应用利尿药时,应根据腹水情况酌情使用。因腹水的吸收量有限,只能逐渐消退,作用强烈的利尿药会引起循环血容量减少,易诱发肝性脑病,宜选用排钾较少的氨苯碟啶或螺内酯,在此基础上加用噻嗪类利尿药。对有出血倾向的肝病患者,应用维生素K时,最好选用维生素K_1,而不导致出血加重。

肝病患者合并有风湿心脏病、心功能不全应用强心药时,宜用地高辛,因为它主要由肾脏排泄而不易致蓄积中毒。

肝病患者避免使用的抗菌药物有:红霉素酯化物、四环素类、氯霉素、利福平类、两性霉素B、酮康唑、咪康唑、特比萘芬、磺胺类等。

3. 肝功能不全患者的用药遵循原则

(1)明确诊断,合理选药。

(2)避免或减少使用对肝脏毒性较大的药物。

(3)注意药物相互作用,特别应避免肝毒性的药物使用。

(4)对肝功能不全而肾功能正常的患者可选用对肝功能毒性小,从肾脏排泄的药物。

(5)开始用药时宜小剂量,必要时进行血药浓度监测,做到给药方案个体化。

(6)定期检查肝功能,及时调整治疗方案。

(二)肾功能不全者的用药

肾脏是药物排泄的主要器官,也是药物代谢的器官之一,极易受到某些药物的作用而出现毒性反应。

1. 肾功能不全的分期

肾功能不全可分为如下四期:

第一期，肾功能储备代偿期。因为肾脏储备代偿能力很大，因此，临床上肾功能虽有所减退，但其排泄代谢产物及调节水、电解质平衡能力仍可满足正常需要，临床上并不出现症状，肾功能化验也在正常范围或偶有稍高现象。

第二期，肾功能不全期。肾小球已有较多损害，达60%～75%，肾脏排泄代谢废物时已有一定障碍，肌酐尿素氮可偏高或超出正常值。病人可以出现贫血，疲乏无力，体重减轻，精神不易集中等。但常被忽视，若有失水、感染、出血等情形，则很快出现明显症状。

第三期，肾衰竭期。肾脏功能已损害相当严重，达75%～95%，不能维持身体的内环境稳定，患者易疲劳，乏力，注意力不能集中等症状加剧，贫血明显，夜尿增多，血肌酐、尿素氮上升明显，并常有酸中毒。此期又称氮质血症期。

第四期，尿毒症期或肾功能不全终末期。此期肾小球损害已超过95%，有严重临床表现，如剧烈恶心、呕吐，尿少，水肿，恶性高血压，重度贫血，皮肤瘙痒，口有尿臊味等。

不同程度的肾脏损害，引起药物排泄的改变不同，应根据个体情况调整或递减药量，改变治疗方案，从而使药物既能有效地治疗疾病，又可避免肾病变加重。

2. 肾功能不全者用药注意事项

(1)应按药物成分由肝脏排泄的百分率选择药物和剂量：药物引起肾脏损害的因素很多，在应用中可按照药物成分由肾脏排出的百分率来估计药物的肾毒性。凡药物有效成分由肾脏排出少于15%者，一般认为无害。由肾脏排出大于50%者又可分为两大类。一类认为无害；另一类可导致肾脏损害，肾功能不全时，应严格控制使用。

(2)应按肾功能损害程度调整用药剂量：肾功能不全者，应该按其肾功能损害程度调整药物剂量。肌酐清除率是测定肾功能的可靠办法，而且它与药物在血清内的消除半衰期呈反比关系，我们可利用这种关系考虑是否需要调节用药剂量。一般认为，当肌酐清除率低于正常的25%时，则应该调整治疗方案。

(3)肾衰竭时使用抗菌药时应注意，氨基糖苷类、多黏菌素、万古霉素等主要通过肾脏排泄，对肾脏毒性较大，应调整剂量或监测血药浓度，必要时选择其他药物代替。

(4)肾功能不全时，需慎用的药物还有四环素类，其可诱发肾脏损害，甚至造成严重的尿毒症。呋喃妥因治疗尿路感染的作用是依赖药物在尿液中的浓度，而在肾衰竭时排出量极少，故在肾衰竭时不宜使用。普鲁卡因胺、磺胺嘧啶、二甲双胍等药物在肾衰竭时应忌用。苯巴比妥、氯化钾、吲哚美辛等药物应慎用。

3. 肾功能不全患者用药原则

(1)明确诊断，合理选药。

(2)避免或减少使用对肾脏毒性大的药物。

(3)注意药物相互作用，特别避免与有肾毒性的药物合用。

(4)肾功能不全而肝功能正常者可选用具有双通道排泄的药物。

(5)必要时进行血药浓度监测,设计个体化给药方案。

(6)定期检查肾功能,依据肾小球滤过率、肌酐清除率及时调整治疗方案和药物剂量。

(三)老年患者合理用药

由于老年人在生理、心理等方面均处于衰退状态,许多老年人还同时患有多种疾病,通常为慢性病,需长期治疗,因此,用药种类较多,容易出现药物相互作用和药物蓄积,药物引起的不良反应也明显增加。了解老年期各系统、组织器官的生理、生化功能改变,以及老年人药动学、药效学特点,对于正确使用药物,减少或避免药物不良反应以及药源性疾病尤为重要。

1. 老年人的药代动力学特点

(1)吸收:老年人胃肠道肌肉纤维萎缩,张力降低,胃排空延缓,胃酸分泌减少,胃液的 pH 升高,一些酸性药物解离部分增多,吸收减少,胃排空时间延迟,小肠黏膜表面积减小,心输出量降低和胃肠动脉硬化而致胃肠道血流减少,有效吸收面积减小。肠胃功能的变化对被动扩散方式吸收的药物几乎没有影响。

(2)分布:人的有效组织体积随年龄增长而减小,脂肪和体重的比例逐渐增大。老年人细胞内液减少,功能减退,脂肪组织增加,而总体液及非脂肪组织减少,使药物表观分布容积减小,加上心肌收缩无力,心血管灌注量减少,故影响药物的分布。肝细胞合成白蛋白的能力降低,血浆白蛋白与药物结合能力也降低,非结合型药物浓度增高,药物效应增强。

(3)代谢:老年人由于肝脏重量减少,肝细胞和肝血流量下降,酶的合成减少,活性降低,药物代谢减慢,半衰期明显延长,代谢能力明显降低,容易受药物损害。机体自身调节和免疫功能低下,也影响药物的代谢。由于老年人肝功能降低,对于一些药物分解的首关效应减低。

(4)排泄:老年人由于肾脏血管硬化、血流减少,肾脏功能仅为年轻人的一半,而且老年人的某些慢性疾病也可减少肾脏的灌注,这些因素均可影响药物排泄,使药物在体内积蓄,容易产生不良反应或中毒,特别是使用地高辛、氨基糖苷类抗生素、苯巴比妥、四环素类、头孢菌素类、磺胺类、普萘洛尔、锂盐等药物时,应慎重。

2. 老年人的药效学特点

老年人机体各器官结构功能老化,适应力减退与体内调节功能下降,药动学性质改变,可使药物达到作用部位或受体的血药浓度改变,引起细胞与受体数量和反应性改变,可能是药效学改变的因素。

(1)神经系统功能改变:老年人脑血流量少,酶活性减弱或靶组织中受体数目和结合力改变，神经递质代谢和功能变化，均可影响药效。

(2)心血管系统功能改变：老年人心血管系统功能减退，压力感受器的反射调节功能降低，心脏和自主神经系统反应障碍，利尿药、亚硝酸类、抗高血压药等在正常血液浓度即可引起体位性低血压。老年人心脏对儿茶酚胺的最大效应降低，对β-受体阻滞药作用增强；另外，老年人凝血能力减弱，对洋地黄强心苷类十分敏感，应用这两类药时应注意密切观察。

(3)药物的耐受性降低：老年人的中枢神经有些受体处于高敏状态，小剂量即可引起治疗作用，常规治疗剂量可引起较强的药理反应，出现耐受性降低现象。

(4)药物的依从性降低：老年人记忆力减退，对药物的了解不足，常常忽视按规定服药的重要性，因此，对药物的依从性较差。

三、注射剂安全性使用

注射给药是临床疾病治疗的常用手段。据统计，全世界每年有近120亿人次进行注射给药。由于注射吸收过程短或几乎没有吸收过程，一旦发生不良反应，其严重程度往往比口服药物或其他剂型更大，使用不当更易发生危险，产生药源性疾病，甚至危及生命，注射剂的安全使用应成为医务人员重点关注的热点之一。因此，正确的用药指导对改善注射剂质量、保障用药安全和提高治疗水平极为重要。

(一)注射剂本身的稳定性

注射药物直接进入血液，药物若发生分解变质，不仅会导致疗效降低，而且可能还会产生毒性物质，引起药物不良反应和药源性疾病的发生。加强效期管理，严格控制贮存温度，对光敏感的药物，在贮藏、配制和输注过程中都需要严格避光，注射剂的稳定性是保证药物安全、有效的用于临床的关键。

(二)注射剂的配伍稳定性

由于新药不断出现和临床治疗上的需要，几种注射剂混合使用的概率日益提高，注射剂配伍问题也就更为突出。正确的药物配伍可以起到积极的治疗作用，反之，则会造成严重的不良后果。

1. 盐析作用。盐析一般是指溶液中加入无机盐类而使某种物质溶解度降低而析出的过程。例如，氟罗沙星、培氟沙星等大分子化合物，遇强电解质如氯化钠、氯化钾会发生同离子效应析出沉淀，因而禁与含氯离子的溶液配伍。

2. pH值的影响。常用的输液溶剂有5%或10%葡萄糖注射液、0.9%氯化钠注射液、葡萄糖氯化钠注射液等，其pH值范围依次为3.2~5.5、3.5~5.5、4.5~7.0，适当的溶剂pH值对药物的稳定性至关重要。如青霉素类药物除苯唑西林等异恶唑青霉素有耐酸性质而在葡萄糖注射液中稳定外，其余药物均不宜与葡萄糖注射液配伍，宜选用0.9%氯化钠注射液做溶剂。

3. 溶剂选择。因药物本身理化性质及临床治疗的需要,不同药物应选择不同的适宜溶剂;若选择不当,则会使药物与溶剂混合后发生变化,影响治疗效果。如在输液配置时,直接使用相应溶剂溶解和稀释某些药物,若出现输液变浑浊的现象,则宜先用pH值相近的注射用水溶解,再以合适的大量溶剂稀释。

一般输液体积的多少与药物输注时间成正相关,后者又与溶解后稳定时间呈正相关,所以,容积量应与稳定时间相匹配,否则降解产物将增加。如青霉素应溶解在100mL生理盐水中30min内滴注完毕才不会影响抗生素的效价。

4. 氧化还原反应。有些药物具有氧化性,会与具有还原性的药物发生氧化还原反应而影响药物的疗效,甚至可能造成不良后果。如维生素K是一种弱氧化剂,若与维生素C(还原剂)配伍使用,则其结构可被还原破坏,从而失去止血作用。

5. 钙离子的沉淀反应。如林格溶液、乳酸钠林格液、肝素钙等药物中的钙离子可与地塞米松、克林霉素磷酸酯、三磷酸苷、二磷酸果糖及磷酸氢二钠、磷酸二氢钠(作为药液中的缓冲成分)等药物中的磷酸盐、部分药物中的碳酸盐等生成沉淀。

6. 输液管内的药物配伍。换药时输液管中一旦产生配伍禁忌,也会造成严重的后果。例如在静滴头孢哌酮/舒巴坦时,通过莫菲管加入氨溴索,输液管中的药物全部变为乳白色。氨溴索不仅与头孢哌酮/舒巴坦存在配伍禁忌,还与头孢曲松、头孢哌酮钠、头孢唑林钠、清开灵存在配伍禁忌,因此,临床推荐氨溴索注射液单独使用,若由莫菲管加入,则加入前后应先使用0.9%氯化钠注射液冲洗输液管。在续贯输入头孢哌酮、环丙沙星时两者也会在输液管中生成沉淀。因此,在续贯输入有配伍禁忌的输液,应合理安排输液顺序,或在换瓶时使用0.9%氯化钠注射液冲洗输液管。

常用的注射剂稀释剂有灭菌注射用水、葡萄糖注射液、葡萄糖氯化钠注射液、0.9%氯化钠注射液、复方氯化钠注射液、乳酸钠林格注射液、复方乳酸钠葡萄糖注射液,后三种含钙离子,配置时需注意。

(三)注射剂安全使用的其他注意事项

1. 控制配伍使用的药品数量。在药物加入注射液中时,其不溶性微粒会增加,且加入的药物越多,不溶性微粒数目越多,不仅超出药品质量标准,还可能引起某些输液反应。因此,应尽量减少注射液中加入药物的数量,并应现配现用,已配好的输液,应在病情允许情况下尽快应用;避免多种药物"混滴"或将不明配伍情况的药物混合输注;同时,应在配置过程中遵守严格的操作规程,保证注射剂配制质量。

2. 注意给药速度。注射剂的给药速度对于药物的治疗效果以及不良反应的发生关系密切。例如,林可霉素大剂量快速静脉注射给药可引起血压下降、心电图变化、潮红及发热等,也可致心搏骤停。因此,本品不可直接静脉推注,较大剂量静脉给药时宜稀释后静脉点滴。一般来说，除抢救药、止血药和临床需迅速达到有效抗菌浓度的抗生素外，大多数药物在输液治疗时均不宜速度过快，否则易发生药物不良反应。

3. 过敏试验。注射剂使用前必须要详细询问患者及有关家属的药物过敏史，并按规定进行药物皮试。即使皮试阴性，注射前几分钟也应缓慢给药，注意观察20min左右。首次注射给药应在具有抢救设备的正规医院进行。现行版药典规定须做皮内试验或过敏试验的药物或诊断用药有：青霉素类、抗毒素及免疫血清、细胞色素C、门冬酰胺酶、含碘造影剂等。

4. 药液外漏。药液外漏轻者，会引起局部组织红斑、肿胀、皮下硬结及轻中度疼痛；严重者出现组织坏死，形成难以愈合的溃疡，甚至手术截肢。

引起渗透性损伤的常见药物有血管收缩药，如去甲肾上腺素；阳离子溶液，如氯化钙、葡萄糖酸钙；高渗溶液，如50%葡萄糖注射液、20%甘露醇；抗肿瘤药，如5-氟脲嘧啶、氨甲蝶呤等。当输液致药液外渗时，最好先用注射器连接头皮针将药物回抽，减少药物在局部组织的渗出量，降低渗出液对组织的损害。然后，再根据药物性质及渗出的情况选择不同的处理方法。外渗药液为普通溶液或辅助治疗的药液时，对组织刺激性小、较易吸收，可采用湿热敷，或用95%的酒精、50%的硫酸镁湿敷。当输入血管活性药外渗时，必须立即更换注射部位，外渗处可用25%硫酸镁湿敷加冷敷。如渗出液为刺激性大的药物时，可用50%的硫酸镁或95%的酒精持续湿敷，也可选用短波紫外线治疗。当化疗药物外渗时，首先用注射器连接头皮针将药物回抽，以减少化疗药物的渗出量，回抽的血液以3~5mL为宜，再选择性地注入25mg氢化可的松，然后拔掉针头，并用95%的酒精、呋喃西林湿敷或冰敷，避免局部按压，密切观察，如出现组织破坏或溃疡时，应考虑手术切除。

综上所述，注射剂在使用中存在很多需要注意的问题，通过医、药、护的密切合作，严格控制注射剂在使用过程中的每一个环节，真正实现注射剂安全、合理、有效的使用。

四、高危药品合理使用

“高危药品”是由美国安全用药研究所(ISMP)首先提出的。在1995年至1996年，ISMP对最可能给患者带来伤害的药物进行了一项调查，共有161个医疗机构提交了研究期间发生的严重错误。结果表明，大多数致死或致严重伤害的药品差错都是由少数特定药物引起的。ISMP将这些若使用不当会对患者造成严重伤害或死亡的药物称为高危药物。其特点是出现的差错可能并不常见，而一旦发生则后果非常严重。

我国卫生部在2009年《医疗机构药学部门设置与管理指南》《卫生部医院药事管理检查项目与评价标准(征求意见稿)》和《国家高危药品分级管理推荐目录》(2012

年3月第1稿)中,明确提出医疗机构要加强高危药品的管理。一般认为,高危药品都是本身毒性大、不良反应严重、药理作用显著且迅速,或因使用不当,极易发生严重后果甚至危及生命的药物。因此,规范医疗机构对高危药品的管理和合理使用对提高基本药物应用的安全性则显得尤为重要。

(一)高危药品的特点

高危药品的特点是高危害性,其出现差错可能不常见,而一旦发生则后果非常严重。如氯化钾静脉推注致死、肠内营养静脉给药致死等。2008年ISMP公布了19类高危药品目录,及除19类高危药品外还包括的13种高危药品。ISMP确定的前5位高危药物分别是:胰岛素,阿片类麻醉药,注射用浓氯化钾或磷酸钾,静脉用抗凝药和高浓度氯化钠注射液(>0.9%)。高危药品目录和管理制度见表1-1、表1-2和附录1。

表1-1 2008年ISMP公布的19类高危药品目录

序号	高危药品类型
1	静脉用肾上腺素受体激动剂(如肾上腺素、去氧肾上腺素和去甲肾上腺素)
2	静脉用肾上腺素受体拮抗剂(如普萘洛尔、美托洛尔和拉贝洛尔)
3	吸入或静脉全身麻醉药(如丙泊酚和氯胺酮)
4	静脉用抗心率失常药(如利多卡因和胺碘酮)
5	抗血栓药物(抗凝药),包括华法林、低分子肝素、注射用普通肝素;Xa因子抑制剂(如戊聚糖);直接凝血酶抑制剂(如阿加曲班、来匹卢定、比伐卢定);溶栓药物(如阿特普酶、瑞替普酶、替奈普酶);糖蛋白Ⅱ/Ⅲa抑制剂(如埃替非巴肽)
6	心脏停搏液
7	静脉用和口服化疗药
8	高渗葡萄糖注射液(20%或以上)
9	腹膜透析液和血液透析液
10	硬膜外或鞘内注射药
11	口服降糖药
12	静脉用改变心肌力药(如地高辛和米力农)
13	脂质体药物(如两性霉素脂质体)
14	静脉用中度镇静药物(如咪达唑仑)
15	儿童口服用中度镇静药物(如水合氯醛)
16	静脉、透皮或口服吗啡类镇痛药物

续表 1-1

序号	高危药品类型
17	神经肌肉阻断药（如琥珀酰胆碱、维库溴铵和罗库溴铵）
18	静脉用造影剂
19	肠外营养

表 1-2　ISMP 目录中除 19 类高危药品还包括的 13 种高危药品

序号	高危药品类型
1	秋水仙碱注射液
2	依前列醇注射液
3	胰岛素注射液
4	硫酸镁注射液
5	甲氨蝶呤片（口服，非肿瘤用途）
6	阿片酊
7	缩宫素注射液
8	硝普钠注射剂
9	浓氯化钾注射液
10	磷酸钾注射液
11	异丙嗪注射剂
12	浓氯化钠注射液
13	100mL 或更大体积的灭菌注射用水（供注射、吸入或冲洗用）

附录 1：高危药品目录

一、高浓度电解质制剂

1. 10% 氯化钾
2. 10% 氯化钠

二、肌肉松弛剂

1. 短效（5 ~ 10min）：氯化琥珀胆碱（司克林）。

2. 中效(20～30min):维库溴铵(仙林针)、阿曲库铵、罗库溴铵(爱可松针)。

3. 长效(45～100min):哌库溴铵(阿端)。

三、细胞毒化药物

1. 作用于DNA化学结构的药物:阿霉素(脂质体:楷莱)、白消安、环磷酰胺、卡铂、顺铂(顺可达)、丝裂霉素、阿柔比星(阿克拉霉素)、奥沙利铂(艾恒、乐沙定)、苯丁酸氮芥(留可然)、吡柔比星、表柔比星(艾达生)、卡莫司汀(卡氮芥)、柔红霉素、异环磷酰胺(匹服平)。

2. 影响核酸合成的药物:阿糖胞苷、氟尿嘧啶、甲氨蝶呤、羟基脲、氟达拉滨(福达华)、吉西他滨(键择)、卡培他滨(希罗达)、巯嘌呤、脱氧氟尿苷(艾丰、氟铁龙)。

3. 作用于核酸转录的药物:放线菌素D(更生霉素)、平阳霉素(博莱)。

4. 作用于DNA复制的拓扑异构酶I抑制剂:拓扑替康(金喜素)。

5. 作用于微管蛋白合成的药物:长春新碱、高三尖杉酯碱、依托泊苷(威克)、长春地辛(托马克)、长春瑞宾(艾克宁、盖诺、诺维本)、多西他赛(艾素、泰索帝)、三尖杉酯碱、替尼泊苷(邦莱、卫萌)、依托泊苷、紫杉醇(泰素、海王、福王)。

6. 其他细胞毒药物:门冬酰胺酶(L－门冬酰胺酶)。

具体药物有:10%氯化钾注射液、10%氯化钠注射液、25%硫酸镁注射液、氯化钙注射液、胰岛素制剂、维库溴铵、阿曲库铵、琥珀胆碱、环磷酰胺、异环磷酰胺、尼莫司汀、甲氨喋呤、氟尿嘧啶、替加氟、替加氟尿嘧啶、阿糖胞苷、卡莫氟、羟基脲、吉西他滨、卡培他滨、放线菌素D、丝裂霉素、平阳霉素、柔红霉素、多柔比星、表柔比星、吡柔比星、羟基喜树碱、长春新碱、长春地辛、长春瑞滨、依托泊苷、替尼泊苷、紫杉醇、多西他赛、他莫昔芬、来曲唑、甲羟孕酮、氟他胺、曲普瑞林、顺铂、卡铂、奥沙利铂、亚砷酸、亚叶酸钙。

(二)高危药品的安全使用

1. 医生在高危药物使用中的注意事项

医生是疾病诊治的主要责任者,医生在开具高危药品用药时,要以说明书和《中华人民共和国药典·临床用药须知》为依据,在高危药品使用前进行充分的安全论证,有确切的适应证才能使用,避免给药途径及给药剂量的开具错误。

2. 药师在高危药物使用中的注意事项

药师在调配发放高危药品时要实行双人复核,确保患者准确用药。同时,医院对高危药品实行集中配置,以保护医护人员免受细胞毒性药物危害。

3. 护士在高危药物使用中的注意事项

护士给药要做到给药剂量、给药途径、给药时间和给药操作正确。应尽量减少在病房储存浓电解质（如氯化钾和氯化钠）及其他高危药物，而代之以预配好的稀释的注射液，如需贮存则加贴标签并与其他药物分开存放。护理人员应细化给药过程。如在静脉输液管线的进针处贴示标签以防错误连接，避免将肠内营养导管误接到肠外输液的装置上；口服给药装置应显著不同于注射剂，以防肠内、肠外和口服药物混淆，特别是对儿童给药时。

4. 医疗机构应将高危药品的管理纳入护理质量考核中，将责任落实到人，定人定期检查，将药品定位、定数，严格交接，缩短工作流程，使护理人员取药更加便捷、准确；注意观察患者用药后反应，增强护理人员对护理风险的认识。

总之，高危药品使用不当会造成严重的不良后果，在其使用的任何一个环节都必须严格执行操作规范，避免潜在的用药危险，切实保障患者用药安全。

五、特殊剂型的安全使用

为使药物更好的发挥治疗疾病的作用而制成的各种供内服或外用的剂型，均有其严格的使用规范和方法，若使用不当，药物不仅起不到治疗作用，而且会产生不良反应，尤其是特殊剂型的用法。因此，医务人员务必需了解特殊剂型的特点，使各种特殊剂型得到合理的使用。下面就几种特殊剂型的使用进行简单介绍。

1. 滴丸剂

滴丸剂指固体或液体药物与适当物质（一般称为基质）加热熔化混匀后，滴入不相混溶的冷凝液中，经收缩冷凝而制成的小丸状制剂，主要供口服使用。使用时，需以少量温开水送服，亦可含于舌下；保存中不宜受热。

2. 泡腾片

泡腾片是指含碳酸氢钠和有机酸，遇水可放出大量二氧化碳而呈泡腾状的片剂。使用时以 100～150mL 凉（温）水浸泡，待完全溶解或气泡消失后饮用；不宜让幼儿自行饮用；严禁直接服用或口含；药液有不溶物、沉淀、絮状物时不宜服用。

3. 舌下片

指置于舌下使用的压制片，能在舌下唾液中溶解而吸收，呈现速效作用。使用时应迅速给药，放于舌下，含 5min，不能咀嚼或吞咽；30min 内不宜吃东西或饮水。

4. 含漱剂

含漱剂系应用于口腔清洗、去臭、防腐、收敛和消炎的液体制剂，多为水溶液。含漱剂 pH 值应为微碱性，以利除去微酸性的分泌物，并溶解黏液蛋白。例如 2%～3% 过氧化氢溶液和复方硼酸钠溶液等。含漱剂成分多为消毒防腐剂，不宜吞咽；含漱后不宜马上进食或饮水；幼儿、恶心、呕吐者不宜用。

5. 滴眼剂

滴眼剂是眼科疾病的常用剂型，正确使用方法是头仰起将滴眼液滴入眼内，滴后用手按住内眦角泪囊部2～3min，以防止药液经口腔吸收产生全身性不良反应。但频繁或长期使用会引起鼻塞；连续用药3日，症状未缓解，应咨询医师。

6. 栓剂

指药物与基质混合后制成专供塞入不同腔道的固体制剂。栓剂具有一定的形状且易与腔道分泌物混合，药物逐渐被溶出产生局部或全身作用。常用的有肛门栓与阴道栓。肛门栓的形状有圆锥形、鱼雷形等；阴道栓的形状有球形、卵形、鸭嘴形等。栓剂应在30℃以下密闭保存，防止因受热、受潮而变形、发霉、变质。夏季温度高，栓剂容易变软，用前可带外包装置于冰箱中，待其变硬；宜睡前应用，应用直肠栓前应先排便，塞入距肛门2cm处，才能使药物迅速发挥作用。

随着现代制药技术的发展，利于疾病治疗的新剂型不断涌现，如微囊、脂质体等。这些剂型使药物的疗效得到了极大的提高，但使用方法上与传统的剂型有较大差异，医务人员需在掌握好新剂型使用知识的基础上，认真指导患者正确合理的使用药物。

第二节　药物不良反应

按照WHO国际药物监测合作中心的规定，药物不良反应系指正常剂量的药物用于预防、诊断、治疗疾病或调节生理机能时出现的有害的和与用药目的无关的反应。药品监督管理部门按照药品管理法的规定，开展药物不良反应监测工作，及时了解异常的或严重的药物不良反应的发生，以便采取必要的预防措施，保证患者用药的安全性。因此，医疗机构和医务人员应按规定报告药物不良反应。

一、药物不良反应监测

国家食品药品监督管理局（SFDA）主管全国药品不良反应监测工作，监测报告系统由国家药品不良反应监测中心和专家咨询委员会、省市级中心监测报告单位组成。共同形成了以各省级/直辖市药品不良反应监测中心，以及药品生产、经营和使用单位和个人作为网底的监测网络。

二、药品不良反应报告

药品不良反应按照《药品不良反应报告和监测管理办法》要求实行逐级定期报告制度，必要时可越级报告。医、护及药剂人员均有责任和义务报告不良反应，原则上为可疑即报，应特别关注新药的不良反应、事件。药害事件按照《突发性群体药品不良反应/事件药事管理应急预案》的有关规定执行。

(一)监测报告范围

1. 临床试验阶段的新药和上市5年以内的药品，报告由其引起的所有可疑的不良反应。

2. 上市5年以上的药品，报告由其引起的严重、罕见和新的不良反应。

3. 鼓励报告其他所有可疑的药品不良反应。

(二)监测报告程序

我国药品不良反应监测管理办法(试行)中要求，对其中严重、罕见或新的药品不良反应病例需用有效方式快速报告，必要时可以越级报告，最迟不超过15个工作日。

药品生产、经营、使用的单位和个人发现可疑的药物不良反应病例时，需进行详细记录、调查，并按要求填写报表，向辖区药品不良反应监测中心报告。

我国目前医院报告不良反应，一般由医师或临床药师填写报告，交临床药学室，该室对收集的报告表进行整理、加工，对疑难病例由医院药物不良反应监测组分析评定，然后全部上报辖区不良反应监测中心，并将收集到的不良反应报告上报国家药品不良反应监测中心。国家中心将有关报告上报世界卫生组织药物监测合作中心。

世界卫生组织国际药物监测合作中心要求，各成员国每3个月以报告卡或磁盘方式向中心报告所收集到的不良反应。世界卫生组织中心将报告汇总分类后定期向各成员国反馈不良反应信息资料。

第二章 常用药物的合理使用原则

第一节 抗菌药物的合理使用原则

为加强医疗机构抗菌药物临床应用管理，规范抗菌药物临床应用行为，提高抗菌药物临床应用水平，促进临床合理应用抗菌药物，控制细菌耐药，保障医疗质量和医疗安全，根据相关卫生法律法规，制定抗菌药物临床应用管理办法。(卫生部第84号令，自2012年8月1日起施行)

本办法所称抗菌药物是指治疗细菌、支原体、衣原体、立克次体、螺旋体、真菌等病原微生物所致感染性疾病病原的药物，不包括治疗结核病、寄生虫病和各种病毒所致感染性疾病的药物以及具有抗菌作用的中药制剂。

一、抗菌药物使用指导原则

1. 抗菌药物临床应用应当遵循安全、有效、经济的原则。

2. 抗菌药物临床应用实行分级管理。根据安全性、疗效、细菌耐药性、价格等因素，将抗菌药物分为非限制使用级三级、限制使用级与特殊使用级。具体划分标准如下：

(1)非限制使用级抗菌药物是指经长期临床应用证明安全、有效，对细菌耐药性影响较小，价格相对较低的抗菌药物。

(2)限制使用级抗菌药物是指经长期临床应用证明安全、有效，对细菌耐药性影响较大，或者价格相对较高的抗菌药物。

(3)特殊使用级抗菌药物是指具有以下情形之一的抗菌药物：①具有明显或者严重不良反应，不宜随意使用的抗菌药物；②需要严格控制使用，避免细菌过快产生耐药的抗菌药物；③疗效、安全性方面的临床资料较少的抗菌药物；④价格昂贵的抗菌药物。

二、抗菌药物治疗性应用的基本原则

抗菌药物的应用涉及临床各科，正确合理应用抗菌药物是提高疗效、降低不良反应发生率以及减少或减缓细菌耐药性发生的关键。抗菌药物临床应用是否正确、合理，基于以下两方面：①有无指征应用抗菌药物；②选用的品种及给药方案是否正确、合理。

(一)治疗性应用的基本原则

1. 诊断为细菌性感染者，方有指征应用抗菌药物。

2. 尽早查明感染病原，根据病原种类及细菌药物敏感试验结果选用抗菌药物。

3. 按照药物的抗菌作用特点及其体内过程特点选择用药。

(二)制订治疗方案的遵循原则

根据病原菌、感染部位、感染严重程度和患者的生理、病理情况制订抗菌药物治疗方案。

1. 品种选择：根据病原菌种类及药敏结果选用抗菌药物。

2. 给药剂量：按各种抗菌药物的治疗剂量范围给药。治疗重症感染(如败血症、感染性心内膜炎等)和抗菌药物不易达到的部位的感染(如中枢神经系统感染等)，抗菌药物剂量宜较大(治疗剂量范围高限);而治疗单纯性下尿路感染时,由于多数药物尿药浓度远高于血药浓度,则可应用较小剂量(治疗剂量范围低限)。

3. 给药途径:轻症感染可接受口服给药者,应选用口服吸收完全的抗菌药物,不必采用静脉或肌内注射给药。重症感染、全身性感染患者初始治疗应予静脉给药,以确保药效;病情好转能口服时应及早转为口服给药。

抗菌药物的局部应用宜尽量避免。抗菌药物的局部应用只限于少数情况,例如全身给药后,在感染部位难以达到治疗浓度时可加用局部给药作为辅助治疗,以及眼科感染的局部用药等。某些皮肤表层及口腔、阴道等黏膜表面的感染,可采用局部应用或外用。局部用药宜采用刺激性小、不易吸收、不易导致耐药性和不易致过敏反应的杀菌剂,青霉素类、头孢菌素类等易产生过敏反应的药物不可局部应用。氨基糖苷类等耳毒性药不可局部滴耳。

4. 给药次数:根据药代动力学和药效学相结合的原则给药。青霉素类、头孢菌素类和其他 β 内酰胺类、红霉素、克林霉素等半衰期短者,应一日多次给药。氟喹诺酮类、氨基糖苷类等可一日给药一次(重症感染者例外)。

5. 疗程:抗菌药物疗程因感染不同而异,一般宜用至体温正常、症状消退后 72 ~ 96h。但是,败血症、感染性心内膜炎、化脓性脑膜炎、伤寒、布鲁菌病、骨髓炎、溶血性链球菌咽炎和扁桃体炎、深部真菌病、结核病等需较长的疗程方能彻底治愈,并防止复发。

6. 抗菌药物的联合应用要有明确指征:单一药物可有效治疗的感染,不需联合用药,仅在下列情况时有指征联合用药。

(1)病因未明的严重感染,包括免疫缺陷者的严重感染;

(2)单一抗菌药物不能控制的严重感染;

(3)单一抗菌药物不能有效控制的混合感染;

(4)长期用药致病菌有产生耐药性可能;

(5)联合用药时应将毒性大的抗菌药物剂量减少。

三、抗菌药物预防性应用的基本原则

(一)内科及儿科预防用药

1. 用于预防一种或两种特定病原菌入侵体内引起的感染,可能有效;如目的在于防止任何细菌入侵,则往往无效。

2. 预防在一段时间内发生的感染可能有效;长期预防用药,常不能达到目的。

3. 患者原发疾病可以治愈或缓解者,预防用药可能有效。原发疾病不能治愈或缓解者(如免疫缺陷者),预防用药应尽量不用或少用。

4. 通常不宜常规预防性应用抗菌药物的情况:普通感冒、麻疹、水痘等病毒性疾病,昏迷、休克、中毒、心力衰竭、肿瘤、应用肾上腺皮质激素等患者。

(二)外科手术预防用药

1.外科手术预防用药目的:预防手术后切口感染,以及清洁-污染或污染手术后手术部位感染及术后可能发生的全身性感染。

2.外科手术预防用药基本原则:根据手术野有否污染或污染可能,决定是否预防用抗菌药物。

(三)特殊病理、生理状况患者应用的基本原则

1. 肾功能减退患者抗菌药物的应用

(1)尽量避免使用肾毒性抗菌药物,确有应用指征时,必须调整给药方案。

(2)根据感染的严重程度、病原菌种类及药敏试验结果等选用无肾毒性或肾毒性低的抗菌药物。

(3)根据患者肾功能减退程度以及抗菌药物在人体内排出途径,调整给药剂量及方法。

2. 肝功能减退患者抗菌药物的应用

(1)主要由肝脏清除的药物,肝功能减退时清除明显减少,如无明显毒性反应发生,仍可正常应用,但需谨慎,必要时减量给药,治疗过程中需严密监测肝功能。红霉素等大环内酯类(不包括酯化物)、林可霉素、克林霉素属此类。

(2)药物主要经肝脏或有相当量经肝脏清除或代谢,肝功能减退时清除减少,并可导致毒性反应的发生,肝功能减退患者应避免使用此类药物。氯霉素、利福平、红霉素酯化物等属此类。

(3)药物经肝、肾两途径清除,肝功能减退者药物清除减少,血药浓度升高;同时,有肾功能减退的患者血药浓度升高尤为明显,但药物本身的毒性不大。在使用此类药物时需减量应用。青霉素类、头孢菌素类均属此种情况。

(4)药物主要由肾排泄,肝功能减退者不需调整剂量。氨基糖苷类抗生素属此类。

3. 老年患者抗菌药物的应用

(1)老年人肾功能呈生理性减退,按一般常用量接受主要经肾排出的抗菌药物时,容易有药物不良反应的发生。因此,老年患者尤其是高龄患者,应按轻度肾功能减退情况减量给药,可用正常治疗量的1/2~2/3。

(2)老年患者宜选用毒性低并具杀菌作用的抗菌药物。青霉素类、头孢菌素类等β内酰胺类为常用药物,毒性大的氨基糖苷类、万古霉素、去甲万古霉素等药物应尽可能避免应用。

4. 新生儿患者抗菌药物的应用

(1)新生儿期肝、肾均未发育成熟,肝酶的分泌不足或缺乏,肾清除功能较差,因此,感染时应避免应用毒性大的抗菌药物,包括主要经肾排泄的氨基糖苷类、万古霉素、去甲万古霉素等,以及主要经肝代谢的氯霉素。

(2)新生儿期避免应用或禁用可能发生严重不良反应的抗菌药物。可影响新生儿生长发育的四环素类、喹诺酮类禁用,可导致脑性核黄疸及溶血性贫血的磺胺类药和呋喃类药避免应用。

(3)新生儿期由于肾功能尚不完善,主要经肾排出的青霉素类、头孢菌素类等β内酰胺类药物需减量应用,以防止药物在体内蓄积,导致严重中枢神经系统毒性反应的发生。

(4) 新生儿的体重和组织器官日益成熟,因此,使用抗菌药物时应按日龄调整给药方案。

5. 小儿患者抗菌药物的应用

(1)氨基糖苷类抗生素有明显耳、肾毒性,小儿患者应尽量避免应用。临床有明确应用指征且又无其他毒性低的抗菌药物可供选用时,方可选用该类药物。

(2)万古霉素和去甲万古霉素也有一定肾、耳毒性,小儿患者仅在有明确指征时方可选用。在治疗过程中应严密观察不良反应,并应进行血药浓度监测,个体化给药。

(3)四环素类抗生素可导致牙齿黄染及牙釉质发育不良。不可用于8岁以下小儿。

(4)喹诺酮类抗菌药由于对骨骼发育可能产生的不良影响(软骨病),禁用于18岁以下未成年人。

6. 妊娠期和哺乳期患者抗菌药物的应用

(1)妊娠期患者抗菌药物的应用需考虑药物对母体和胎儿两方面的影响:①对胎儿有致畸或明显毒性作用者,如四环素类、喹诺酮类等,妊娠期避免应用。②对母体和胎儿均有毒性作用者,如氨基糖苷类、万古霉素、去甲万古霉素等,妊娠期避免应用;确有应用指征时,须在血药浓度监测下使用,以保证用药安全有效。③药毒性低,对胎儿及母体均无明显影响,也无致畸作用者,妊娠期感染时可选用。青霉素类、头孢菌素类等β内酰胺类和磷霉素等均属此种情况。

(2)哺乳期患者抗菌药物的应用:哺乳期患者接受抗菌药物后,药物可自乳汁分泌。无论乳汁中药物浓度如何,均存在对乳儿潜在的影响,并可能出现不良反应。如氨基糖苷类抗生素可导致乳儿听力减退,氯霉素可致乳儿骨髓抑制,磺胺甲噁唑等可致核黄疸、溶血性贫血,四环素类可致乳齿黄染,青霉素类可致过敏反应等。因此,治疗哺乳期患者时应避免选用氨基糖苷类、喹诺酮类、四环素类、氯霉素、磺胺药等。哺乳期患者应用任何抗菌药物时,均宜暂停哺乳。

四、抗菌药物临床应用管理

1. 医疗机构应当严格控制本机构抗菌药物供应目录的品种数量。同一通用名称抗菌药物品种，注射剂型和口服剂型各不得超过 2 种。具有相似或者相同药理学特征的抗菌药物不得重复列入供应目录。

2. 具有高级专业技术职务任职资格的医师，可授予特殊使用级抗菌药物处方权；具有中级以上专业技术职务任职资格的医师，可授予限制使用级抗菌药物处方权；具有初级专业技术职务任职资格的医师，在乡、民族乡、镇、村的医疗机构独立从事一般执业活动的执业助理医师以及乡村医生，可授予非限制使用级抗菌药物处方权。药师经培训并考核合格后，方可获得抗菌药物调剂资格。

3. 医疗机构和医务人员应当严格掌握使用抗菌药物预防感染的指征。预防感染、治疗轻度或者局部感染应当首选非限制使用级抗菌药物；严重感染、免疫功能低下合并感染或者病原菌只对限制使用级抗菌药物敏感时，方可选用限制使用级抗菌药物。特殊使用级抗菌药物不得在门诊使用。

4. 临床应用特殊使用级抗菌药物应当严格掌握用药指征，经抗菌药物管理工作组指定的专业技术人员会诊同意后，由具有相应处方权医师开具处方。

5. 因抢救生命垂危的患者等紧急情况，医师可以越级使用抗菌药物。越级使用抗菌药物应当详细记录用药指征，并应当于 24h 内补办越级使用抗菌药物的必要手续。

6. 村卫生室、诊所和社区卫生服务站使用抗菌药物开展静脉输注活动，应当经县级卫生行政部门核准。

7. 医疗机构应当开展细菌耐药监测工作，建立细菌耐药预警机制，并采取下列相应措施：

（1）主要目标细菌耐药率超过 30% 的抗菌药物，应当及时将预警信息通报本机构医务人员；

（2）主要目标细菌耐药率超过 40% 的抗菌药物，应当慎重经验用药；

（3）主要目标细菌耐药率超过 50% 的抗菌药物，应当参照药敏试验结果选用；

（4）主要目标细菌耐药率超过 75% 的抗菌药物，应当暂停针对此目标细菌的临床应用，根据追踪细菌耐药监测结果，再决定是否恢复临床应用。

8. 县级卫生行政部门负责对辖区内乡镇卫生院、社区卫生服务中心（站）抗菌药物使用量、使用率等情况进行排名并予以公示。

五、抗菌药物

(一)青霉素类抗生素

本类药物可分为:

1. 主要作用于革兰阳性细菌的药物,如青霉素(G)、青霉素V(苯氧甲基青霉素)。

2. 耐青霉素酶青霉素,苯唑西林、氯唑西林等。

3. 广谱青霉素。抗菌谱除革兰阳性菌外,还包括:①对部分肠杆菌科细菌有抗菌活性者,如氨苄西林、阿莫西林;②对多数革兰阴性杆菌包括铜绿假单胞菌具抗菌活性者,如哌拉西林。

(二)头孢菌素类抗生素

头孢菌素类抗生素的抗菌作用机制与青霉素类相同,均为繁殖期杀菌剂。按其作用特点分为四代。第一代头孢菌素对革兰阳性菌抗菌作用优于第二代和第三代,但对革兰阴性杆菌作用差。第二代头孢菌素对革兰阴性杆菌的作用不及第三代,对苹兰阳性菌的作用与第一代接近或稍弱。第三代头孢菌素对革兰阴性菌产生的β-内酰胺酶稳定,而且还可渗入炎性脑脊液中。第四代头孢菌素对肠杆菌科细菌作用与第三代头孢菌素大致相仿,其中对阴沟肠杆菌、产气肠杆菌、柠檬酸菌属等的部分菌株作用优于第三代头孢菌素,对铜绿假单胞菌的作用与头孢他啶相仿,对金葡菌等的作用较第三代头孢菌素略强。

(三)氨基糖苷类抗生素

临床常用的氨基糖苷类抗生素主要有:(1)对肠杆菌科和葡萄球菌属细菌有良好抗菌作用,但对铜绿假单胞菌无作用者,如卡那霉素;(2)对肠杆菌科细菌和铜绿假单胞菌等革兰阴性杆菌具强大抗菌活性,对葡萄球菌属亦有良好作用者,如庆大霉素;(3)抗菌谱与卡那霉素相似,由于毒性较大,现仅供口服或局部应用者有新霉素与巴龙霉素,后者对阿米巴原虫和隐孢子虫有较好作用。此外,尚有大观霉素,用于单纯性淋病的治疗。所有氨基糖苷类药物对肺炎链球菌、溶血性链球菌的抗菌作用均差。

(四)四环素类抗生素

四环素类抗生素包括四环素、金霉素及半合成四环素类多西环素(强力霉素)等。四环素类曾广泛应用于临床,由于常见病原菌对本类药物耐药性普遍升高及其不良反应多见,目前本类药物临床应用已受到很大限制。

(五)氯霉素类

(六)大环内酯类抗生素

目前沿用的大环内酯类有红霉素、乙酰螺旋霉素等。大环内酯类新品种有罗红霉素等,其对流感嗜血杆菌、肺炎支原体或肺炎衣原体等的抗微生物活性增强,口服生物利用度提高,给药剂量减小,不良反应亦较少,临床适应证有所扩大。

(七)林可霉素和克林霉素

林可霉素类包括林可霉素及克林霉素。克林霉素的体外抗菌活性优于林可霉素。

(八)磺胺类药

根据药代动力学特点和临床用途,本类药物可分为:(1)口服易吸收可全身应用者,如复方磺胺甲噁唑(SMZ - TMP)等;(2)口服不易吸收者,如柳氮磺吡啶(SASP);(3)局部应用者,如磺胺嘧啶银、醋酸磺胺米隆、磺胺醋酰钠等。

(九)喹诺酮类抗菌药

临床上常用者为氟喹诺酮类,有诺氟沙星、氧氟沙星、环丙沙星等。近年来研制的新品种对肺炎链球菌、化脓性链球菌等革兰阳性球菌的抗菌作用增强,对衣原体属、支原体属、军团菌等细胞内病原或厌氧菌的作用亦有增强,已用于临床者有左氧氟沙星等。

(十)硝基咪唑类

本类药物常见为甲硝唑,对厌氧菌、滴虫、阿米巴和蓝氏贾第鞭毛虫具强大抗微生物活性。

六、抗菌药物不合理使用案例

1.【案例1】性别:男,年龄:10岁,临床诊断:流行性腮腺炎。

【处方】注射用重组人干扰素 a-1b(运德素)100万IU * 10支

用法:1支,肌肉注射,1次/日。

氯化钠注射液(生理盐水)0.9% * 10mL * 10支

用法:1支,肌肉注射,2次/日。

头孢呋辛酯片 100mg * 10片 * 2盒

用法:1片,口服,2次/日。

清热散结胶囊 0.25g * 48粒 * 1盒

用法:3粒,口服,3次/日。

【案例分析】流行性腮腺炎是由腮腺炎病毒侵犯腮腺引起的急性呼吸道传染病。为病毒性感染,头孢呋辛酯片使用无指征。

2.【案例2】性别:女,年龄:48,临床诊断:蜂窝织炎。

【处方】盐酸左氧氟沙星注射液 0.1g * 2mL * 16支

用法:4支,静脉输液,1次/日。

氯化钠注射液 0.9% 250mL * 4 瓶

用法:1 瓶,静脉输液,1 次/日。

【案例分析】抗菌药选用不当。蜂窝织炎主要由溶血性链球菌引起,首选青霉素。本处方在未进行药敏实验情况下,选用盐酸左氧氟沙星注射液违反 84 号原则的相关规定。

3.【案例 3】性别:女,年龄:30,临床诊断:中耳炎。

【处方】氯化钠注射液 0.9% 250mL * 4 瓶

用法:1 瓶,静脉输液,1 次/日。

注射用头孢唑林钠 1g * 16 瓶

用法:4 瓶,静脉输液,1 次/日。

【案例分析】

(1)给药频次不适宜:时间依赖性抗生素应一日多次给药。头孢唑林钠半衰期 t1/2 较短为 1.5 ~ 2h,建议分 2 ~ 4 次/日给药。

(2)溶媒选用欠妥:为了最好地达到血药浓度,青霉素及头孢菌素等半衰期较短的药物一般选用 100mL 溶媒为宜。

4.【案例 4】性别:女,年龄:45 岁,临床诊断:支原体感染。

【处方】罗红霉素胶囊 0.15g * 12 粒 * 2 盒

用法:2 粒,口服,3 次/日。

【案例分析】用法用量不适宜:罗红霉素胶囊常规用法用量为 1 粒 口服 2 次/日(或全天一次性服用 0.3g),本处方日剂量达 0.9g,将可能增加肝功能损害等不良反应的发生率。

5.【案例 5】性别:男,年龄:35 岁。

入院时间:2011.8.8—2011.8.16,诊断:左胫骨平台骨折。

无食物及药物过敏史。

用药前检查(8.8):WBC 7.1×10^9, NEUT%:69.9%。

手术名称:行左胫骨平台骨折切开复位内固定术。

手术时间:8 月 9 日。

术中出血少,未输血。

注射用头孢西丁钠(+ NS100mL)4.0g,ivgtt,即刻,8 月 9 日术前 30min 静滴。

注射用头孢西丁钠(+ NS100mL)4.0g,ivgtt,bid,8 月 9 ~ 15 日。

【案例分析】注射用头孢西丁钠预防用药时间过长,用量过大。注射用头孢西丁钠常用量为一次 1 ~ 2g,每 6 ~ 8h 一次。

第二节　激素药物的合理使用原则

一、激素类药物概述

激素是由内分泌腺（如垂体、肾上腺、胰岛、甲状腺、性腺）或内分泌细胞所合成和释放的高效能生理调节物质。它们被释放入血并传送到靶组织和靶器官，引起特异的生物学反应。它们的主要作用是与神经系统共同调节机体的功能，以维持机体与内外环境的统一。

激素类药物分为以下七类：肾上腺皮质激素类药，胰岛素及降血糖药，甲状腺激素与抗甲状腺药、垂体激素和下丘脑释放激素、性激素及作用于女性生殖系统的药物、作用于男性生殖系统的药物、影响其他代谢的药物。下面简要介绍激素类药物的使用原则。

二、激素类药物使用原则

在激素类药物使用过程中主要有如下原则：①严格掌握激素类药物使用的适应证、禁忌证，密切观察药物效果和不良反应；②激素类药物在非必要时，应尽量不用。必须使用时，应严格按照规定的剂量和疗程用药；③制订个体化的给药方案，注意剂量、疗程和合理的给药方法、间隔时间、用药途径；④注重药物经济学，降低病人药物费用支出。

（一）糖皮质激素类药物使用细则

1. 对发热原因不明者，不得使用糖皮质激素类药物。

2. 对病毒感染性疾病者，原则上不得使用糖皮质激素类药物。

3. 使用糖皮质激素类药物应有明确的指征，并根据药物的适应证、药物动力学特征及病人的病情特点，严格选药，并注意剂量、疗程和给药方法，进行个性化给药。原则上糖皮质激素使用时间一般不超过3天，使用剂量不超过药典规定。

4. 对已经明确诊断，确需较长时间使用糖皮质激素时，应努力寻找最小维持剂量或采用间歇疗法；当病情稳定后应有计划地逐步停药，或改用其他药物和治疗方法。

5. 在明确诊断，确需使用糖皮质激素时，应注意以下事项：

（1）因细菌感染而需要使用皮质激素类药物的患者，要配合使用敏感而足量的抗生素。

（2）患者尤其是老年患者在服用糖皮质激素时，应常规补充钙剂和维生素D，以防止骨质疏松的发生。

(3)服用糖皮质激素期间应经常检测血糖,以便及时发现类固醇性糖尿病。

(4)对长期用药者,糖皮质激素的给药时间应定在早晨8时和下午16时,以尽可能符合皮质激素的生理分泌规律。在撤药时,应采取逐渐减量的方式,以使自身的皮质功能得以逐渐恢复。

(5)防止各种感染的发生,特别是防止多重感染的发生。

(6)为减少对胃肠道的刺激,可在饭后服用,或加用保护胃粘膜药物。

6. 下列情况禁用糖皮质激素:

(1)肾上腺皮质功能亢进症;

(2)当感染缺乏有效对病因治疗药物时,如水痘和真菌感染等;

(3)病毒感染,如水痘、单纯疱疹性角膜炎、角膜溃疡等;

(4)消化性溃疡;

(5)新近做过胃肠吻合术,骨折、创伤修复期;

(7)糖尿病;

(8)高血压病;

(9)妊娠初期和产褥期;

(10)癫痫、精神病的患者。

(二)性激素类药物使用细则

1. 性激素对其他器官的影响。对其他脏器及疾病有一定影响,如肝脏、肾脏,故对某些肝肾功能不全者应慎用,以免引起不良反应。

2. 勿间断治疗。治疗中勿随意停用或漏用性激素,以免引起激素水平波动而影响疗效,甚至引起不规则出血。

3. 治疗期限。人工周期疗法以连用3个周期为宜,然后停药观察,以期待卵巢功能自行调整恢复,必要时经一定时期的停药后,再酌情使用。

4. 性激素类药物性能上的特点。

(1)雌激素类药。对绝经后妇女应慎用,乳腺癌及女性生殖器恶性肿瘤禁用。此类药服用后可引起恶心、呕吐、头昏、水钠潴留等副反应,如在睡前服,并与维生素 B_6、C及镇静剂同服,可减轻反应。必要时可改为肌注。用于功血时,血止后,不可骤然停药,而应逐渐减量,以免影响疗效。

(2)孕激素类药。大剂量应用强效孕激素类药对肝脏有损,有肝功能损害者应慎用或禁用。

(3)雄激素类药。不宜长期或过量应用,以免引起男性化。每月总量以 $<300mg$ 为宜,年轻妇女应慎用。

(4)LHRH(黄体生成素释放激素)及克罗米芬。用药过程中应适当注意卵巢可能出现囊性增大,并可能破裂以及蒂扭转等。

(5)个体反应。机体对激素的反应常有明显差异,相同的剂量可能引起不同的效果和反应,用药应注意个体反应。

第三节　解热镇痛药的合理使用原则

一、解热镇痛药概述

解热镇痛抗炎抗风湿药种类繁多,是应用最广泛的对症治疗药物。本类药物的化学结构和抗炎作用机制与肾上腺皮质激素不同,通常被称作非甾体抗炎药。由于一般认为它们的治疗指数高,安全范围大,又是对症药物,故临床滥用严重。这不仅影响到其疗效的充分发挥,而且造成了很多不良后果,严重者甚至引起死亡。因此,掌握其药理作用特点,并有严格的指征、明确的诊断与合理用药的方案,对于正确使用本类药品尤为重要。目前常用的解热镇痛抗炎抗风湿基本药物有:①水杨酸类,如阿司匹林;②乙酸类,如双氯芬酸、吲哚美辛;③丙酸类,如布洛芬等。

二、解热镇痛药使用原则

(一)使用原则

1. 发热

发热是机体对致病因素的主动反应,对机体的积极意义表现在可以加快新陈代谢过程,抑制病原体的生长繁殖,促使白细胞增多,以及加强单核—吞噬细胞系统功能等,这些都有利于疾病的恢复。发热还是诊断疾病、判断治疗效果的重要参考。但是,发热过程也会消耗体力,并引起头痛、失眠甚至惊厥,40℃以上的显著高热或持续发热还可导致永久性的脑损伤。婴幼儿的发热比成年人敏感而急剧,尤其容易引起抽搐与昏迷。

治疗高热应先采用物理降温,如冰袋冷敷、酒精擦浴等,物理降温无效时再考虑选用解热药。解热药不能替代抗感染、抗休克等治疗措施。当遇到发热而未明确原因时,不能首先使用解热药,以免掩盖症状贻误诊断。在查明发热原因并进行治疗的同时,再根据下列指征选用解热药:

(1)发热39℃以上,危及生命,特别是小儿高热惊厥。

(2)发热虽不高,但伴有明显的头痛、肌肉痛、失眠、意识障碍,严重影响病人休息及疾病恢复时。

(3)持续高热,已引起心肺功能异常,或患者对高热难以耐受时。

(4)某些疾病治疗中,长期伴有发热而不能自行减退时,如急性血吸虫病、丝虫病、伤寒、布氏杆菌病、结核以及癌症发热等。

2. 疼痛

疼痛同样是多种疾病的共同症状,对病因特别是疾病部位的诊断、疗效观察、预后判定具有重要意义。由于疼痛症状被掩盖而造成误诊的可能性,有时甚至比发热被掩盖时更大,因此,对于疼痛症状不能首先使用镇痛药,而应找出疼痛原因后再采用药物止痛。解热镇痛类药物仅有中等程度的镇痛作用,对于头痛、牙痛、肌肉痛、关节痛、神经痛、月经痛、中等程度的术后疼痛以及肿瘤疼痛的初期效果较好,而对于平滑肌痉挛性疼痛、创伤剧痛、肿瘤晚期剧烈疼痛等无效。

3. 炎症

本类药物的抗炎作用适用于治疗风湿性、类风湿性疾病,某些药物也用于治疗全身性红斑狼疮、骨关节炎、强直性脊柱炎,以及痛风和其他非感染性慢性炎症。

风湿性、类风湿性疾病的治疗需要一个长期过程,非甾体抗炎药虽然作为治疗本类疾病的首选药,但不能影响疾病本身的免疫病理反应而改变病程,因此,常需要合用能够改变病情的二线药物,包括抗疟药、青霉胺、柳氮磺吡啶、雷公藤、左旋咪唑等,这些药物被称为改变病情药或称慢作用药,需要数周甚至数月才能起效。糖皮质激素作为治疗本类疾病的三线药物,由于易引起骨质疏松、肾上腺皮质萎缩、继发感染、停药后“反跳”等不良反应,所以,只有当伴有严重的血管炎、多脏器损害、持续高热以及严重贫血等指征,或使用非甾体抗炎药及二线药物无效时,才考虑选用。

关节炎的病因各异,治疗用药也不同,应首先明确诊断。如痛风性关节炎应首选促尿酸排泄药,感染性关节炎应先用抗菌药物治疗感染。

(二)解热镇痛药使用注意事项

1. 解热镇痛药属于对症治疗药,必须首先明确发热或疼痛的病因后才能选用,以免干扰正确的诊断。

2. 本类药物不宜联合应用,各类前列腺素合成抑制剂在作用部位可能发生竞争,互相影响疗效,增加不良反应的发生。

3. 为减少胃肠道反应,应在饭时或饭后服用,也可加服适量制酸剂以保护胃粘膜。慢性胃病及消化道出血病史者慎用或禁用本类药物。

4. 司机、机械操作及高空作业人员服用本类药物时应注意,其中许多药品可引起眩晕、嗜睡及视力模糊。

5. 含氨基比林、非那西丁等成分的复方制剂应尽量少用,因这些成分可引起粒细胞减少、肾损害及严重的过敏反应,可因滥用而导致死亡。

6. 长期使用本类药物,应注意观察血常规、血小板、出凝血时间及肝肾功能的变化情况。

7. 非甾体抗炎药多数可引起过敏反应,并可发生交叉过敏反应,使用时应注意询问过敏史。过敏性哮喘患者应避免使用。

8. 一般主张解热镇痛药从小剂量开始应用,给药1周就基本可以判断是否有效。如果有效而必须继续治疗时,应尽可能减低使用剂量。一种药物无效或因不良反应难以耐受时,可换用另一种药物,不可采取两药联用。

9. 儿童用药可选用较为安全的阿司匹林、对乙酰氨基酚、萘普生等,急性高热可慎用安乃近滴鼻。孕妇不宜使用本类药物,如必须使用时,选用小剂量的阿司匹林相对较安全,但不可在邻近预产期使用阿司匹林,以避免产期延长、产后出血及胎儿动脉导管早闭等并发症。

新型抗炎药如美洛昔康、萘丁美酮、尼美舒利、塞来昔布等,由于选择性作用于环加氧酶-2(COX-2),胃肠道损害的发生率显著降低,有溃疡病史者可选用。对COX-2抑制作用越强,抗炎作用就越强,对COX-1抑制作用越强,不良反应也就越重。常用体外抑制COX-2和COX-1的IC50(抑制50%时的浓度)之比来表示其选择性,比值越小,选择性越强。塞来昔布是目前选择性最强的抗炎药。

第四节　维生素类药物的合理使用原则

一、维生素类药物概述

维生素是维持人体生命活动必需的一类有机物质,也是保持人体健康的重要活性物质。大多数维生素在人体内不能自行合成,必须从食物中获取。维生素分为脂溶性和水溶性两大类。脂溶性维生素包括维生素A、维生素D、维生素E、维生素K,水溶性维生素包括维生素C、维生素B族(B_1、B_2、B_6、B_{12})、叶酸等。维生素是重要的生理物质,主要用于各种维生素缺乏症的治疗,有时也作为某些疾病的辅助治疗。但若把维生素当做“营养药”不加限制的大量使用,必然对机体产生不良影响,甚至造成严重后果。

如大剂量烟酸可引起或加重消化性溃疡;维生素B_6大剂量也可引起胃溃疡的发生;维生素C近年来应用越来越多,用量越来越大,产生的不良反应也越来越多,如引起结石、贫血、腹泻、维生素依赖症、白细胞杀菌力下降等。维生素A、维生素D、维生素

E 等脂溶性维生素，大剂量或长期应用时对机体会造成一定的损坏。维生素 A 长期每天摄入 1 万单位，足以引起慢性维生素 A 过多症，其症状表现为骨、关节痛、皮肤、口唇干燥或裂开，皮肤脱屑、瘙痒和红斑样皮疹，足底、手、掌、鼻、唇周围皮肤出现橘黄色斑，肝脾肿大等。当给予较大的日剂量，毒性症状很快出现，成年人每日摄入 100 万单位维生素 A，毒性在 1 天到 1 星期内出现；婴儿一次服 7.5 万～30 万单位，可于数小时发生急性中毒，表现为呕吐、兴奋、头痛、脑水肿、婴儿囟门隆起等。短时间摄入超量或长期服用大剂量维生素 D，可导致严重的中毒反应或慢性中毒。维生素 D 过多症主要表现为高钙血症，初始为乏力、倦怠、头痛、食欲缺乏、恶心、呕吐及腹泻。在早期可发生肾功能损害，表现为多尿、烦渴、夜尿多等；慢性中毒的特征表现为各种组织钙盐沉积。维生素 E 除非缓解症状外，没有明显的药理作用或不良反应。长期服用量大（每日量 >400～800mg），可引起头痛、视力模糊，乳腺肿大，月经过多或闭经，腹泻、头晕、流感样症候群等。

二、维生素类药物的使用原则

1. 区分治疗性用药和补充摄入量不足的预防性用药

在治疗性用药时，使用维生素的指征应明确。预防维生素 D 缺乏，成年人口服日剂量 0.01～0.02mg（400～800 单位）；维生素 D 缺乏的治疗性用药，成人口服日剂量 0.0235～0.05mg（1000～2000u）；维生素 D 依赖性佝偻病，成人口服日剂量 0.25～1.5mg（1 万～6 万单位），最大量日剂量 12.5mg（50 万 u）。用以治疗低钙血症时，需要定期复查血钙等有关指标，避免同时应用钙、磷和维生素 D 制剂。治疗维生素 D 过量，除停用药外，应给予低钙饮食，大量饮水，保持尿液酸性，同时，进行对症和支持治疗。

2. 明确维生素缺乏症的致病因素

（1）摄入不足：如食谱不合理、偏食、长期食欲缺乏、牙病、老人吞咽困难等；

（2）吸收障碍：肝胆疾病、胃液分泌不足、胃酸缺乏、肠瘘、胃大部切除术后、胃肠功能减退、慢性腹泻等；

（3）需要量增加：儿童、妊娠及哺乳妇女、特殊工种工人、长期患有消耗性疾病的患者；

（4）长期服用广谱抗生素：可使肠道细菌受抑制而不能合成维生素；

（5）烹调方法不当：如淘米过度、煮粥加碱、油炸食物等；

（6）药物相互作用：如久服液状石蜡可以引起脂溶性维生素的缺乏；长期服用异烟肼的患者，易发生维生素 B_6 缺乏；

（7）某些疾病所致的缺乏：孕妇、哺乳期妇女、疟疾患者易出现叶酸缺乏症状；肝肾功能不全者易发生维生素 C 缺乏；严重肝脏疾患时易出现维生素 K 的合成障碍。

另外，维生素还用于某些疾病的辅助治疗。如过敏性疾病、心血管疾病和缺铁性贫血，常辅用维生素 C，维生素 B_1 则辅助用于神经、精神疾病的治疗。

3. 严格掌握剂量和疗程

认为维生素类药物较安全，能增强人体抵抗力，故可任意使用，这种观点是错误的。维生素 A 急性中毒可发生于大量摄取维生素 A(成人超过 150 万单位，小儿超过 7.5 万～30 万单位)6h 后。患者出现异常激动、头晕、嗜睡、复视、头痛、呕吐、腹泻、脱皮，婴儿头部可发现凸起肿块，并有躁动、惊厥、呕吐等颅内压升高、脑积水、假性脑瘤表现。每日服用 25 万～50 万单位的维生素 A 长达数周甚至数年者，也可引起慢性中毒，孕妇服用过量的维生素 A，还可导致胎儿畸形。

4. 针对病因积极治疗

大多数维生素缺乏是由于某些疾病所引起的，所以，应找出原因，从根本上进行治疗，而不应单纯依赖维生素的补充。

5. 掌握用药时间

如水溶性维生素 B_1、维生素 B_2、维生素 C 等宜餐后服用，因为维生素会较快地通过胃肠道，如果空腹服用，则很可能在人体组织未充分吸收利用之前就排出。此外，脂溶性维生素 A、D、E 等也应在餐后服用，因餐后胃肠道有较充足的油脂，有利于它们的溶解，促使这类维生素更容易吸收。

6. 注意维生素与其他药物的相互作用

液状石蜡可减少脂溶性维生素 A、维生素 D、维生素 K、维生素 E 的吸收，并促进它们的排泄。维生素 B_6 口服 10～25mg，可迅速消除左旋多巴的治疗作用。广谱抗生素会抑制肠道细菌而使维生素 K 的合成减少。有酶促作用的药物，如苯巴比妥、苯妥英钠以及阿司匹林等，可促进叶酸的排泄。维生素 C 能破坏维生素 B_{12}。铁剂同服维生素 C 可以增加铁离子的吸收量。维生素 C 和 B_1 不宜与氨茶碱合用，也不宜与口服避孕药同服，以免降低药效。

第五节　中成药的合理使用原则

中成药的历史悠久，应用广泛，大量研究和临床实践表明，在合理使用的情况下，中成药的安全性是较高的。合理使用包括正确的辨证选药、用法用量、使用疗程、禁忌证、合并用药等多方面，其中任何环节有问题都可能引发药物不良事件。合理用药是中成药应用安全的重要保证。

一、中成药的分类

1. 按功效分类:此种分类方法便于中医辨证的临床应用。如解表剂、祛暑剂、泻下剂、温里剂、扶正剂等。

2. 按病症分类:此种分类方法便于临床对证应用。如感冒类、胃痛类、便秘类、腹泻类、眩晕类、失眠类等。

3. 按剂型分类:如蜜丸、水丸、糊丸、散剂、膏滋、膏药、药酒、片剂。

4. 按笔画、拼音分类:此种分类方法便于查阅。

5. 按管理分类:此种分类方法便于加强临床医师用药的规范性。如处方药、非处方药、国家基本药物、国家基本医疗保险药物等。

二、中成药的不良反应

药物的两重性是药物作用的基本规律之一,中成药也不例外,中成药既能起到防病治病的作用,也可引起不良反应。

1. 中成药出现不良反应的主要原因

(1)中药自身的药理作用或所含毒性成分引起的不良反应。

(2)特异性体质对某些药物的不耐受、过敏等。

(3)方药证候不符,如辨证不当或适应证把握不准确。

(4)长期或超剂量用药,特别是含有毒性中药材的中成药,如朱砂、雄黄、蟾酥、附子、川乌、草乌、北豆根等,过量服用即可中毒。

(5)不适当的中药或中西药的联合应用。

2. 预防中成药不良反应的注意事项

(1)加强用药观察及中药不良反应监测,完善中药不良反应报告制度。

(2)注意药物过敏史。对有药物过敏史的患者应密切观察其服药后的反应,如有过敏反应,应及时处理,以防止发生严重后果。

(3)辨证用药,采用合理的剂量和疗程。尤其是对特殊人群,如婴幼儿、老年人、孕妇以及原有脏器损害功能不全的患者,更应注意用药方案。

(4)注意药物间的相互作用,中、西药并用时尤其要注意避免因药物之间相互作用而可能引起的不良反应。

(5)需长期服药的患者要加强安全性指标的监测。

三、中成药的合理使用原则

（一）中成药的合理使用

辨病用药是针对中医的疾病或西医诊断明确的疾病，根据疾病特点选用相应的中成药。临床使用中成药时，可将中医辨证与中医辨病相结合、西医辨病与中医辨证相结合，选用相应的中成药，但不能仅根据西医诊断选用中成药。应根据患者的体质强弱、病情轻重缓急及各种剂型的特点，选择适宜的剂型。对于有明确使用剂量的，慎重超剂量使用。有使用剂量范围的中成药，老年人使用剂量应取偏小值。能口服给药的，不采用注射给药；能肌内注射给药的，不选用静脉注射或滴注给药，合理选择给药途径。

（二）中成药联合用药原则

1. 当疾病复杂，一个中成药不能满足所有证候时，可以联合应用多种中成药。

2. 多种中成药的联合应用，应遵循药效互补原则及增效减毒原则。功能相同或基本相同的中成药原则上不宜叠加使用。

3. 药性峻烈的或含毒性成分的药物应避免重复使用。

4. 合并用药时，注意中成药的各药味、各成分间的配伍禁忌。

5. 有些病证可采用中成药的内服与外用药联合使用。

（三）中成药与西药的联合使用

针对具体疾病制定用药方案时，考虑中西药物的主辅地位确定给药剂量、给药时间、给药途径。中成药与西药如无明确禁忌，可以联合应用，给药途径相同的，应分开使用。应避免副作用相似的中西药联合使用，也应避免有不良相互作用的中西药联合使用。

四、中药注射剂的合理使用原则

（一）使用中药注射剂应做到合理

1. 用药前应仔细询问过敏史，对过敏体质者应慎用。

2. 严格按照药品说明书规定的功能主治使用，辨证施药，禁止超功能主治用药。

3. 中药注射剂应按照药品说明书推荐的剂量、调配要求、给药速度和疗程使用药品，不超剂量、过快滴注和长期连续用药。

4. 中药注射剂应单独使用，严禁混合配伍，谨慎联合用药。对长期使用的，在每疗程间要有一定的时间间隔。

5. 加强用药监护。用药过程中应密切观察用药反应，发现异常，立即停药，必要时采取积极救治措施;尤其对老人、儿童、肝肾功能异常等特殊人群和初次使用中药注射剂的患者应慎重使用,加强监测。

（二）中药注射剂联合使用时应遵循的原则

1. 两种以上中药注射剂联合使用,应遵循主治功效互补及增效减毒原则,符合中医传统配伍理论的要求,无配伍禁忌。

2. 谨慎联合用药,如确需联合使用时,应谨慎考虑中药注射剂的间隔时间以及药物相互作用等问题。

3. 需同时使用两种或两种以上中药注射剂,严禁混合配伍,应分开使用。除有特殊说明,中药注射剂不宜两个或两个以上品种同时共用一条通道。

（三）中西药注射剂联合用药原则

中西药注射剂联合使用时,应遵循以下原则:

1. 谨慎联合使用:如果中西药注射剂确需联合用药,应根据中西医诊断和各自的用药原则选药,充分考虑药物之间的相互作用,尽可能减少联用药物的种数和剂量,根据临床情况及时调整用药。

2. 中西药注射剂联用,尽可能选择不同的给药途径（如穴位注射、静脉注射）。必须同一途径用药时,应将中西药分开使用,谨慎考虑两种注射剂的使用间隔时间以及药物相互作用,严禁混合配伍。

五、清热解表剂的合理使用

（一）清热剂

清热剂是以银花、连翘、板蓝根、大青叶、黄芩、黄连、黄柏、栀子、丹皮、桑白皮、紫草等药物为主组成,具有清热泻火、凉血解毒及滋阴透热等作用,用以治疗里热证的中成药。

清热剂分为清气分热（清热泻火）、清营凉血、清热解毒、气血两清、清脏腑热、清虚热等六类。临床以发热、舌红苔黄、脉数等为辨证要点。临床可用于治疗各种感染性与非感染炎症性疾病,如流感、流行性乙型脑炎、流行性脑脊髓膜炎、牙龈炎、急性扁桃体炎、流行性腮腺炎、各类肺炎、肝炎、胃肠炎、败血症、流行性出血热等见上述症状者。

1. 分类

（1）清气分热（清热泻火）剂:适用于热在气分、热盛津伤之证。症见身热不恶寒、反恶热、大汗、口渴饮冷、舌红苔黄、脉数有力等。例如牛黄上清丸（胶囊、片）、黄连上清丸（颗粒、片、胶囊）。

（2）清营凉血剂:适用于邪热传营,或热入血分证。症见身热夜甚、神烦少寐、时有谵语,或斑疹隐隐、发斑、出血,昏狂、舌绛、脉数等。例如石龙清血颗粒、五福化毒丸、新雪丸(颗粒、胶囊、片)。

(3)清热解毒剂:适用于火热毒邪引起的各类病证。症见口舌生疮、咽喉肿痛、便秘溲赤或大热渴饮、谵语神昏、吐衄发斑、舌绛唇焦;或头面红肿、痈疡疔疮、舌苔黄燥及外科的热毒痈疡等。例如西黄丸(胶囊)、双黄连合剂(颗粒、胶囊、片)、银黄颗粒(片)、板蓝根颗粒、季德胜蛇药片、连翘败毒丸(膏、片)、如意金黄散。

(4)清脏腑热剂:适用于火热邪毒引起的脏腑火热证。心经热盛:症见心烦、口舌生疮或小便涩痛、舌红脉数;肝胆火旺:症见头痛、目赤、胁痛、口苦、舌红苔黄、脉弦数有力;肺热:症见咳嗽气喘、发热、舌红苔黄、脉细数;热蕴脾胃:症见牙龈肿痛、溃烂、口臭、便秘、舌红苔黄、脉滑数;湿热蕴结肠腑:可见腹痛腹泻、脓血便、里急后重、舌苔黄腻、脉弦数。例如牛黄清心丸、龙胆泻肝丸、护肝片(颗粒、胶囊)、茵栀黄颗粒(口服液)、复方黄连素片。

(5)清虚热剂:适用于阴虚内热之证。症见夜热早凉、舌红少苔,或骨蒸潮热,或久热不退之虚热证。

(6)气血两清剂:适用于疫毒或热毒所致的气血两燔证。症见大热烦渴、吐衄、发斑、神昏谵语等。例如清瘟解毒丸(片)。

2. 注意事项

(1)中病即止,不宜久服。

(2)注意辨别热证的部位。

(3)辨别热证真假、虚实。

(4)对于平素阳气不足,脾胃虚弱之体,可配伍醒脾和胃之品。

(5)如服药呕吐者,可采用凉药热服法。

(二)解表剂

解表剂是以麻黄、桂枝、荆芥、防风、桑叶、菊花、柴胡、薄荷、豆豉等药物为主组成,具有发汗、解肌、透疹等作用,用以治疗表证的中成药。解表剂分为辛温解表、辛凉解表和扶正解表三大类。临床以恶寒发热、舌苔薄白或黄、脉浮等为辨证要点。临床可用于治疗普通感冒、流行性感冒、上呼吸道感染、扁桃体炎、咽炎等见上述症状者。

1. 分类

(1)辛温解表剂:适用于外感风寒表证。症见恶寒发热、头项强痛、肢体疼痛、口不渴、无汗,或汗出而仍发热恶风寒,舌苔薄白、脉浮紧或浮缓等。例如感冒清热颗粒、九味羌活丸(颗粒)。

(2)辛凉解表剂:适用于外感风热证。症见发热、微恶风寒、头痛、口渴、咽痛,或咳嗽,舌尖红、苔薄白或兼微黄、脉浮数等。例如银翘解毒丸(颗粒、胶囊、片)、桑菊感冒片、柴胡注射液。

(3)扶正解表剂:适用于正气虚弱复感外邪而致的表证。可根据气血阴阳虚损的不同有所区别。气虚感冒者,症见反复感冒、低热汗出、倦怠、舌质淡有齿痕、苔薄、脉弱等。例如玉屏风颗粒(口服液)、参苏丸(胶囊)。

2. 注意事项

(1)服用解表剂后宜避风寒,或增衣被,或辅之以粥,以助汗出。

(2)解表取汗,以遍身持续微汗为最佳。若汗出不彻,则病邪不解;汗出太多,则耗伤气津,重则导致亡阴亡阳之变。

(3)汗出病瘥,即当停服,不必尽剂。

(4)服用解表剂时忌生冷、油腻之品,多饮水,注意休息。

(5)若外邪已入里,或麻疹已透,或疮疡已溃,或虚证水肿,均不宜使用。

第三章 村卫生室人员从业行为规范

为提高乡村医生规范,合理用药意识和能力,乡村卫生室人员依据《医疗机构从业人员行为规范》(卫医发[2012]45号)和《乡村医生从业管理条例》(国务院令第386号)的要求,结合一些基层医疗机构的实际情况编写而成,规范乡村卫生人员的从业行为,纠正药物的不合理使用行为,培养形成临床合理用药习惯。内容如有冲突,以《医疗机构从业人员行为规范》为准。

乡村卫生室必须取得《医疗机构执业许可证》,将《医疗机构执业许可证》、诊疗科目、诊疗时间和收费标准悬挂于明显处所,按照核准登记的诊疗科目开展诊疗活动。从业人员具有合法资质。乡村卫生室必须遵守有关法律、法规和医疗技术规范。

第一节 乡村卫生室从业人员管理

一、乡村医生从业要求

1.《乡村医生从业管理条例》公布之日前进入村医疗卫生机构从事预防、保健和医疗服务的人员,符合下列条件之一,并在当地县级人民政府卫生行政主管部门注册:(1)已经取得中等以上医学专业学历的;(2)在村医疗卫生机构连续工作20年以上的;

(3)按照省、自治区、直辖市人民政府卫生行政主管部门制定的培训规划,接受培训取得合格证书的。

2. 对具有县级以上地方人民政府卫生行政主管部门颁发的乡村医生证书,但不符合上述规定条件的乡村医生,县级人民政府卫生行政主管部门应当进行有关预防、保健和一般医疗服务基本知识的培训,并根据省、自治区、直辖市人民政府卫生行政主管部门确定的考试内容、考试范围进行考试。经培训考试合格的,可以申请乡村医生执业注册;经培训但考试不合格的,县级人民政府卫生行政主管部门应当组织对其再次培训和考试。不参加再次培训或者再次考试仍不合格的,不得申请乡村医生执业注册。

3.《乡村医生从业管理条例》公布之日后进入村医疗卫生机构从事预防、保健和医疗服务的人员,应当具备执业医师资格或者执业助理医师资格。

4. 不具备前款规定条件的地区,根据实际需要,可以允许具有中等医学专业学历的人员,或者经培训达到中等医学专业水平的其他人员申请执业注册,进入村医疗卫生机构执业。具体办法由省、自治区、直辖市人民政府制定。

二、申请执业注册

1. 符合本条例规定申请在村医疗卫生机构执业的人员,应当持村医疗卫生机构出具的拟聘用证明和相关学历证明、证书,向村医疗卫生机构所在地的县级人民政府卫生行政主管部门申请执业注册。

2. 乡村医生有下列情形之一的,不予注册:①不具有完全民事行为能力的;②受刑事处罚,自刑罚执行完毕之日起至申请执业注册之日止不满 2 年的;③受吊销乡村医生执业证书行政处罚,自处罚决定之日起至申请执业注册之日止不满 2 年的。

3. 乡村医生经注册取得执业证书后,方可在聘用其执业的村医疗卫生机构从事预防、保健和一般医疗服务。

乡村医生执业证书有效期为 5 年。乡村医生执业证书有效期满需要继续执业的,应当在有效期满前 3 个月申请再注册。

未经注册取得乡村医生执业证书的,不得执业。

三、乡村医生执业范围

乡村医生应当在聘用其执业的村医疗卫生机构执业;变更执业的村医疗卫生机构的,应当按规定的程序到所在地的县级人民政府卫生行政主管部门办理变更注册手续。

第二节　乡村卫生室从业人员行为规范

一、乡村从业人员基本行为规范

（一）遵守法律、法规、规章和诊疗护理技术规范、常规；
（二）树立敬业精神，遵守职业道德，履行乡村医生职责，为村民健康服务；
（三）关心、爱护、尊重患者，保护患者的隐私；
（四）努力钻研业务，更新知识，提高专业技术水平；
（五）向村民宣传卫生保健知识，对患者进行健康教育。

二、乡村医生在执业活动中享有的权利

（一）进行一般医学处置，出具相应的医学证明；
（二）参与医学经验交流，参加专业学术团体；
（三）参加业务培训和教育；
（四）在执业活动中，人格尊严、人身安全不受侵犯；
（五）获取报酬；
（六）对当地的预防、保健、医疗工作和卫生行政主管部门的工作提出意见和建议。

三、乡村医生基本行为规范

（一）乡村医生应当协助有关部门做好初级卫生保健服务工作；按照规定及时报告传染病疫情和中毒事件，如实填写并上报有关卫生统计报表，妥善保管有关资料。

（二）乡村医生在执业活动中，不得重复使用一次性医疗器械和卫生材料。对使用过的一次性医疗器械和卫生材料，应当按照规定处置。

（三）乡村医生应当如实向患者或者其家属介绍病情，对超出一般医疗服务范围或者限于医疗条件和技术水平不能诊治的病人，应当及时转诊；情况紧急不能转诊的，应当先行抢救并及时向有抢救条件的医疗卫生机构求助。

（四）乡村医生不得出具与执业范围无关或者与执业范围不相符的医学证明，不得进行实验性临床医疗活动。

未经医师（士）亲自诊查病人，乡村卫生室不得出具疾病诊断书、健康证明书或者死亡证明书等证明文件；未经医师（士）、助产人员亲自接产，乡村卫生室不得出具出生证明书或者死产报告书。乡村卫生室施行手术、特殊检查或者特殊治疗时，必须征得

患者同意，并应当取得其家属或者关系人同意并签字；无法取得患者意见时，应当取得家属或者关系人同意并签字；无法取得患者意见又无家属或者关系人在场，或者遇到其他特殊情况时，经治医师应当提出医疗处置方案，在取得医疗机构负责人或者被授权负责人员的批准后实施。

第三节　村卫生室从业人员的基本职责

一、承担农村基本公共卫生服务工作

执行基本公共卫生服务项目，以国家基本公共卫生项目为主，包括建立居民健康档案，健康教育，预防接种，传染病防治，儿童保健，孕产妇保健，老年人保健，高血压、Ⅱ型糖尿病等慢性非传染性疾病防治，重性精神疾病管理9项。

（一）居民健康档案管理

1. 村卫生室应协助乡镇卫生院参与为辖区内常住居民建立健康档案的工作，包括居住半年以上的户籍及非户籍居民。其中以0～36个月儿童、孕产妇、老年人、慢性病患者等人群为重点，建档率应高于普通人群。与乡镇卫生院共同使用健康档案并承担部分更新维护工作，保持资料的连续性。逐步由纸质文档过渡到使用电子档案建档，建档率需逐年提高。

2. 健康档案要有必需的保管设施，按要求妥善保管，保证健康档案完整、安全。

（二）健康教育

为辖区居民提供健康教育服务，宣传国家有关法律、法规、政策、新型农村合作医疗工作，农村居民基本健康知识知晓率应达到省市要求。

1. 执行乡镇卫生院制定的健康教育年度工作计划，参与卫生院发放的健康教育资料和举办的健康教育知识讲座。

2. 设置村级健康教育宣传栏，并及时更换宣教内容。开展公众健康咨询工作。

（三）0～36个月儿童健康管理

在乡镇卫生院指导下，参与开展0～36个月儿童健康管理工作，包括新生儿家庭访视、满月健康管理和婴幼儿健康管理。按规定要求收集和上报相关数据。

（四）孕产妇健康管理

在乡镇卫生院指导下，协助开展孕产妇健康管理工作，包括产前随访（含孕早期随访）、产后访视及产后42天健康检查。按规定要求收集和上报孕产妇服务相关数据。

(五)老年人健康管理

1. 协助乡镇卫生院做好65岁以上老人体检的摸底、通知及组织体检工作。

2. 掌握村域内60岁及以上居民人口信息变化与健康基本情况,加强健康咨询指导和干预,开展规范健康管理。

(六)预防接种

1. 建立辖区常住、流动人口的0~6岁儿童分年龄阶段统计表,确定接种对象并建立接种档案。建立儿童预防接种信息化管理制度,接种完成后立即录入辖区儿童接种信息。

2. 负责通知儿童监护人按时接种。按要求实施接种并留观。

3. 建立疫苗使用管理制度及冷链管理制度,制定并上报疫苗使用计划;有疫苗生物制品登记本,建立疫苗出入库及消耗记录。

4. 执行国家免疫规划免疫程序,按要求对适龄儿童开展免费预防接种,各类国家免疫规划疫苗基础、加强接种率达到省市要求,落实知情同意原则。

(七)传染病报告和处理

发现、登记、报告辖区内法定传染病病人、疑似病人、密切接触者及相关人群。协助卫生院等相关上级机构做好传染病预防与处理,做好相关服务记录。

(八)高血压患者健康管理

1. 对35岁以上居民应首诊测血压;筛查疑似高血压患者。

2. 掌握村域内高血压发病情况,对高危人群进行生活方式指导;对已确诊的原发性高血压患者纳入高血压患者健康管理;对可疑继发性高血压患者,及时转诊,做好相关服务记录;协助上级单位做好健康检查工作。

3. 村域内高血压患者健康管理率、规范管理率、管理人群血压控制率等指标达到工作要求。

(九)Ⅱ型糖尿病患者健康管理

1. 掌握村域内35岁及以上居民Ⅱ型糖尿病患病情况;筛查疑似Ⅱ型糖尿病患者。

2. 对高危人群进行有针对性的健康教育,对确诊的Ⅱ型糖尿病患者,纳入Ⅱ型糖尿病患者健康管理;协助上级单位做好健康检查工作。

3. 辖区内糖尿病患者健康管理率、规范管理率、管理人群血糖控制率等指标达到工作要求。

(十)重性精神疾病患者管理

1. 掌握辖区内诊断明确、在家居住的重性精神疾病患者(主要包括精神分裂症、分裂情感性精神障碍、偏执性精神病、双相障碍等)情况;并及时向上级部门补充变动信息。

2. 将重性精神疾病患者纳入管理；协助上级单位做好健康检查工作；管理指标达到工作要求

二、基本医疗服务

采取中西医两种基本医疗方法，开展农村常见病、多发病的一般诊治、急重病人的应急处理，提供转诊、家庭康复及保健养生指导。

（一）提供基本医疗服务

为辖区村民提供农村常见病、多发病的一般诊治、急重病人的应急处理，提供转诊、家庭康复及保健养生指导。

（二）医疗行为规范

1. 依法设立，以村卫生室作为唯一名称进行执业登记，《医疗机构执业许可证》、诊疗科目、诊疗时间和收费标准悬挂于明显处所；按规定校验合格，按要求设置诊疗科目，无超范围执业现象。

2. 村卫生室从业人员具有合法资质，不得使用非卫生技术人员从事医疗卫生技术工作。

3. 至少具有以下工作制度：

（1）医疗工作制度：村卫生室工作制度、急诊急救制度、门诊制度、医疗文书书写制度、治疗室工作制度、医疗废物处理制度、人员值班制度、隔离消毒制度、药品管理制度、输液观察室制度、中医诊疗制度等。包含开展医疗服务项目相适应的技术操作规程。

（2）公共卫生工作制度：预防接种工作制度、疫情报告管理制度、妇幼保健工作制度、健康教育工作制度、慢性病防治工作制度等。

（3）公示制度：根据国家法律法规、政策要求，对医疗机构执业许可证、村级医疗机构收费标准、新型农村合作医疗信息等进行公示。

（4）卫生统计信息报告制度：按照国家卫生统计调查制度中有关规定，及时完成各项统计调查任务。

4. 使用统一制式的医疗文书，书写规范，记录详细。

5. 规范工作着装，规范工作胸牌、举止文明、礼貌用语；医疗服务区域整洁。

6. 乡村医生应全天 24h 应诊，为村民提供便捷、有效的医疗卫生服务。

（三）使用国家基本药物

1. 实施时间及范围

2012 年 9 月 1 日起，全省所有行政村每村安排 1 所村卫生室实施国家基本药物制度。

2. 药品使用范围

实施国家基本药物制度的村卫生室全部配备使用国家基本药物和江西省级增补目录药品，禁止使用非基本药物。

3. 药品采购配送

村卫生室每月 5 日前将上月所采购的药品货款上缴乡镇卫生院，同时，报送本月药品采购计划，通过乡镇卫生院采购药品，严禁村卫生室从其他渠道采购药品。配送企业将药品配送到乡镇卫生院或村卫生室。乡镇卫生院通过省医药集中采购平台统一采购村卫生室所需药品，不得向村卫生室收取任何服务费用。乡镇卫生院、村卫生室要按照《医疗机构药品监督管理办法（试行）》（国食药监安[2011]442 号），做好药品采购、验收、储藏、保管工作，建立药品购销记录和明细账目。

4. 执行药品零差率销售政策。

5. 提升基本药物质量安全监管水平，实现村卫生室使用基本药物质量监督检查的全覆盖。

三、加强不良事件监测报告及双向转诊工作

（一）按照《药品不良反应报告和监测管理办法》的规定，落实药品不良反应报告制度。

1. 村卫生室发现或者获知新的、严重的药品不良反应应当在 15 日内报告，其中死亡病例须立即报告；其他药品不良反应应当在 30 日内报告。有随访信息的，应当及时报告。

2. 村卫生室获知或者发现药品群体不良事件后，应当立即通过电话或者传真等方式报所在地的县级药品监督管理部门、卫生行政部门和药品不良反应监测机构，必要时可以越级报告；同时，填写《药品群体不良事件基本信息表》，对每一病例还应当及时填写《药品不良反应/事件报告表》，通过国家药品不良反应监测信息网络报告。

3. 村卫生室发现药品群体不良事件后应当积极救治患者，迅速开展临床调查，分析事件发生的原因，必要时可采取暂停药品的使用等紧急措施。

（二）按照《医疗器械不良事件监测和再评价管理办法（试行）》的规定，建立医疗器械不良事件监测管理制度和检测记录。

（三）落实首诊负责制和双向转诊制度，完善首诊登记和转诊记录。

(四)认真落实应急管理有关规定,按时上报医疗安全群体事件。

第四节 法律责任

一、乡村医生在执业活动中,违反本条例规定,有下列行为之一的,由县级人民政府卫生行政主管部门责令限期改正,给予警告;逾期不改正的,责令暂停3个月以上6个月以下执业活动;情节严重的,由原发证部门暂扣乡村医生执业证书:

(一)执业活动超出规定的执业范围,或者未按照规定进行转诊的;

(二)违反规定使用乡村医生基本用药目录以外的处方药品的;

(三)违反规定出具医学证明,或者伪造卫生统计资料的;

(四)发现传染病疫情、中毒事件不按规定报告的。

二、乡村医生在执业活动中,违反规定进行实验性临床医疗活动,或者重复使用一次性医疗器械和卫生材料的,由县级人民政府卫生行政主管部门责令停止违法行为,给予警告,可以并处1000元以下的罚款;情节严重的,由原发证部门暂扣或者吊销乡村医生执业证书。

三、乡村医生变更执业的村医疗卫生机构,未办理变更执业注册手续的,由县级人民政府卫生行政主管部门给予警告,责令限期办理变更注册手续。

四、以不正当手段取得乡村医生执业证书的,由发证部门收缴乡村医生执业证书;造成患者人身损害的,依法承担民事赔偿责任;构成犯罪的,依法追究刑事责任。

五、未经注册在村医疗卫生机构从事医疗活动的,由县级以上地方人民政府卫生行政主管部门予以取缔,没收其违法所得以及药品、医疗器械,违法所得5000元以上的,并处违法所得1倍以上3倍以下的罚款;没有违法所得或者违法所得不足5000元的,并处1000元以上3000元以下的罚款;造成患者人身损害的,依法承担民事赔偿责任;构成犯罪的,依法追究刑事责任。

第二篇　内科合理用药

第一章　循环系统用药

第一节　抗高血压药物

抗高血压药又称降压药，是一类能控制血压、用于治疗高血压的药物。

高血压是以体循环动脉压升高、周围小动脉阻力增高同时伴有不同程度的心排血量和血容量增加为主要表现的临床综合征。通常将高血压的诊断标准定在收缩压≥140mmHg 和(或)舒张压≥90mmHg。临床上可分为原发性及继发性两大类；按血压升高类型可分为单纯收缩期高血压(高血管阻力型)、单纯舒张期高血压(高血容量型)和收缩舒张期高血压(混合型)。按照 2005 年中国高血压指南分级，按血压水平可分为以下类型，见表 2－1。

表 2－1　高血压诊断标准

类　别	收缩压(mm/Hg)	舒张压(mm/Hg)
正常血压	＜120	＜80
正常高值	120～139	80～89
高血压	≥140	≥90
1 级高血压(轻度)	140～159	90～99
2 级高血压(中度)	160～179	100～109
3 级高血压(重度)	≥180	≥110
单纯收缩期高血压	≥140	＜90

高血压的诊断要点为：(1)血压持续增高：非同日 3 次测量收缩压≥140mmHg 和(或)舒张压≥90mmHg；(2)或持续服降压药的高血压患者(不论血压高低)均可诊断

高血压。

根据药物在血压调节系统中的主要影响及部位,可将抗高血压药物分成以下几类:

(1)利尿降压药:如吲达帕胺、氢氯噻嗪、氨苯蝶啶,阿米洛利、螺内酯、呋塞米等;

(2)交感神经抑制药:如可乐定、利血平、胍乙啶、哌唑嗪、普萘洛尔等;

(3)血管紧张素转化酶抑制剂:如卡托普利、依那普利等;

(4)血管紧张素Ⅱ受体阻断药:如氯沙坦、坎地沙坦、缬沙坦等;

(5)钙通道阻滞剂:如硝苯地平、尼群地平、地尔硫䓬,维拉帕米等;

(6)血管平滑肌舒张药物:如肼屈嗪、硝普钠等。

2012 年版《国家基本药物目录》中收载的抗高血压药有卡托普利、依那普利、硝普钠、硫酸镁、尼群地平、吲达帕胺、酚妥拉明、复方利舍平、缬沙坦、复方利舍平氨苯蝶啶。

一、血管紧张素转化酶抑制剂

血管紧张素转化酶抑制药和血管紧张素Ⅱ受体拮抗药可相应地抑制血管紧张素转化酶,使血管紧张素Ⅱ减少和拮抗血管紧张素Ⅱ的 AT1 受体降压。主要药物有卡托普利、依那普利。

1. 卡托普利

【药理作用】本品为血管紧张素转换酶抑制剂(ACEI),能抑制血管紧张素转化酶活性,降低血管紧张素Ⅱ水平,减少缓激肽的失活,血管张力降低,血管扩张(包括舒张小动脉),从而使血压下降,进而可降低心脏负荷,改善心排血量。增加肾血流量,但不影响肾小球滤过率。

【适应证】用于治疗各种类型的高血压症,尤对其他降压药治疗无效的顽固性高血压,与利尿剂合用可增强疗效,对血浆肾素活性高者疗效较好。也用于急、慢性充血性心衰,与强心剂或利尿剂合用效果更佳。

【禁忌证】

(1)对本品或其他血管紧张素转换酶抑制剂过敏者禁用。

(2)肾功能不全、老年患者,以及孕妇、乳母慎用。

(3)有血管神经性水肿史,妊娠期妇女禁用。

【不良反应】偶有轻微乏力、头晕、恶心、呕吐、食欲减退、皮疹、瘙痒、味觉障碍、谷丙转氨酶升高、中性粒细胞减少、蛋白尿、肾功能损害等。肾功能不全、严重自身免疫性疾病患者慎用;孕妇及乳母要严格选用适应证。

【注意事项】

(1)中枢神经系统:昏厥、头痛、眩晕、感觉异常、失眠及疲乏,由低血压引起,尤其在缺钠或血容量不足时。

(2)心血管系统:心悸、轻度心率增高、首剂时低血压、头晕等。

(3)胃肠道:味觉障碍、恶心、呕吐、腹泻、腹痛、便秘、口干、味觉迟钝、食欲缺乏、口腔有咸味或金屑味、体重下降等。

(4)血液系统:中性粒细胞减少、粒细胞增多及各类细胞减少。治疗开始后 3 ~ 12 周出现,以 10 ~ 30 天最显著,停药后持续 2 周。

(5)过敏反应:血清病样反应、关节痛及皮肤损害。

(6)肾脏:尿酮、肾功能损害、肾病综合征、肾小球肾炎等。蛋白尿,常发生于治疗开始 8 个月内,在 6 个月内渐减少,疗程不受影响。

(7)皮肤:皮疹(常发生于治疗 4 周内)、荨麻疹、斑丘疹、血管性神经性水肿及光过敏。减量、停药或给抗组胺药后消失,7% ~ 10% 伴嗜酸性细胞增多或抗核抗体阳性。

(8)其他:抗核抗体测定阳性、咳嗽等。

【药物相互作用】

(1)本品可升高血钾浓度,可能引起血钾过高。与螺内酯、氨苯蝶啶等保钾利尿剂合用时应慎重。

(2)与含钾药物合用,可引起血钾过高。

(3)与前列腺素合成抑制剂如吲哚美辛合用,可减弱本品作用。

(4)禁与其他可能改变免疫功能的药物联合应用,如普鲁卡因胺、室胺卡因、肼苯哒嗪、丙磺舒及醋丁洛尔。

(5)本品可减轻硝酸盐类药物的耐药性。

(6)与抗精神病药如三环类抗抑郁药合用,增强其抗高血压作用,同时,引起体位性低血压的危险。

(7)与类皮质激素合用,降低抗高血压作用。

(8)与其他扩血管药同用可能致低血压。

(9)与利尿药同用使降压作用增强,但应避免引起严重低血压,故原用利尿药者宜停药或减量。

(10)与其他降压药合用,降压作用加强;

(11)与引起肾素释出或影响交感活性的药物呈相加作用;

(12)与 β 阻滞剂呈小于相加的作用。

【用法和用量】给药剂量须遵循个体化原则,按疗效而予以调整。

(1)成人:1)高血压,口服一次 12.5mg,一日 2 ~ 3 次,按需要 1 ~ 2 周内增至 50mg,

一日2~3次，疗效仍不满意时可加用其他降压药。2）心力衰竭：初始剂量12.5mg（1片），一日2~3次，根据耐受情况逐渐增至一次50mg，一日2~3次；近期大量服用利尿剂的患者，初始剂量宜用6.25 mg，一日3次。

（2）儿童：降压与治疗心力衰竭，均开始按体重0.3mg/kg，一日3次，必要时每8~24h增加0.3mg/kg，求得最低有效量。

【制剂与规格】复方卡托普利片：每片含卡托普利10mg和氢氯噻嗪6mg。有四种不同规格，每片分别含卡托普利和氢氯噻嗪50/25，50/15，25/15，25/25（mg/mg）。

2. 依那普利

【药理作用】本品是血管紧张素转换酶抑制药，口服后在肝脏内水解成依那普利拉而发挥作用。后者对血管紧张素转换酶的抑制作用为卡托普利的8倍以上。降压作用机制与卡托普利相同，但作用时间持久。本品降压同时能保持心肌收缩力，不影响心输出量。对充血性心力衰竭患者能使外周血管阻力和肺毛细血管楔嵌压降低，从而减轻心脏前、后负荷，改善心脏功能。本品能增加肾血流量，对血糖、尿酸和胆固醇代谢无明显影响。

【适应证】

（1）用于治疗高血压，可单独应用或与其他降压药如利尿药合用。

（2）用于治疗心力衰竭，可单独应用或与强心药、利尿药合用。

（3）本品适用于各种程度高血压病、肾血管性高血压及糖尿病合并高血压病患者的治疗；也可用于慢性充血性心力衰竭的治疗，尤以常规应用洋地黄或利尿药难于控制者，能延缓充血性心力衰竭症状的临床进展及减少住院治疗的需要。由于本品效果优于卡托普利，不良反应又较轻，故使用日益广泛，为高血压治疗的首选药。

【禁忌证】对本品过敏及双侧肾动脉狭窄者，有血管神经性水肿史患者禁用；孕妇、哺乳期妇女、儿童及肝、肾功能严重减退者慎用。

【不良反应】

（1）较常见的有：眩晕、头痛、疲乏、咳嗽，均轻微、短暂。

（2）较少见的有：肌肉痉挛、恶心、乏力、直立性不适、阳痿、腹泻。

（3）少见的有：昏厥、直立性低血压、心悸、心动过速；呕吐、消化不良、口干、便秘、失眠、神经过敏，感觉异常；皮疹、瘙痒；罕有神经血管性水肿，如发生在喉部则可以致命，血管性水肿出现应即停用本品，并迅速加以处理，皮下注射1∶1000的肾上腺素注射液0.3~0.5mL；男子女性型乳房。

【注意事项】

（1）给药剂量须遵循个体化原则，按疗效予以调整。

（2）本品的降压作用在立位与卧位相同，无体位性降压反应。

（3）开始用本品治疗前建议停用其他降压药1周。

(4)对恶性高血压或重度高血压不能停用降压药较久者,则在停药后立即给予本品最小剂量,在密切观察下每24h递增剂量,直到疗效充分或达最大剂量。

(5)肾功能差的患者应采用小剂量或减少给药次数或增加给药间隔,缓慢递增;若须同时用利尿药,建议用呋塞类而不用噻嗪类;血尿素氮和肌酐增高时,将本品减量或同时停用利尿药。

(6)儿童无须调整剂量。新生儿和肾小球滤过率小于30mL/min的儿童患者不推荐使用。

(7)用药期间,应定期查白细胞计数和肾功能。

(8)肾功能不全、糖尿病、同时,用保钾利尿药者,注意产生血钾过高。

(9)用本品治疗心力衰竭,有不发生体液潴留和不使血醛固酮水平升高的优点,但须注意降压反应。

(10)用本品时若出现白细胞计数降低,停药后可恢复。

【药物相互作用】

(1)与利尿药同用可致严重低血压,用本品前停用利尿药或增加钠摄入可减少低血压可能。

(2)本品与利钾利尿药同用可减少钾丢失,但与保钾利尿药同用可使血钾增高。

(3)本品与锂同用可致锂中毒,但停药后毒性反应即消失。与其他降压药,尤其是利尿药合用,降压作用增强,故使用本品前应停用利尿药或从小剂量开始。本品能使血钾升高,不宜与保钾利尿药或补钾制剂合用。

【用法和用量】口服。

(1)原发性高血压降压:初始,一次5~10mg,每日1次;维持剂量一次10~20mg,一日1次;最大剂量一日40mg以下,分1~2次服。

(2)治疗心力衰竭:初始,一次2.5mg,一日1次,并密切监测反应,根据耐受情况逐渐加量至一日5~20mg,分1~2次服。

(3)肾性高血压:初始,一次5mg或以下,一日1次;根据需要调整剂量。服用利尿药者应提前2~3天停用利尿药,或减小初始剂量。

【制剂与规格】

(1)马来酸依那普利片:①2.5mg;②5mg;③10mg。

(2)马来酸依那普利胶囊:① 5mg;②10mg。

二、血管扩张剂

硝普钠

【药理作用】本品为强有力的血管扩张剂,能直接松弛小动脉与静脉血管平滑肌,降低血压,减轻心脏前、后负荷,从而减轻心肌负荷,降低心肌耗氧量,能使衰竭的左心室排血量增加。对肺动脉压亦能明显降低,肾血流量与肾小球滤过率无明显改变。

本品给药后几乎立即起作用并达作用高峰,静滴停止后作用维持1～10min。本品由红细胞代谢为氰化物,在肝脏内氰化物代谢为硫氰酸盐,代谢物无扩张血管活性;氰化物也可参入维生素 B_{12} 的代谢过程中。肾功能正常者半衰期为7天(由硫氰酸盐测定),肾功能不良或血钠过低时延长,经肾排泄。因此,常用于治疗顽固性心力衰竭、高血压危象、急性左心衰竭、肺水肿等。

【适应证】

(1)用于高血压急症,如高血压危象、高血压脑病、恶性高血压、嗜铬细胞瘤手术前后阵发性高血压等的紧急降血压,也用于外科麻醉期间进行控制性降压;

(2)用于急性心力衰竭,包括急性肺水肿。宜用于急性心肌梗死或瓣膜(二尖瓣或主动脉瓣)关闭不全时的急性心力衰竭。

【禁忌证】对本品成分过敏者、代偿性高血压(如动静脉分流或主动脉缩窄时)、孕妇及哺乳期妇女禁用本品。

【不良反应】短期应用适量,不致发生不良反应。

(1)以下三种情况出现不良反应:①血压下降过快过剧,出现眩晕、大汗、头痛、肌肉抽搐、神经紧张或焦虑、烦躁、胃痛、反射性心动过速或心律不齐,症状的发生与静滴给药速度有关,与总量关系不大;②硫氰酸盐中毒或逾量时,可出现运动失调、视力模糊、谵妄、眩晕、头痛、意识丧失、恶心、呕吐、耳鸣、气短;③氰化物中毒或超极量时,可出现反射消失、昏迷、心音遥远、低血压、脉搏消失、皮肤粉红色、呼吸浅、瞳孔散大。恶心、呕吐、头痛、食欲缺乏、皮疹、出汗、药热、剂量过大出现血压下降,可引起重要器官供血不足。长期使用有硫氰酸盐中毒症状,严重过量可致昏迷、死亡。

(2)用于手术控制降压时突然停药,尤其血药浓度较高时突然停药,可能发生反跳性血压升高。

【注意事项】

(1)肾功能不全而本品应用超过48～72h者,每天须测定血浆中氰化物或硫氰酸盐,保持硫氰酸盐不超过100μg/mL;氰化物不超过3μmol/mL。

(2)本品只宜作静脉滴注,长期使用应置于重病监护室内。静滴速度每分钟按体重不应超过10μg/kg。

(3)静滴前,将本品50mg先用5%葡萄糖注射液2～3mL溶解,再以5%葡萄糖注射液250～1000mL稀释至所需浓度,输液器要用铅箔或不透光材料包裹避光。

本品对光敏感,溶液稳定性较差,滴注溶液应新鲜配制并注意避光。溶液的保存与应用不应超过24h。溶液内不宜加入其他药品。

(4)为按计划达到合理降压,最好使用输液泵,以便精确调节流速;抬高床头可增进降压效果；药液有局部刺激性，谨防外渗；推荐自中心静脉作滴注。

(5)经治疗病情已稳定，撤药时要给口服药巩固疗效；患者同时使用其他降压药时，本品用量要减少。

(6)少壮男性患者麻醉期间用本品作控制性降压时，需要用大量，甚至接近极量。

(7)如静滴已达每分钟按体重10μg/kg，10min而降压仍不满意，应考虑停用本品，改用或加用其他降压药。

(8)左心衰竭时应用本品可恢复心脏的泵血功能；但伴有低血压时，须同时加用心肌正性肌力药，如多巴胺或多巴酚丁胺。

(9)用本品过程中，偶可出现明显耐药性，此应视为中毒的先兆征象，此时减慢滴速，即可消失。

(10)急性心肌梗死患者用本品时须测定肺动脉舒张压或楔嵌压。

【药物相互作用】

(1)与其他降压药同用可使血压剧降。

(2)与多巴酚丁胺同用，可使心排血量增多而肺毛细血管楔嵌压降低。

(3)与拟交感胺类同用，本品的降压作用减弱。

【用法和用量】

(1)成人常用量静脉滴注，开始每分钟按体重0.5μg/kg，根据治疗反应以每分钟0.5μg/kg递增，逐渐调整剂量，常用剂量为每分钟按体重3μg/kg。极量为每分钟按体重10μg/kg。总量为按体重3500μg/kg。用作麻醉期间短时间的控制性降压，滴注最大量为每分钟按体重500μg/kg。

(2)小儿常用量静脉滴注，每分钟按体重1.4μg/kg，按效应逐渐调整用量。

【制剂与规格】注射用硝普钠：50mg。

三、钙通道阻滞剂

钙通道阻滞剂可通过拮抗平滑肌上的钙离子通道，从而发挥扩血管作用。常用药物如硝苯地平、尼群地平、维拉帕米。

1. 尼群地平

【药理作用】本品为二氢吡啶类钙通道阻滞剂，抑制血管平滑肌和心肌的跨膜钙离子内流，但以血管作用为主，故其血管选择性较强。可引起冠状动脉、肾小动脉等全身血管的扩张，产生降压作用。

【适应证】本品用于原发性高血压、继发性高血压及冠心病的治疗。

【禁忌证】对本品过敏及严重主动脉瓣狭窄的患者禁用。

【不良反应】较少见的有头痛、面部潮红。少见的有头晕、恶心、低血压、足踝部水肿、心绞痛发作,一过性低血压。本品过敏者可出现过敏性肝炎、皮疹,甚至剥脱性皮炎等。

【注意事项】

(1)少数病例可能出现血碱性磷酸酶增高。

(2)肝功能不全时血药浓度可增高,肾功能不全时对药代动力学影响小,以上情况慎用本品。

(3)本品在妊娠期妇女中应用的研究尚不充分,尚未发生问题,但应注意不良反应。

(4)服用本品期间须定期测量血压、心电图。少数接受β-受体阻滞剂的患者在开始服用此药后可发生心力衰竭,有主动脉狭窄的患者这种危险性更大。

(5)老年人应减少剂量。服用β-受体阻滞剂应慎重加用本品,并从小剂量开始。推荐老年人初始剂量为一日10mg。

【药物相互作用】

(1)绝大多数患者合用β-受体阻滞剂可加强降压作用,并可减轻本品降压后发生的心动过速;然而,个别患者有可能诱发和加重体循环低血压、心力衰竭和心绞痛。

(2)与血管紧张素转换酶抑制剂合用,耐受性较好,降压作用加强。

(3)与长效硝酸盐类合用有较好的耐受性。

(4)西米替丁可介导抑制肝脏细胞色素P450酶,使尼群地平的首过效应发生改变。建议对正在服用西米替丁治疗的患者合用尼群地平时,注意药物剂量的调整。

【用法和用量】成人常用量:开始一次口服10mg,每日1次。以后可根据情况调整为20mg,每日2次。

【制剂与规格】片剂:①10mg;②20mg。

2. 硝苯地平

【药理作用】本药为钙通道阻滞药,通过干扰钙离子内流,降低细胞内钙离子水平,从而改变心肌收缩性和血管张力,由此引起全身血管张力减低、血管扩张,从而降低血压。

【适应证】预防和治疗冠心病心绞痛,特别是变异型心绞痛和冠状动脉痉挛所致心绞痛。适用于各种类型的高血压,对顽固性、重度高血压也有较好疗效。

【禁忌证】孕妇禁用。

【不良反应】常见面部潮红;其次有心悸、窦性心动过速;还可见消化不良、胃部烧灼感、嗜睡、皮肤反应。个别有舌根麻木、口干、发汗、头痛、恶心等。

【注意事项】本药单用或与β-肾上腺受体阻断药合用,可有效地控制妊娠期或产后严重高血压急性发作,但舌下含化可引起母亲严重低血压和胎儿抑制。本药可分泌入乳汁,哺乳妇女应停药或停止哺乳。

【药物相互作用】

(1)西咪替丁可使本药血药浓度升高,毒性增大。

(2)利福平可诱导本药的代谢,降低本药疗效。

(3)与二甲双胍合用,增加低血糖的危险。

(4)本药可降低苯妥英钠的代谢,增加苯妥英钠的毒性反应。

(5)本药可抑制地高辛的清除,升高其血药浓度。

【用法和用量】口服,初始剂量一次 10mg,一日 3 次;维持剂量一次 10～20mg,一日 3 次,明显冠状动脉痉挛的患者,可用至一次 20～30mg,一日 3～4 次。一日最大剂量不宜超过 120mg。如果病情紧急,可碎服或舌下含服,一次 10mg。根据患者对药物的反应,决定是否再次给药。

【制剂与规格】

(1)硝苯地平片:5mg;

(2)硝苯地平胶囊:①5mg;②10mg。

四、利尿药

利尿药可通过利尿排钠,降低容量负荷,改善增高的血压。具有降压作用的排钾类利尿药主要有噻嗪类,如氢氯噻嗪等,及髓袢利尿药呋塞米等;兼有排钾及扩血管作用的利尿药如吲达帕胺;以及保钾利尿药螺内酯和氨苯蝶啶等。

1. 吲达帕胺

【药理作用】本品是一种磺胺类利尿剂,通过抑制远端肾小管皮质稀释段的再吸收水与电解质而发挥作用。降压作用机制尚不明,其利尿作用不能解释降压作用,因降压作用出现的剂量远小于利尿作用的剂量。可能的机制包括以下几个方面:调节血管平滑肌细胞的钙内流;刺激前列腺素 PGE2 和前列腺素 PGI2 的合成;减低血管对血管加压胺的超敏感性,从而抑制血管收缩。本品降压时对心排血量、心率及心律影响小或无。长期用本品很少影响肾小球滤过率或肾血流量。本药不影响血脂及碳水化合物的代谢。

【适应证】(1)原发性高血压:可单独应用或和其他的抗高血压药合用。(2)心源性水肿:妊娠水肿一般不必使用本品,以防对胎儿产生影响。对妊娠毒血症并没有预防作用。当妊娠期水肿是由于其他病理原因引起的时候,本品非禁忌。禁用于无尿和对本药过敏者。

【禁忌证】对磺胺过敏者,严重肝、肾功能不全者慎用。老年人对降压作用与电解质改变较敏感,且常有肾功能变化,应用本品须加注意。

【不良反应】胃肠道反应:包括便秘、厌食、呕吐、胃刺激、肠痉挛等;心血管反应:包括体位性低血压、室性期外收缩和心率不整;泌尿系统反应:尿频、夜尿和多尿;皮肤过敏反应:紫癜、皮疹、血管炎等。

【注意事项】

(1)应定期监测血钾、钠及尿酸等,注意维持水与电解质平衡,注意及时补钾。

(2)妊娠妇女应避免使用。

(3)因为药物可能进入乳汁,哺乳期妇女应避免使用。

(4)老年人慎用。

(5)肝功能不全者,利尿后可促发肝性脑病。

(6)交感神经切除术后,此时降压作用会加强。

【药物相互作用】

(1)本品与肾上腺皮质激素同用时利尿剂钠作用减弱;

(2)本品与胺碘酮同用时由于血钾低而易致心律失常;

(3)本品与口服抗凝药同用时抗凝效应减弱;

(4)本品与非甾体抗炎镇痛药同用时,本品的利钠作用减弱;

(5)本品与多巴胺同用时利尿作用增强;

(6)本品与其他种类降压药同用时降压作用增强;

(7)本品与拟交感药同用时降压作用减弱;

(8)本品与锂剂合用时可增加血锂浓度并出现过量的征象;

(9)与大剂量水杨酸盐合用时,已脱水的患者可能发生急性肾衰竭;

(10)与二甲双胍合用易出现乳酸酸中毒。

【用法和用量】常释制剂:一次 2. 5mg,一日 1 次。缓释制剂:一日 1. 5mg,最好早晨服用,药片不能掰开或嚼碎。口服剂量每天不应超过 2. 5mg(1 片),增加剂量不会提高吲达帕胺抗高血压疗效,只能增加利尿作用。

【制剂与规格】

(1)吲达帕胺片(胶囊):2. 5mg。

(2)吲达帕胺缓释片(缓释胶囊):1. 5mg。

五、其他降压药

1. 复方利血平片

【药理作用】本片主要含有降压药利血平、双肼屈嗪、氢氯噻嗪。利血平为肾上腺素能神经抑制药,可阻止肾上腺素能神经末梢内介质的贮存,将囊泡中具有升压作用的介质耗竭。硫酸双肼屈嗪为血管扩张药,可松弛小动脉平滑肌,降低外周阻力。氢氯噻嗪则为利尿降压药。三药联合应用有显著的协同作用,促进血压下降,提高了疗效,从而降低了各药的剂量和不良反应;同时,氢氯噻嗪能增加利血平和硫酸双肼屈嗪的降压作用;还能降低它们的水钠潴留的副作用。

【适应证】用于早期和中期高血压病。

【禁忌证】对本品过敏者以及胃及十二指肠溃疡患者禁用。

【不良反应】常见的有鼻塞、胃酸分泌增多,及大便次数多等副交感神经功能占优势现象,以及乏力、体重增加等。

【注意事项】用药期间出现明显抑郁症状,即应减量或停药。

【药物相互作用】利血平化患者,加用洋地黄可能突发心跳停止或心率失常,宜加注意。

【用法和用量】口服,一次 1~2 片,一日 3 次。

【制剂与规格】本品为复方制剂:每片含利血平 0.032mg,氢氯噻嗪 3.1mg,硫酸双肼屈嗪 4.2mg,盐酸异丙嗪 2.1mg,维生素 B_6 1.0mg,混旋泛酸钙 1.0mg,三硅酸镁 30mg,氯化钾 30mg,维生素 B_1 1.0mg。

2. 复方利血平氨苯蝶啶

【药理作用】氢氯噻嗪和氨苯蝶啶为利尿药,可减少水钠潴留,使血容量降低,循环血量减少,起到降压作用。同时,由于排钠能使血管壁钠离子浓度降低,使血管对儿茶酚胺类药及血管紧张素的反应性减弱,因此,能增加基础降压药的降压效果,起到协同作用。氢氯噻嗪与氨苯蝶啶合用能增强利尿作用,各自剂量减少,并互相拮抗副作用。氢氯噻嗪作用于远曲小管及髓袢升支皮质部,抑制钠离子的重吸收,使大量钠离子到达远曲肾小管和集合管,而起利尿作用。氨苯蝶啶为保钾型利尿药,有较弱的利尿作用,并可缓解氢氯噻嗪引起的低钾血症。硫酸双肼屈嗪和利血平是降压药,扩张细小动脉而使血压下降。利血平能使交感神经节后纤维末梢贮存的传导介质去甲肾上腺素减少乃至耗竭,产生抑制去甲肾上腺素能神经作用,血压下降。这两种药物合用,降压效果有协同作用。

【适应证】用于治疗轻、中度高血压,对重度高血压需与其他降压药合用。

【禁忌证】(1)对本品过敏者禁用。(2)活动性溃疡、溃疡性结肠炎、抑郁症、严重肾功能障碍者禁用。(3)孕妇及哺乳期妇女禁用。(4)老年患者的肾功能有一定程度的生理性减退,应在医生指导下减量应用。

【不良反应】偶引起恶心、头胀、乏力、鼻塞、嗜睡等,减少用量或停药后即可消失。

【注意事项】下列情况慎用:(1)胃与十二指肠溃疡患者;(2)高尿酸血症或有痛风病史者;(3)心律失常和有心肌梗死病史者。

【药物相互作用】尚不明确。

【用法和用量】口服。常用量:1 次 1 片,一日 1 次。维持量:1 次 1 片,2~3 日 1 次,或遵医嘱。

【制剂与规格】本品为复方制剂，其组分为每片含氢氯噻嗪 12.5mg，氨苯蝶啶 12.5mg，硫酸双肼屈嗪 12.5mg，利血平 0.1mg。

第二节 抗心绞痛药物

心绞痛是由于冠状动脉粥样硬化，使血管管腔狭窄、痉挛或一过性阻塞，导致心肌急剧、短暂地缺血，以致供氧和需氧呈现矛盾而出现的临床症状。心绞痛可分为慢性稳定型心绞痛及不稳定型心绞痛两类。慢性稳定型心绞痛是由于体力或精神应激所诱发的心肌缺血而导致心绞痛发作。不稳定型心绞痛的发作则不一定与劳累相关，也可在休息时或睡眠中发作。

抗心绞痛药可通过减少心脏的活动而降低需氧，以及通过舒张血管而增加供氧，以调节供氧和需氧的矛盾来缓解心绞痛。常用的抗心绞痛药有硝酸酯类药、钙离子通道阻滞药和 β 受体拮抗药等，它们通过各自不同的作用机制调节心肌供氧和需氧的矛盾。可根据它们在作用、作用开始时间的快慢和持续时间的久暂，选用不同的药物和用药方法以及联合用药，用于防治不同类型的心绞痛发作。例如：稳定型心绞痛急性发作时，可采用硝酸酯类的硝酸甘油片舌下含化；钙离子通道阻滞药硝苯地平，则常为防治变异型心绞痛的首选药物；β 受体拮抗药常与硝酸酯类合用，以增强疗效。

本节药物包括硝酸酯类药硝酸甘油（口服常释剂型、注射剂）和硝酸异山梨酯（口服常释剂型、注射剂）以及钙离子通道阻滞药硝苯地平（口服常释剂型）等。关于 β 受体拮抗药的抗心绞痛作用和应用，可参阅“抗心律失常药”中相关 β 受体拮抗药的介绍。

1. 硝酸甘油

【药理作用】硝酸甘油的主要作用是松弛血管平滑肌而引起血管扩张。其机制为：它可释放氧化亚氮（NO），激活鸟苷酸环化酶，使平滑肌和其他组织内的环鸟苷酸（CGMP）增多所致。硝酸甘油以扩张静脉为主，通过扩张外周静脉，使血液储留在外周，回心血量减少，左室舒张末压（前负荷）降低；扩张动脉使外周阻力（后负荷）降低；对心外膜冠状动脉分支也有扩张作用；因而心肌耗氧量减少，缓解心绞痛。

治疗剂量时就可降低收缩压、舒张压和平均动脉压，而反射性地使心率稍增快。舌下含服吸收完全，生物利用度 80%；而口服后因肝首关效应，生物利用度仅为 8%。舌下给药约 2~3min 起效，5min 达到最大效应，血药浓度峰值为 2~3ng/mL，作用持续 10~30min。血浆蛋白的结合率约为 60%。主要在肝脏代谢，代谢后经肾脏排出。

【适应证】用于心绞痛的治疗及预防，降低血压，以及充血性心力衰竭的治疗。

【禁忌证】对硝酸酯类药过敏者、心肌梗死早期、严重贫血、青光眼、颅内压增高和肥厚性梗阻型心肌病患者禁用。

【不良反应】可见头痛、眩晕、虚弱、心悸、心动过速、直立性低血压、口干、恶心、呕吐、虚弱、出汗、苍白、虚脱、晕厥、面部潮红、心动过缓、心绞痛加重、药疹和剥脱性皮炎。

【注意事项】

(1)当确有必要时方可用于妊娠妇女。

(2)哺乳妇女应谨慎使用。

(3)下列情况慎用:血容量不足,收缩压低,严重肝肾功能不全。

(4)可使肥厚性梗阻型心肌病引起的心绞痛恶化。

(5)不应突然停止用药,以避免反跳现象。

(6)长期连续用药可产生耐药性。

【药物相互作用】

(1)中度或过量饮酒时,使用本药可致低血压。与降压药或血管扩张药合用可增强硝酸盐的致体位性低血压作用。

(2)阿司匹林可减少舌下含服硝酸甘油的清除,并增强其血流动力学效应。

(3)使用长效硝酸盐可降低舌下用药的治疗作用。

(4)西地那非可加强有机硝酸盐的降压作用。

(5)与乙酰胆碱、组胺及拟交感胺类药合用时,疗效可能减弱。

【用法和用量】

(1)舌下含服:一次0.25~0.5mg,每5min可重复1次,如15min内已服3次,疼痛持续存在,应立即就医。可在体力活动前5~10min预防性使用。

(2)静脉滴注:降低血压或治疗心力衰竭时,以5%葡萄糖注射液或氯化钠注射液稀释,初始剂量5μg/min,可每3~5min增加5μg/min,如达20μg/min仍无效时,可以按10μg/min递增至30~40μg/min。

【制剂和规格】

(1)硝酸甘油片:0.5mg。

(2)硝酸甘油注射液:①1mL:1mg;②1mL:2mg;③1mL:5mg;④10mL:10mg。

(3)硝酸甘油氯化钠注射液:①100mL:硝酸甘油10mg与氯化钠0.9g;②100mL:硝酸甘油20mg与氯化钠0.9g。

(4)硝酸甘油葡萄糖注射液:①100mL:硝酸甘油10mg与葡萄糖5g;②100mL:硝酸甘油20mg与葡萄糖5g。

2. 硝酸异山梨酯

【药理作用】本品药理作用与硝酸甘油相似,可参阅硝酸甘油的【药理作用】。

口服吸收完全,但因肝脏首过效应明显而生物利用度很低,平均约25%;舌下含服稍高,为 40% ~60%。血药浓度达峰时间 1h。一次用药,作用持续 2 ~4h。分布容积为 2 ~4L/kg。代谢脱硝基后生成 2 - 单硝酸酯(15% ~25%)和 5 - 单硝酸酯(75% ~85%),两者均有生物活性,5 - 单硝酸酯的活性相对更强。以 25% 葡萄糖醛酸形式和 2% 原形由尿中排出,粪便中排出 <1%。

【适应证】冠心病的长期治疗,心绞痛的预防,心肌梗死后持续心绞痛,与洋地黄、利尿剂联合用于慢性心力衰竭,肺动脉高压。

【禁忌证】急性循环衰竭(休克、循环性虚脱);严重低血压(收缩压 <90mmHg);急性心肌梗死伴低充盈压(除非在有持续血流动力学监测的条件下);肥厚梗阻型心肌病;缩窄性心包炎或心包填塞;严重贫血;青光眼;颅内压增高;原发性肺动脉高压;对硝基化合物过敏者。

【不良反应】用药初期可能会出现硝酸酯引起的血管扩张性头痛,还可能出现面部潮红、眩晕、直立性低血压和反射性心动过速。偶见血压明显降低、心动过缓和心绞痛加重,罕见虚脱及晕厥。

【注意事项】

(1)低充盈压的急性心肌梗死、主动脉或二尖瓣狭窄、体位性低血压、颅内压增高者慎用。不应突然停止用药,以避免反跳现象。

(2)动物实验中未观察到对胚胎的毒性效应,但除非确有必要方可用于孕妇。

(3)哺乳期妇女应慎用。

【药物相互作用】

(1)与降压药或扩血管药合用,可使本药的体位性降压作用增强。

(2)可增强三环类抗抑郁药的低血压和抗胆碱效应。

(3)可使双氢麦角碱的血药浓度升高,降压作用增强。

(4)与西地那非合用可引起严重的低血压。严禁西地那非与任何一种硝酸盐制剂合用。

(5)与乙酰胆碱、组胺、类固醇类抗炎药合用时,本药疗效可减弱。

(6)拟交感胺类药(如去氧肾上腺素、去甲肾上腺素、肾上腺素或麻黄碱)可降低本药的抗心绞痛效应。

(7)使用本药时,中度或过量饮酒可导致血压过低。

【用法和用量】

(1)片剂:①预防心绞痛:一次 5 ~10mg,一日 2 ~3 次,一日总量 10 ~30mg。②缓解症状:舌下含服,一次 5mg。治疗心力衰竭:一次 5 ~20mg,6 ~8h1 次。

(2)注射剂:常用浓度为 50μg/mL 或 100μg/mL,需要限制液体摄入时浓度可为 200μg/mL。静脉注射或静脉滴注,初始剂量可从 1 ~2mg/h 开始,根据个体需要进行调整,最大剂量不超过 8 ~10mg/h。心力衰竭时,有时需要大剂量达 10mg/h,个别可至

50mg/h。

【制剂和规格】

(1)硝酸异山梨酯片:①5mg;②10mg。

(2)注射用硝酸异山梨酯:①2.5mg;②5mg;③10mg;④20mg;⑤25mg。

(3)硝酸异山梨酯注射液:①2mL:5mg;②10mL:10mg;③50mL:20mg。

(4)硝酸异山梨酯氯化钠注射液:①100mL:硝酸异山梨酯10mg与氯化钠0.9g;②200mL:硝酸异山梨酯20mg与氯化钠1.8g。

(5)硝酸异山梨酯葡萄糖注射液:①100mL:硝酸异山梨酯10mg与葡萄糖5g;②250mL:硝酸异山梨酯25mg与葡萄糖12.5g。

3. 硝苯地平

见抗高血压药。

第三节　降血脂药物

调脂及抗动脉粥样硬化药主要用于治疗血脂异常(血浆中脂质的量和质的异常)。血脂异常包括高胆固醇血症、高甘油三酯血症、混合性高脂血症和低高密度脂蛋白胆固醇血症。血脂异常可导致动脉粥样硬化,是心脑血管疾病发病与死亡的重要危险因素之一,也是导致冠心病第一因素。因此,改善异常血脂是防治缺血性心血管及脑血管疾病的重要措施。对于血脂异常的治疗以治疗性生活方式改变为首要,而药物治疗需掌握指征。应根据患者是否有冠心病等危症以及心血管危险因素,结合血脂水平综合评估心血管病的发病危险等级[参阅《中国成人血脂异常防治指南(2007年)》]使用药物。本节主要介绍抑制内源性胆固醇合成的药物辛伐他汀(口服常释剂型)。

辛伐他汀

【药理作用】本品为血脂调节药,它可抑制体内合成胆固醇所需的甲基羟戊二酰辅酶A(HMG-COA)还原酶,因而可减少内源性胆固醇的合成。可降低极低密度脂蛋白胆固醇(VLDL-C)、低密度脂蛋白胆固醇(LDLC)的水平。

本品进食后吸收良好,血药浓度达峰时间为1.3~2.4h。95%可与血浆蛋白结合。其分布对肝脏有高度的选择性,其在肝脏中的浓度明显高于其他非靶性组织:在肝内广泛被水解为代谢物,以β-羟酸为主的三种代谢物有活性。本品及β⁻羟酸代谢物的蛋白结合率高达95%。随后60%经胆汁从粪便排出,13%从尿排出。半衰期为3h。

治疗2周可见疗效,4~6周达高峰,长期治疗后,停药作用持续4~6周。

【适应证】用于高脂血症。

【禁忌证】对本品过敏,活动性肝脏疾病或无法解释的血清氨基转移酶持续升高的患者,以及孕妇和哺乳妇女禁用。

【不良反应】常见恶心、腹泻、皮疹、消化不良、瘙痒、脱发、晕眩;罕见肌痛,胰腺炎,感觉异常,外周神经病变,血清门冬氨酸氨基转移酶显著和持续升高,横纹肌溶解,肝炎,黄疸,血管神经性水肿,脉管炎,血小板减少症,嗜酸性粒细胞增多,关节痛,光敏感性,发热,潮红,呼吸困难等。

【注意事项】

(1)禁用于活动性肝脏疾病或原因不明的转氨酶升高患者。

(2)轻中度肾功能不全者无须调整剂量;严重肾功能不全者(肌酐清除率<30mL/min)应慎用,起始剂量应为一日 5mg,并密切监测。

(3)以下情况慎用:大量饮酒者,肝病史患者。

(4)对于有弥散性的肌痛、肌软弱及肌酸激酶(CK)升高至大于正常值 10 倍以上的情况应考虑为肌病,须立即停止本品治疗。

(5)血清 AST 及 ALT 升高至正常上限 3 倍时,须停止本品治疗。

【药物相互作用】

(1)与其他在治疗剂量下对细胞色素 P4503A4 有明显抑制作用的药物(如:环孢霉素、米贝地尔、伊曲康唑、酮康唑、红霉素、克拉霉素和奈法唑酮)或贝特类调脂药或烟酸合用时,可导致横纹肌溶解的危险性增高。

(2)能中度提高香豆类抗凝剂的抗凝效果。早期应用抗凝血治疗及合用辛伐他汀时应多次检查凝血酶原时间。当服用香豆类衍生物的患者,虽已有稳定的凝血酶原时间,但仍推荐在固定的期间内继续作凝血酶原时间的监测。

【用法和用量】口服。

(1)高胆固醇血症:初始剂量一次 10~20mg,晚间顿服。心血管事件高危人群推荐初始剂量一次 20-40mg,晚间顿服。调整剂量应间隔 4 周以上。

(2)纯合子家族性高胆固醇血症:推荐一次 40mg,晚间顿服;或一日 80mg,分早晨 20mg、午间 20mg 和晚间 40mg 服用。

(3)杂合子家族性高胆固醇血症的儿童(10~17 岁):推荐初始剂量一日 10mg,晚间顿服。最大剂量为 40mg,应按个体化调整剂量。

【制剂和规格】

(1)辛伐他汀片:①5mg;②10mg;③20mg。

(2)辛伐他汀分散片:10mg。

(3)辛伐他汀胶囊:5mg。

(4)辛伐他汀干混悬剂:10mg。

第二章 呼吸系统用药

呼吸系统疾病是一种常见病、多发病,主要病变在气管、支气管、肺部及胸腔,病变轻者多咳嗽、胸痛、呼吸受影响,重者呼吸困难、缺氧,甚至呼吸衰竭而致死。在城市的死亡率占第三位,而在农村则占首位。更应重视的是由于大气污染、吸烟、人口老龄化及其他因素,使国内外的慢性阻塞性肺病(简称慢阻肺,包括慢性支气管炎、肺气肿、肺心病)、支气管哮喘、肺癌、肺部弥散性间质纤维化,以及肺部感染等疾病的发病率、死亡率有增无减。

第一节 呼吸兴奋剂

呼吸兴奋剂属于中枢兴奋药,常用的药物有尼可刹米、洛贝林。

尼可刹米

【药理作用】本品选择性兴奋延髓呼吸中枢,可作用于颈动脉体和主动脉体化学感受器,反射性地兴奋呼吸中枢,并提高呼吸中枢对二氧化碳的敏感性,使呼吸加深加快,对血管运动中枢有微弱兴奋作用,剂量过大可引起惊厥。

【适应证】用于中枢性呼吸抑制及各种原因引起的呼吸抑制。

【禁忌证】抽搐、惊厥、重症哮喘、呼吸道机械性梗阻患者。

【不良反应】瘙痒、烦躁不安、抽搐、恶心、呕吐等。大剂量时可出现血压升高、心悸、出汗、面部潮红、呕吐、震颤、心律失常、惊厥甚至昏迷。

【注意事项】

(1)妊娠及哺乳期妇女慎用。

(2)作用时间短暂,一次静脉注射只能维持作用5~10min,应视病情间隔给药。

【药物相互作用】与其他中枢兴奋药合用有协同作用,可引起惊厥。

【用法和用量】皮下注射、肌内注射、静脉注射。

成人:常用量,一次0.25~0.5g,必要时1~2h重复用药,极量一次1.25g。

小儿:常用量,6个月以下,一次75mg;一岁,一次0.125g;4~7岁,一次0.175g。

【制剂与规格】尼可刹米注射液:(1)1.5mL:375mg;(2)2mL:500mg。

第二节　各种平喘药及慢性阻塞性肺病用药

平喘药主要能缓解支气管平滑肌的痉挛而解除支气管哮喘。按其作用机制可分为茶碱类药物和β肾上腺素受体激动药两类。前者主要是由于抑制磷酸二酯酶而使支气管平滑肌松弛,后者是通过激动支气管平滑肌的β肾上腺素受体而使之松弛。本节药物包括β肾上腺素受体激动药沙丁胺醇(气雾剂、雾化溶液剂)以及茶碱类药物茶碱(口服常释剂型、口服缓释剂型、注射剂)和氨茶碱(口服常释剂型、口服缓释剂型)。

慢性阻塞性肺疾病(Chronic Obstructive Pulmonary Disease , COPD)是一种可以预防与治疗的疾病,伴有一些显著的肺外效应,这些肺外效应与患者疾病的严重性相关。目前治疗COPD的药物包括支气管舒张药、止咳祛痰药等。

1.沙丁胺醇

【药理作用】本品选择性地激动β2肾上腺素受体,具有较强的支气管舒张作用。其作用机制是,通过激活腺苷环化酶,增加细胞内环磷腺苷的合成,从而松弛平滑肌;并可通过抑制肥大细胞等致敏细胞释放过敏反应介质,解除支气管痉挛。本药对心脏的β1肾上腺素受体的激动作用较弱,故其增加心率的作用较小。

【适应证】适用于防治支气管哮喘、哮喘性支气管炎和肺气肿患者的支气管痉挛;本药雾化吸入溶液还可用于运动性支气管痉挛及常规疗法无效的慢性支气管痉挛。

【禁忌证】对抛射剂过敏的患者;对本品及其他肾上腺素受体激动药过敏者禁用。

【不良反应】常见肌肉震颤;亦可见恶心、心率加快;偶见头晕、头昏、头痛、目眩、口舌发干、呕吐、烦躁、高血压、失眠、面部潮红、低钾血症等。

【注意事项】

(1)对其他肾上腺素受体激动药过敏者也可对本药过敏。

(2)长期使用可形成耐受性,不仅疗效较低,而且有加重哮喘的危险。

(3)老人应慎用。使用时从小剂量开始,逐渐加大剂量。

(4)孕妇用本药应权衡利弊。

(5)本药可能分泌入乳汁,哺乳期妇女慎用。

(6)用药前后及用药时应当检查或监测血钾浓度。

(7)高血压、冠状动脉供血不足、糖尿病、甲状腺功能亢进等患者应慎用。

【药物相互作用】

(1)与其他肾上腺素受体激动药或茶碱类药物合用时,可增强对支气管平滑肌的松弛作用,但也可增加不良反应。

(2)单胺氧化酶抑制药、三环类抗抑郁药、抗组胺药、左甲状腺素等可能增加本药的不良反应。

(3)与磺胺类药物合用时,可降低磺胺类药物的吸收。

(4)与洋地黄类药物合用时,可增加洋地黄类药诱发心律失常的危险性。

(5)与β肾上腺素受体拮抗药如普萘洛尔合用,能拮抗本药的支气管扩张作用。

【用法和用量】

(1)成人:1)气雾吸入:每4~6h200~500ug,1次或分2次吸人,2次吸人间隔1min。2)喷雾吸入:①间歇性治疗,一次2.5~5mg,一日4次,以氯化钠注射液稀释至2mL或2.5mL,喷雾,可维持约10min。部分患者可能需要10mg的较高剂量,可不经稀释取10mg直接置人喷雾装置中,雾化吸入,直至支气管得到舒张为止,通常需要3~5min。②连续性治疗:以氯化钠注射液稀释成50~100ug/mL的溶液,给药速率通常为1mg/h,最高可增至2mg/h。

(2)儿童:喷雾吸入。间歇性治疗:12岁以下儿童,一次2.5mg,一日4次,从低剂量开始,以氯化钠注射液稀释至2mL或2.5mL。部分儿童可能需要增至5mg,由于可能发生短暂的低氧血症,可考虑辅以氧气治疗。

【制剂及规格】

(1)硫酸沙丁胺醇气雾剂:0.1mg:200喷。

(2)硫酸沙丁胺醇雾化吸入溶液:20mL:100mg。

2. 氨茶碱

【药理作用】为茶碱与乙二胺的复盐,其作用主要来自茶碱,对呼吸道平滑肌有直接松弛作用。其作用机理为通过抑制磷酸二酯酶,使细胞内cAMP含量提高所致。此外,茶碱是嘌呤受体阻滞剂,能对抗腺嘌呤等对呼吸道的收缩作用。茶碱能增强膈肌收缩力,尤其在膈肌收缩无力时作用更显著,因此,有益于改善呼吸功能。

【适应证】适用于支气管哮喘、喘息型支气管炎、阻塞性肺气肿等,以缓解喘息症状;也可用于心源性肺水肿引起的哮喘。

【禁忌证】

(1)对本药、乙二胺或茶碱过敏者。

(2)严重心功能不全及急性心肌梗死伴血压显著降低者。

(3)活动期消化性溃疡患者。

(4)严重心律失常者。

(5)未经控制的惊厥性疾病患者。

【不良反应】

(1)恶心、呕吐、胃部不适、食欲减退等。也可见头痛、烦躁、易激动、失眠等。

(2)少数患者可出现过敏反应,表现为接触性皮炎、湿疹或脱皮。少数患者由于胃肠道受刺激,可见血性呕吐物或柏油样便。

(3)肌内注射可引起局部红肿、疼痛。

(4)可导致心律失常和使原有的心律失常加重。

(5)本药中毒时其表现为心律失常、心率增快、肌肉颤动或癫痫。

【注意事项】

(1)交叉反应:对本药过敏者对其他茶碱类药也可能过敏。

(2)慎用:①酒精中毒者;②心律失常(不包括心动过缓)者;③肺源性心脏病患者;④充血性心力衰竭患者;⑤急性心肌损害者;⑥高血压患者;⑦严重低氧血症患者;⑧甲状腺功能亢进者;⑨持续发热者,肝肾疾病患者;⑩有消化性溃疡史、非活动期消化性溃疡患者。

(3)儿童的药物清除率较高,个体差异大;而且对本药的敏感性较成人高,易致惊厥,须慎用。

【药物相互作用】

(1)与其他茶碱类药物或其他黄嘌呤类药合用,可使本药作用增强,不良反应增多。

(2)与美西律合用,可使茶碱清除率降低,血药浓度升高,需调整剂量。

(3)与西咪替丁合用,可使本药在肝脏的清除率降低,血药浓度升高,甚至出现毒性反应。

(4)与别嘌醇合用,可使本药血药浓度升高,并引起恶心、呕吐、心悸等不良反应。

(5)与地尔硫、维拉帕米合用,可干扰茶碱在肝内的代谢,使本药血药浓度升高,毒性增强。

【用法和用量】①口服:一次 0.1 ~ 0.2g,一日 0.3 ~ 0.6g。极量,一次 0.5g,一日 1g。②肌内注射:一次 250 ~ 500mg。极量,一次 500mg,一日 1g。③静脉注射:一次 125 ~ 250mg,一日 500 ~ 1000mg,每次用 5% 葡萄糖注射液稀释至 20 ~ 40mL,注射时间不得少于 10min。极量,一次 500mg,一日 1g。④静脉滴注:一次 250 ~ 500mg,一日 500 ~ 1000mg,用 5% 或 10% 葡萄糖注射液稀释后缓慢滴注。极量,一次 500mg,一日 1g。

【制剂与规格】

(1)氨茶碱片:①50mg;②100mg;③ 200mg。

(2)氨茶碱肠溶片:①50mg;②100mg;③200mg。

(3)氨茶碱缓释片:100mg。

3. 茶碱

【药理作用】本品对呼吸道平滑肌有直接松弛作用,作用机制主要为通过抑制磷酸二酯酶,使细胞 cAMP 含量提高所致。此外,它还可拮抗嘌呤受体,能对抗腺嘌呤等对呼吸道的收缩作用。

【适应证】

(1)用于支气管哮喘、急性支气管炎、哮喘性支气管炎、阻塞性肺气肿等,以缓解喘息症状;也适用于慢性支气管炎和肺气肿伴有的支气管痉挛症状。

(2)用于心源性哮喘、心源性水肿及急性心功能不全。

(3)用于胆绞痛。

【禁忌证】对本药及其衍生物过敏者、活动性消化性溃疡患者、未经控制的惊厥性疾病患者、急性心肌梗死伴血压下降者、未治愈的潜在癫痫患者禁用。

【不良反应】

(1)口服可致胃灼热、恶心、呕吐、心律失常、食欲缺乏、腹胀,还可见血清尿酸测定值增高;长期服用可致头痛、失眠及心悸。

(2)茶碱的毒性常出现在血清浓度为 15 ~ 20ug/mL 时,在治疗开始,早期多见恶心、呕吐、易激动、失眠等;当血清浓度超过 20ug/mL,可出现心动过速、心律失常;血清浓度超过 40ug/mL,可发生发热、失水、惊厥等症状,严重时甚至呼吸、心跳停止死亡。

【注意事项】

(1)下列患者慎用:高血压患者、心律失常患者、急性心肌损伤患者、心肌梗死患者、心力衰竭患者、冠状动脉硬化患者、低氧血症患者、持续高热者、有癫痫史者、肺源性心脏病患者、甲状腺功能亢进者、有消化性溃疡病史者、肝肾疾病患者、酒精中毒者。

(2)新生儿血浆清除率可降低,血清浓度增加,应慎用。

(3)老年人因血浆清除率降低,潜在毒性增加,55 岁以上患者慎用。

【药物相互作用】

(1)某些抗菌药物(如大环内酯类的红霉素、罗红霉素、克拉霉素);美西律、西咪替丁、雷尼替丁、别嘌醇(大剂量)、卡介苗、流感病毒疫苗可降低本药清除率,增高其血药浓度,甚至出现毒性,其中尤以依诺沙星为著。当上述药物合用时,本药应适当减量。

(2)地尔硫、维拉帕米、咖啡因、已酮可可碱、氟康唑、他克林、噻苯唑、噻氯匹定、维洛沙嗪、双硫仑、普萘洛尔、黄嘌呤类药等可增强本药的作用和毒性。

【用法和用量】口服。①常释片剂:一次 100 ~ 200mg,一日 300 ~ 600mg。极量,一次 300mg,一日 1g。②缓释片:本品不可压碎或咀嚼。成人或 12 岁以上儿童,起始剂量为 0. 1 ~ 0. 2g ,一日 2 次,于早、晚用 100mL 温开水送服。剂量可视病情和疗效调整,但一日药量不超过 0. 9g,分 2 次服用。③控释片:一次 100 ~ 200mg,一日 200 ~ 400mg。

【制剂与规格】

(1)茶碱片:①100mg;②250mg;③400mg。

(2)茶碱缓释片:①100mg;②250mg;③400mg。

(3)茶碱长效缓释片:①125mg;②200mg;③250mg。

(4)茶碱缓释胶囊(以无水茶碱计):① 50mg;②100mg;③200mg;④300mg。

第三节　止咳祛痰药及感冒药

一、镇咳药

咳嗽是一种保护性反射活动。咳嗽可将呼吸道内的黏液和异物排出,在排出后咳嗽症状多减轻或缓解;如痰液较多,单用镇咳药将使痰液滞留在气道,无益而有害(如慢性支气管炎、支气管扩张等)。因此,只有在无痰或少痰而咳嗽频繁、剧烈时应用镇咳药。

咳嗽动作是因各种刺激作用于不同感受器,主要通过迷走神经及运动神经传入中枢神经系统,再经迷走神经及运动神经将信息传向至喉头肌及参与咳嗽动作的骨骼肌等,以完成咳嗽动作。一般把抑制咳嗽反射活动中枢环节的药物,称为中枢性镇咳药;抑制中枢以外其他环节者,称为外周性镇咳药;有的药物兼有中枢和外周两种作用。本节包括的药物为兼有两种作用的喷托维林(口服常释剂型)和复方甘草制剂(口服常释剂型、口服溶液剂)。

1. 喷托维林

【药理作用】除对延髓的呼吸中枢有直接的抑制作用外,还有微弱的阿托品样作用和局部麻醉作用,吸收后可轻度抑制支气管内感应器,减弱咳嗽反射,并可使痉挛的支气管平滑肌松弛,降低气道阻力,故兼有外周性镇咳作用。

【适应证】用于多种原因(如急、慢性支气管炎等)引起的无痰干咳。

【禁忌证】

(1)呼吸功能不全、心力衰竭和因尿道疾病而致尿潴留的患者。

(2)孕妇、哺乳期妇女。

【不良反应】本药的阿托品样作用偶可致轻度头晕、眩晕、头痛、嗜睡、口干、恶心、腹胀、腹泻、便秘及皮肤过敏等。

【注意事项】

(1)青光眼、心功能不全大咯血者慎用。

(2)痰量多者宜与祛痰药合用。

【药物相互作用】本药与马来酸醋奋乃静、阿伐斯汀、阿吡坦、异戊巴比妥、安他唑啉、阿普比妥、阿扎他定、巴氯芬、溴哌利多、溴苯那敏、布克力嗪、水合氯醛合用,可使中枢神经系统和呼吸系统抑制作用增强。

【用法和用量】

(1)成人:口服,一次25mg,一日3~4次。

(2)儿童:口服,5岁以上,一次6.25~12.5mg,一日2~3次。

【制剂与规格】枸橼酸喷托维林片:25mg。

2. 复方甘草制剂

【药理作用】本药为复方制剂,其主要成分中的甘草为保护性镇咳祛痰剂,其所含阿片粉或复方樟脑酊具有较强的镇咳作用;其中的樟脑、八角茴香油等能刺激支气管黏膜,反射性地增加腺体分泌,稀释痰液,使痰容易咳出。上述成分组成复方制剂,有镇咳、祛痰的协同作用。

【适应证】用于镇咳、祛痰。

【禁忌证】对本药成分过敏者禁用。

【不良反应】

(1)微弱的恶心、呕吐反应。

(2)甘草有弱皮质激素样作用,长期、大剂量应用,可能会引起水钠潴留和低血钾的假性醛固酮增多、高血压和心脏损害的危险性。

【注意事项】

(1)本药不宜长期服用。

(2)慢性阻塞性肺疾病合并呼吸功能不全者慎用。

(3)胃炎及胃溃疡患者慎用。

(4)儿童必须在成人监护下使用。

(5)孕妇及哺乳期妇女慎用。

【药物相互作用】服用本品时注意避免同时服用强力镇咳药。

【用法和用量】

(1)成人:①复方甘草片:一次3~4片,一日3~4次,口服或含化。②复方甘草口服溶液:每次5~10mL,每日3次,服前振摇使均匀。

(2)儿童:12岁以上可同成人;12岁以下:①3岁以下避免使用。②3~5岁:复方甘草片,一次1片,一日3~4次,口服。复方甘草口服溶液,每次1~3mL,每日3次,口服,服前振摇使均匀。③6~12岁:复方甘草片,一次1~2片,一日3~4次,口服。复方甘草口服溶液:每次3~2mL,每日3次,服前振摇使均匀。

【制剂和规格】

(1)复方甘草片:每片含甘草浸膏粉(中粉)112.5mg,阿片粉4mg,樟脑2mg,八角茴香油2mg,苯甲酸钠2mg。

(2)复方甘草口服溶液:每100mL中含甘草流浸膏12mL,复方樟脑酊18mL,甘油12mL,愈创木酚甘油醚5g。包装规格:①10mL;②100mL;③180mL;④200mL。

二、祛痰药

在正常情况下,呼吸道内不断有小量分泌物生成,形成一薄层黏液,起到保护作用,并参与呼吸道的清除功能。在呼吸道炎症等病理情况下,分泌物发生质和量的改变,刺激黏膜下感受器使咳嗽加重;大量痰液还可阻塞呼吸道引起气急,甚至窒息;由于痰液是良好的培养基,有利于病原体滋生引起继发感染,此时促使痰液排出就是重要治疗措施之一。祛痰药主要包括刺激性祛痰药(又称恶心性祛痰药)及黏液溶解药。前者刺激胃黏膜反射性引起气道分泌较稀黏液,稀化痰液使痰易于排出;后者使痰液中黏性成分分解或黏度下降,使痰易于排出。本节药物包括主要具有黏液溶解作用的溴己新(口服常释剂型)和氨溴索(口服常释剂型、口服溶液剂)。

1. 溴己新

【药理作用】溴己新具有较强的溶解黏痰作用,可使痰中的黏多糖纤维素或黏蛋白裂解,降低痰液黏度;还作用于气管、支气管腺体细胞分泌黏滞性较低的小分子黏蛋白,改善分泌的流变学特性和抑制黏多糖合成,使黏痰减少,从而稀释痰液,易于咳出。本药还可促进呼吸道黏膜的纤毛运动,并刺激胃黏膜,引起反射性的恶心祛痰作用。

【适应证】适用于慢性支气管炎、支气管哮喘等痰液黏稠不易咳出的患者。

【禁忌证】对本药过敏者。

【不良反应】

(1)轻微的不良反应:头痛、头晕、恶心、呕吐、胃部不适、腹痛、腹泻,减量或停药后可消失。可有血清氨基酸转移酶一过性升高,可自行恢复。

(2)严重的不良反应:皮疹、遗尿。

(3)其他:本药对胃黏膜有刺激性。

【注意事项】

(1)偶见血清氨基酸转移酶短暂升高。

(2)胃炎或胃溃疡患者慎用。

(3)孕妇和哺乳期妇女慎用。

【药物相互作用】本品能增加四环素类抗生素在支气管的分布浓度,而二者合用时,能增强此类抗生素的抗菌疗效。

【用法和用量】口服。成人:每次 8 ~ 16mg,每日 3 次。6 岁以上儿童:每次 4 ~ 8mg,每日 3 次。

【制剂与规格】盐酸溴己新片:①4mg;②8mg。

2. 氨溴索

【药理作用】本药是溴己新在体内的代谢产物,能刺激呼吸道界面活性剂的形成及调节浆液性与黏液性的分泌，可同时改进呼吸道纤毛区与无纤毛区的消除作用，降低痰液及纤毛的黏着力，进一步使痰容易咳出，且减轻咳嗽的现象。由于本品效果迅速确实，耐受性良好，可长期服用，故为一理想优异的祛痰良药。此外，本药还有较弱的镇咳作用。

【适应证】适用于急、慢性呼吸道疾病引起的痰液黏稠、咳痰困难。

【禁忌证】

(1)已知对本药、溴已新过敏者禁用。

(2)妊娠头3个月内的孕妇禁用。

【不良反应】

(1)中枢神经系统：罕见头痛及眩晕。

(2)胃肠道：偶见恶心、呕吐、食欲缺乏、消化不良、腹痛、腹泻、便秘、胃部不适、胃痛、胃部灼热。

(3)过敏反应：①极少出现过敏反应，主要为皮疹，还可见皮肤肿胀、瘙痒、红斑，偶见过敏性休克，罕见血管性水肿。②有出现接触性皮炎的个案报道。

【注意事项】

(1)有下列情况者慎用：①对本药有过敏史者。②肝、肾功能不全者。③胃溃疡患者。④支气管纤毛运动功能受阻及呼吸道出现大量分泌物的患者。⑤青光眼患者。

(2)药物对老人的影响：对老年患者与年轻患者结果尚无差异。老年患者用药无特殊。

(3)建议妊娠早期妇女不宜采用，妊娠中、晚期妇女慎用。

【药物相互作用】

(1)与 β2 肾上腺素受体激动药、茶碱等支气管扩张药合用，具有协同作用。

(2)与抗生素(如阿莫西林、克拉维酸钾、氨苄西林、头孢呋辛、红霉素、多西环素等)合用，可使抗生素在肺组织的分布浓度升高，具有协同作用。

(3)与镇咳药合用，因咳嗽反射受抑制，有出现分泌物阻塞气道的危险，故本药应避免与镇咳药合用。

【用法和用量】

(1)成人：口服，一次30mg，一日3次，餐后服用。长期服用者可减为一日2次。

(2)儿童：口服，餐后服用。①12岁以上儿童同成人；②5～11岁：一次15mg，一日3次；③2～4岁：一次7.5mg，一日3次；④2岁以下儿童：一次7.5mg，一日2次。

【制剂与规格】

(1)盐酸氨溴索片：①15mg；②30mg。

(2)盐酸氨溴索分散片：30mg。

(3)盐酸氨溴索胶囊：30mg。

三、感冒药

感冒药泛指用于治疗感冒的各种药，包括中成药，汤剂，西药，冲剂等。感冒的治疗旨在解除鼻黏膜充血，缓解鼻腔中毛细血管的肿胀而减轻鼻塞感，减少鼻分泌物。此外，还有助于保持咽鼓管和窦口畅通，从而防止继发感染。由于感冒发病急促，症状复杂多样，因而至今没有一种药物能解决所有这些问题，因此，治疗感冒药多采用复方制剂。其重要类别的代表药物有对乙酰氨基酚（口服常释剂型、颗粒剂）、阿司匹林（口服常释剂型）、布洛芬（口服常释剂型）、双氯芬酸（口服常释剂型、口服缓释剂型）和吲哚美辛（栓剂）。

1. 对乙酰氨基酚

【药理作用】本品为乙酰苯胺类解热镇痛药。通过抑制环氧化酶，选择性抑制下丘脑体温调节中枢前列腺素的合成，导致外周血管扩张、出汗而达到解热的作用，其解热作用强度与阿司匹林相似；通过抑制前列腺素等的合成和释放，提高痛阈而起到镇痛作用，属于外周性镇痛药，作用较阿司匹林弱，仅对轻、中度疼痛有效。本品无明显抗炎作用。

【适应证】用于感冒发热、关节痛、头痛、神经痛等病症的治疗，常作复方感冒药物的成分之一，尤其适用于儿童和老年患者。

【禁忌证】酒精中毒者，严重肝、肾功能不全患者及对本品过敏者禁用。

【不良反应】常规剂量下，对乙酰氨基酚的不良反应很少，偶尔可引起恶心、呕吐、出汗、腹痛、皮肤苍白等；少数病例可发生过敏性皮炎、粒细胞缺乏、血小板减少、高铁血红蛋白血症、贫血、肝肾功能损害等；很少引起胃肠道出血。

【注意事项】

（1）不良反应较少，不引起胃肠道出血。

（2）可引起恶心、呕吐、出汗、腹痛及面色苍白等。

（3）剂量过大可引起肝脏损害，严重者可致昏迷甚至死亡。如有可能，可测定本品血药浓度，以了解肝损害程度。

（4）严重肝肾功能不全者禁用。

【药物相互作用】

（1）长期饮酒或应用其他肝酶诱导剂，尤其是应用巴比妥类或抗惊厥药的患者，长期或大量服用本品时，更有发生肝脏毒性的危险。

（2）本品与氯霉素合用，可延长后者的半衰期，增强其毒性。

（3）长期大量与阿司匹林或其他非甾体抗炎药合用时，有明显增加肾毒性的危险。

（4）与抗凝血药合用，可增强抗凝血作用，故要调整抗凝血药的用量。

【用法和用量】口服。

(1)成人:一次0.3～0.6g,根据需要一日3～4次,一日用量不宜超过2g。用于退热

时疗程通常不超过3日,用于镇痛治疗时疗程不宜超过10天。

(2)儿童:按体重一次10～15mg/kg,每4～6h1次;12岁以下儿童每24h不超过5次剂量,疗程不超过5天。本品不宜长期服用。

【制剂与规格】

(1)对乙酰氨基酚片:①0.1g;②0.3g;③0.5g。

(2)对乙酰氨基酚分散片:0.1g。

(3)对乙酰氨基酚胶囊:0.3g。

(4)对乙酰氨基酚颗粒:①2g;②0.1g。

2.布洛芬

【药理作用】布洛芬的镇痛、消炎作用机制尚未完全阐明,可能作用于炎症组织局部,通过抑制前列腺素或其他递质的合成而起作用;由于白细胞活动及溶酶体酶释放被抑制,使组织局部的痛觉冲动减少,痛觉受体的敏感性降低。治疗痛风是通过消炎、镇痛,并不能纠正高尿酸血症。治疗痛经的作用机理可能是前列腺素合成受到抑制,使子宫内压力下降、宫缩减少。

【适应证】

(1)缓解类风湿关节炎、骨关节炎、风湿性关节炎等各种慢性关节炎的急性发作期或持续性的关节肿痛症状,无病因治疗及控制病程的作用。

(2)治疗非关节性的各种软组织风湿性疼痛,如肩痛、肌痛及运动后损伤性疼痛等。

(3)急性的轻、中度疼痛。如:手术后、创伤后、头痛等。

(4)成人和儿童发热的解热。

【禁忌证】对本品及其他解热、镇痛抗炎药物过敏者禁用。孕妇及哺乳期妇女禁用。

【不良反应】最常见的不良反应是胃肠系统,其发生率高达30%,从腹部不适到严重的出血或使消化性溃疡复发。中枢神经系统的不良反应极为常见,但较轻,如头痛或头晕。

【注意事项】

(1)交叉过敏:对阿司匹林或其他非甾体类消炎药过敏者对该品可有交叉过敏反应。对阿司匹林过敏的哮喘患者,该品也可引起支气管痉挛。

(2)有下列情况者应慎用:哮喘用药后可加重;高血压用药后可致水潴留、水肿;血友病或其他出血性疾病,用药后出血时间延长,出血倾向加重;有消化道溃疡病史者,

应用该品时容易出现胃肠道副作用,包括产生新的溃疡;肾功能不全者用药后肾脏不良反应增多,甚至导致肾衰竭。有潜在的消化性溃疡患者应慎用此药。周身性红斑狼疮患者发生过敏反应的危险大大高于类风湿病患者。

(3)用于晚期妊娠妇女可使孕期延长,引起难产及产程延长。孕妇及哺乳期妇女不宜用。

【药物相互作用】

(1)饮酒或与其他非甾体类消炎药同用时增加胃肠道副作用,并有致溃疡的危险。长期与对乙酰氨基酚同用时,可增加对肾脏的毒副作用。

(2)与肝素、双香豆素等抗凝药及血小板聚集抑制药同用时,有增加出血的危险。

(3)与阿司匹林或其他水杨酸类药物同用时,药效不增强,而胃肠道不良反应及出血倾向发生率增高。

【用法和用量】口服。

(1)成人常用量:抗风湿,一次 0.4~0.8g,一日 3~4 次,类风湿关节炎比骨关节炎用量要大些;轻或中等疼痛及痛经的止痛,一次 0.2~0.4,每 4~6h 一次。成人用药最大限量一般为每天 2.4g。

(2)小儿常用量:每次按体重 5~10mg/kg,一日 3 次。

【制剂与规格】

(1)布洛芬片:①100mg;②200mg;③400mg。

(2)布洛芬缓释胶囊:300mg。

(3)布洛芬缓释片:200mg。布洛芬泡腾片:100mg。

(4)布洛芬搽剂:5mL:250mg。

3. 双氯芬酸

【药理作用】双氯芬酸为非甾体类化合物,它通过抑制前列腺素合成而发挥其药理作用。具有抗风湿、消炎、镇痛及解热作用。它的特点是明显地缓解临床体征和症状,如多种疼痛、关节肿胀、创伤和术后炎症等。外用乳胶剂局部应用可使其活性成分穿透皮肤,聚集于皮下组织,抗御急慢性炎症反应。

【适应证】用于风湿性关节炎、非炎性关节痛、关节炎、粘连性脊椎炎、非关节性风湿病、非关节性炎症引起的疼痛,各种神经痛、癌症疼痛、创伤后疼痛及各种炎症所致发热等。

【禁忌证】胃肠道出血者,妊娠妇女和计划怀孕的妇女禁用。

【不良反应】腹痛,腹泻,腹胀,呕吐,胃炎,恶心,消化不良,便秘,皮疹,头晕,头痛,月经过多。肝病患者可出现 S-GOT、S-GPT 和胆红素增高。偶见肾脏损害。

【注意事项】哺乳期妇女慎用。

【药物相互作用】基本同布洛芬。此外,应注意以下几个方面:

(1)本品可降低胰岛素作用,使血糖升高。

(2)阿司匹林可降低本品的生物利用度。

(3)与保钾利尿药同用时可引起高钾血症。

与地高辛合用,双氯芬酸可能会提高它们的血浆浓度;与保钾利尿药合用,可能会使血钾水平升高;与非甾体抗炎药或糖皮质激素类药合用,可能会增加副作用的发生。未见有乳胶剂与其他药物的相互作用。

【用法和用量】

(1)口服。成人:一次 25 ~ 50mg,一日 3 次;儿童:每日 2 ~ 3mg/kg,分次服用。

(2)肛门栓剂:50 ~ 100mg/次。

(3)肌内注射:一次 75mg,一日 1 次。严重情况可以一日 2 次,应深部臀肌注射。

【制剂与规格】

(1)双氯芬酸缓释片:①25mg;②50mg;③75mg。

(2)双氯芬酸栓:50mg。

第四节 治疗鼻塞和其他鼻腔用药

常用鼻腔治疗药品是麻黄碱(滴鼻剂)。

麻黄碱

【药理作用】本品为拟肾上腺素药,可直接激动血管平滑肌的 α、β 受体,使皮肤、黏膜及内脏血管收缩。用于鼻部可作为鼻减充血剂,缓解因感冒等引起的鼻塞症状。

【适应证】用于鼻出血和慢性肥大性鼻炎;急性鼻炎、慢性鼻炎及鼻窦炎。

【禁忌证】鼻腔干燥、萎缩性鼻炎患者。

【不良反应】偶见一过性轻微烧灼感、头痛、头晕、干燥感、心率加快,长期使用可致心悸、焦虑不安、失眠等。

【注意事项】甲状腺功能亢进、糖尿病、闭角型青光眼、冠心病、高血压患者,妊娠期妇女及儿童、运动员慎用。

【药物相互作用】

(1)与肾上腺皮质激素合用,本品可增加它们的代谢清除率,须调整皮质激素的剂量。

(2)与 α 受体阻滞药如哌唑嗪、酚妥拉明、妥拉唑林以及酚噻嗪类药合用时,可对抗本品的加压作用。

(3)与多沙普仑同用,两者的加压作用均可增强。

(4)与洋地黄苷类合用,可致心律失常。

【用法和用量】滴鼻。一次 1～2 滴,一日 3～4 次,连续使用不得超过 3 日。

【制剂与规格】盐酸麻黄碱滴鼻液:8mL:80mg(1%)。

第三章 消化系统用药

第一节 抗酸、抗反流和治疗消化性溃疡药物

反流是指胃内容物向咽部或口腔方向流动的感觉。典型和常见的反流症状为胃灼热,其他也包括上腹痛、嗳气、腹胀、上腹不适等。诊断要点:①有典型的胃灼热和反流症状,且无幽门梗阻或消化道梗阻的证据,临床上可考虑为胃食管反流。②有食管外症状,又有反流症状,可考虑是反流相关或可能相关的食管外症状,如反流相关的咳嗽、哮喘。③如仅有食管外症状,但无典型的胃灼热和反流症状,尚不能诊断为胃食管反流。

消化性溃疡包括胃溃疡和十二指肠溃疡。胃壁分泌的胃酸是诱发消化性溃疡的主要因素。诊断要点:可根据患者慢性病程、周期性发作的节律性中上腹疼痛等症状,可作出初步诊断。上消化道造影,特别是内镜检查可确诊。

本节的治疗药物主要有抗酸药、H_2 受体拮抗药、质子泵抑制药、胃黏膜保护药。抗酸药为弱碱性药物,通过中和胃中的盐酸,削弱胃蛋白酶的活性,口服后作用迅速,可减少胃酸和胃蛋白酶对溃疡面的侵蚀消化作用,有明显的止疼效果,促进溃疡愈合,如复方氢氧化铝。H_2 受体拮抗药可选择性抑制 H_2 受体,减少胃酸分泌,如雷尼替丁、法莫替丁等。质子泵抑制剂作用于胃黏膜细胞中的 H + - K + - ATP 酶,抑制胃酸的生成,如奥美拉唑等。胃黏膜保护药可迅速与胃肠道黏膜结合,尤其是与受损的黏膜结合后可形成薄膜,覆盖在黏膜表面,使之不受各种有害物质的侵袭,起保护和隔离作用,如枸橼酸铋钾等。

一、抗酸药

复方氢氧化铝

【药理作用】本品为抗酸药。其中氢氧化铝、三硅酸镁具有中和过多的胃酸、保护溃疡面、局部止血等作用;颠茄浸膏既能抑制胃酸分泌,解除胃平滑肌痉挛,又可使胃

排空延缓，有利于溃疡的愈合。

【适应证】用于缓解胃酸过多引起的胃痛、胃灼热感（烧心）、反酸，也可用于慢性胃炎。

【禁忌证】对本品过敏者禁用。

【不良反应】

（1）长期大剂量服用，可致严重便秘，粪结块引起肠梗阻。

（2）老年人长期服用，可致骨质疏松。

（3）肾功能不全患者服用后，可能引起血铝升高。

【注意事项】

（1）妊娠期头三个月、肾功能不全者、长期便秘者慎用。

（2）因本品能妨碍磷的吸收，故不宜长期大剂量使用。低磷血症（如吸收不良综合征）患者慎用。

【药物相互作用】

（1）本品含有铝离子，不宜与四环素类合用。

（2）本品可干扰地高辛、华法林、双香豆素、奎宁、奎尼丁、氯丙嗪、普萘洛尔、吲哚美辛、异烟肼、维生素及巴比妥类的吸收和消除，使上述药物的疗效受到影响，应避免同时使用。

【用法和用量】口服。成人一次 2 ~ 4 片，一日 3 次。饭前半小时或胃痛发作时嚼碎后服。

【制剂与规格】复方氢氧化铝片：每片含氢氧化铝 0.245g，三硅酸镁 0.105g，颠茄流浸膏 0.0026mL。

二、H_2 受体拮抗药

1. 雷尼替丁

【药理作用】本品为第二代 H_2 受体拮抗剂，能有效地抑制基础胃酸分泌及由五肽胃泌素、组胺和食物刺激所引起的胃酸分泌，其抑酸作用较西咪替丁强 5 ~ 12 倍。本品还能抑制胃蛋白酶的分泌，但不影响胃泌素和性激素的分泌。其作用机制为选择性阻断组胺和壁细胞上的 H_2 受体结合，从而抑制胃酸分泌。

【适应证】

（1）口服给药：用于治疗十二指肠溃疡、胃溃疡、反流性食管炎、革 - 艾综合征及高胃酸分泌疾病；

（2）静脉注射：①用于应激状态时并发的急性胃粘膜损害和阿司匹林引起的急性胃粘膜损伤；②用于全身麻醉或大手术后以及衰弱昏迷患者，防止胃酸反流合并吸入性肺炎;③对荨－艾综合征,大量的雷尼替丁可抑制高胃酸分泌,促使症状缓解。

【禁忌证】孕妇、哺乳期妇女,8岁以下儿童,以及对本品过敏者禁用。

【不良反应】

(1)常见的有恶心、皮疹、便秘、乏力、头痛、头晕等。

(2)与西咪替丁相比,损伤肾功能、性腺功能和中枢神经的不良作用较轻。

(3)少数患者服药后引起轻度肝功能损伤,停药后症状即消失,肝功能也恢复正常。曾怀疑可能系药物过敏反应,与药物的用量无关。

(4)长期服用可持续降低胃液酸度,有利于细菌在胃内繁殖,从而使食物内硝酸盐还原为亚硝酸盐,形成N－亚硝基化合物。

(5)少数患者用药后引起白细胞或血小板减少,停药后症状可自行消失。

(6)静脉注射后部分患者可出现恶心、出汗、面部灼热感等,持续10余分钟可自行消失。有时在静注部位出现瘙痒、发红,1h后消失。

(7)偶见静脉注射后出现心动过缓。

(8)男性乳房女性化少见,发生率随年龄的增加而升高。

【注意事项】

(1)本品可掩盖胃癌症状,疑为癌性溃疡患者,使用前应先明确诊断,以免延误治疗。

(2)对肝有一定毒性,但停药后即可恢复。肝、肾功能不全患者慎用。必须使用时应减少剂量和进行血药浓度监测。

(3)肝功能不全者及老年患者,偶见服药后出现定向力障碍、嗜睡、焦虑等精神状态。为保证安全用药,老年患者应调整剂量。

(4)可降低维生素 B_{12} 的吸收,长期使用可致 B_{12} 缺乏。

【药物相互作用】

(1)与普鲁卡因胺并用,可使普鲁卡因胺的清除率降低。

(2)有可能增加某些经肝代谢、受肝血流量影响较大的药物的毒性,如华法林、利多卡因、环孢素、地西泮、普萘洛尔等。

(3)与香豆素类抗凝血药配伍使用,可使凝血时间延长。

(4)与苯妥英钠或其他乙内酰脲类合用,可能使后者的血药浓度增高,导致苯妥英钠中毒。

【用法和用量】

(1)口服。①一次150mg,一日2次;或一次300mg,睡前1次。②维持治疗:一次150mg,每晚1次。③严重肾病患者,雷尼替丁的半衰期延长,剂量应减少,一次75mg,一日2次。④治疗荨－艾综合征,宜用大量,一日600～1200mg。

(2)注射给药。1)成人:①上消化道出血:每次50mg,稀释后缓慢静脉滴注(1～

2h)，或缓慢静脉推注(超过10min)，或肌注50mg，以上方法可每日2次或每6～8h给药1次；②术前给药：全身麻醉或大手术前60～90min缓慢静脉注射50～100mg，或5%葡萄糖注射液200mL稀释后缓慢静脉滴注1～2h。2)小儿：静脉注射：每次1～2mg/kg，每8～12h一次；静脉滴注：每次2～4mg/kg，24h连续滴注。

【制剂与规格】

(1)盐酸雷尼替丁片：①75mg；②150mg。

(2)盐酸雷尼替丁胶囊：①75mg；②100mg；③150mg。

(3)盐酸雷尼替丁注射液：①2mL:50mg；②5mL:50mg。

2.法莫替丁

【药理作用】本品为第三代H_2受体拮抗剂。对胃酸分泌具有明显的抑制作用，也可抑制胃蛋白酶的分泌。

【适应证】

(1)口服：可用于消化性溃疡(胃、十二指肠溃疡)，急性胃黏膜病变，反流性食管炎，以及胃泌素瘤。

(2)注射给药：可用于消化性溃疡出血，应激状态时并发的急性胃黏膜损害和非甾体抗炎药引起的消化道出血。

【禁忌证】严重肾功能不全者，对本品过敏者，孕妇、哺乳期妇女禁用。

【不良反应】少数患者可有口干、头晕、失眠、便秘、腹泻、皮疹、面部潮红、白细胞减少。偶有轻度一过性转氨酶增高等。

【注意事项】

(1)应排除胃癌后才能使用。

(2)肝肾功能不全者慎用。

(3)婴幼儿慎用。

(4)出现皮疹或荨麻疹、红斑等不良反应时，应停药就医。

(5)对于严重肾功能障碍的患者，会出现本品血中浓度的蓄积，所以，应调整给药剂量。

【药物相互作用】

(1)丙磺舒会抑制法莫替丁从肾小管的排泄。

(2)对茶碱、华法林、地西泮和硝苯地平的代谢有轻度影响。

【用法和用量】

(1)口服：一次20mg，早、晚餐后或睡前服，疗程4～6周。

(2)注射给药：成人：每次20mg，一日2次，溶于生理盐水或葡萄糖液20mL中，缓慢静脉注射，或与输液混合至250～500mL进行静脉滴注。或一次20mg，用注射用水1～1.5mL溶解，一日两次肌肉注射。按年龄、症状的不同适当增减剂量。儿童：剂量一般为一次 0.4mg/kg,一日 2 次,用法同上。

【制剂与规格】

(1)法莫替丁片:①20mg;②10mg。

(2)法莫替丁胶囊:20mg。

(3)法莫替丁注射液:2mL:20mg。

三、质子泵抑制药

奥美拉唑

【药理作用】选择性地作用于胃粘膜壁细胞,抑制 H+ -K+ -ATP 酶的活性,抑酸能力强大,有强而持久的抑制基础胃酸及食物、五肽胃酸泌素所致的胃酸分泌的作用。奥美拉唑与抗生素合用可根除幽门螺杆菌,还能增加抗生素对幽门螺杆菌的抗菌作用。

【适应证】适用于胃及十二指肠溃疡、应激性溃疡、反流性食管炎和胃泌素瘤。

【禁忌证】对本品过敏者、婴幼儿禁用;严重肾功能不全者慎用。

【不良反应】常见腹泻、头痛、恶心、腹痛、胃肠胀气及便秘,偶见血清氨基酸转移酶(ALT,AST)增高、皮疹、眩晕、嗜睡、失眠等,多为轻度和可逆,可自动消失,与剂量无关。

【注意事项】

(1)治疗胃溃疡时,应先排除胃癌可能性。

(2)肝肾功能不全者慎用。

(3)本品为肠溶剂型,服用时注意不要嚼碎。

(4)本品抑制胃酸分泌作用强,时间长,故不宜同时服用其他抗酸剂或抑酸剂。

(5)本品能显著升高胃内 pH,可能影响许多药物的吸收。

(6)妊娠期妇女一般不用,哺乳期妇女慎用。

(7)肝功能受损者慎用,根据需要酌情减量。

【药物相互作用】

(1)本药品具有酶抑制作用,可延缓经肝脏代谢药物在体内的消除,如地西泮、苯妥英钠、华法林、硝苯地平等。当本药品与上述药物一起使用时,应酌情减轻后者用量。

(2)与克拉霉素联合用药,可增加中枢神经系统(主要是头痛)及胃肠道不良反应的发生率。

(3)避免与口服咪唑类抗真菌药如酮康唑、伊曲康唑、咪康唑及氟康唑等同时使用。

【用法和用量】口服给药,不可咀嚼。

(1)消化性溃疡:一次 20mg,一日 1~2 次。每日晨起吞服或早晚各一次。

(2)胃溃疡:疗程通常为 4~8 周,十二指肠溃疡疗程通常 2~4 周。

(3)反流性食管炎:一次 20~60mg,一日 1~2 次。晨起吞服或早晚各一次,疗程通常为 4~8 周。

(4)卓-艾综合征:一次 60mg,一日 1 次。以后每日总剂量可根据病情调整为 20~120mg,若一日总剂量需超过 80mg 时,应分为两次服用。

【制剂与规格】奥美拉唑肠溶片(肠溶胶囊):①10mg;②20mg。

四、胃黏膜保护药

枸橼酸铋钾

【药理作用】本品在胃的酸性环境中形成弥散性的保护层,覆盖于溃疡面上,促进溃疡黏膜再生和溃疡愈合。还可降低胃蛋白酶活性,增加粘蛋白分泌,促进黏膜释放前列腺素,从而保护胃黏膜。另外,本品对幽门螺杆菌(HP)具有杀灭作用。

【适应证】适用于胃及十二指肠溃疡的治疗。也用于复合溃疡、多发溃疡、吻合口溃疡和糜烂性胃炎等。

【禁忌证】严重肾功能不全者及孕妇禁用。

【不良反应】服用本药期间,可使舌苔及大便呈灰黑色,停药后可自行消失。

【注意事项】服药时不得同时食用高蛋白饮食。

【药物相互作用】不得与抗酸药同时服用;与四环素同服会影响后者吸收。

【用法和用量】口服。一次 1 包,一日 4 次,前三次于三餐前半小时,第 4 次于晚餐后 2h 服用;或一日 2 次,早晚各服 2 包。连服 28 日为一个疗程。

【制剂与规格】枸橼酸铋钾片(胶囊):0.3g(含铋 110mg)。

第二节　胃肠解痉挛药物

胃肠解痉药主要是一些抗胆碱药,能阻断胆碱神经介质与受体结合,解除胃肠痉挛,松弛胃肠道平滑肌,缓解疼痛,抑制多种腺体(汗腺、唾液腺、胃液)分泌,达到止痛的目的。可用于胃酸过多,胃及十二指肠溃疡,胃肠痉挛,胃炎等的治疗。常用的药物有颠茄、山莨菪碱和阿托品等。本节介绍胃肠解痉药包括颠茄、山莨菪碱和阿托品。

1. 颠茄

【药理作用】解除胃肠道平滑肌痉挛,抑制腺体分泌。

【适应证】缓解胃肠道痉挛性疼痛。主要用于胃及十二指肠溃疡及轻度胃肠、平滑肌痉挛等,胆绞痛等。

【禁忌证】青光眼、前列腺增生患者,哺乳期妇女、对本品过敏者禁用。

【不良反应】较常见的不良反应有便秘、出汗减少、口鼻咽喉及皮肤干燥、视力模糊、排尿困难(老年人多见)。少见的情况有眼睛痛、眼压升高、过敏性皮疹或疱疹。

【注意事项】妊娠期妇女及高血压、心脏病、反流性食管炎、胃肠道阻塞性疾患、甲状腺功能亢进、溃疡性结肠炎患者慎用。

【药物相互作用】

(1)与尿碱化药(碳酸氢钠、碳酸酐酶抑制药等)同用时,因颠茄排泄延迟,疗效或毒性都可因此加强。

(2)与金刚烷胺、美克洛嗪、吩噻嗪类药、阿托品类药、普鲁卡因胺、三环类抗抑郁药等同用时,颠茄的毒副反应可加剧。

(3)与抗酸药、吸附性止泻药等同用时,颠茄吸收减少,疗效减弱,因此,二者服用的时间应隔开1h以上。

(4)与可待因或美沙酮等同用时,可发生严重便秘,导致麻痹性肠梗阻或尿潴留。

(5)本品可减弱甲氧氯普胺、多潘立酮的作用。

【用法和用量】

(1)片剂:口服。成人一次10mg,疼痛时服。必要时4h后可重复1次。

(2)酊剂:口服。一次0.3~1mL,一日1~3mL;极量,一次1.5mL,一日4.5mL。

【制剂与规格】

(1)颠茄片:每片含颠茄浸膏10mg。

(2)颠茄酊:500mL。

2. 山莨菪碱

【药理作用】为阻断M胆碱受体的抗胆碱药,作用与阿托品相似或稍弱。与阿托品相比,具有选择性较高、毒副作用较低的优点。

【适应证】口服,用于平滑肌痉挛,眩晕症,微循环障碍及有机磷中毒等。注射给药,用于感染中毒性休克,解救有机磷农药中毒,缓解平滑肌痉挛,眩晕症。

【禁忌证】颅内压增高、脑出血急性期、青光眼、幽门梗阻、肠梗阻及前列腺肥大者。

【不良反应】

(1)常见口干、面红、轻度扩瞳、视近物模糊等;少见心率加快及排尿困难。长期应用无蓄积中毒。

(2)用量过大时,可出现阿托品样中毒症状。

【注意事项】

(1)严重肺功能不全者慎用。

(2)急腹症诊断未明确时,不宜轻易使用。

(3)夏季用药,可使体温升高。

(4)年老体虚者慎用,易致尿潴留发生。

(5)静脉滴注过程中若出现排尿困难,成人可肌内注射新斯的明 0.5 ~ 1.0mg,或氢溴酸加兰他敏 2.5 ~ 5mg;小儿可肌内注射新斯的明 0.01 ~ 0.02mg/kg,以解除症状。

【药物相互作用】

(1)与金刚烷胺、吩噻嗪类药、三环类抗抑郁药、扑米酮、普鲁卡因胺及其他抗胆碱药合用,可使不良反应增加。

(2)与单胺氧化酶抑制剂配伍用,可加强抗毒蕈碱作用的副作用。

(3)能减弱胃肠运动,延迟胃排空,对一些药物有影响。如降低红霉素的疗效,增加地高辛等药物的吸收。

【用法和用量】

(1)口服给药:一次 5 ~ 10mg,一日 3 次。

(2)注射给药:肌内注射,一次 5 ~ 10mg,一日 1 ~ 2 次;小儿一次 0.1 ~ 0.2mg/kg,一日 1 ~ 2 次。静脉给药:感染中毒性休克,成人静脉注射每次 10 ~ 40mg,小儿每次每千克体重 0.3 ~ 2mg,必要时每隔 10 ~ 30min 可重复给药。也可将本品 5 ~ 10mg 加于 5% 葡萄糖注射液 200mL 中静脉滴注,随病情好转延长给药间隔,直至停药。

【制剂与规格】

(1)氢溴酸山莨菪碱片:5mg。

(2)氢溴酸山莨菪碱注射液:① 1mL:10mg;②1mL:20mg。

3. 阿托品

【药理作用】为阻断 M 胆碱受体的抗胆碱药,能解除平滑肌的痉挛,抑制腺体分泌,加快心率,散大瞳孔,扩张支气管等。

【适应证】

(1)各种内脏绞痛,如胃肠绞痛。对胆绞痛、肾绞痛疗效较差。

(2)解救有机磷酸酯类中毒。

(3)抗休克。

(4)用于麻醉前给药,以抑制腺体分泌。

(5)窦房阻滞等缓慢型心律失常。也可用于继发性窦房结功能低下而出现的室性异位节律。

【禁忌证】青光眼及前列腺肥大者,高热者。

【不良反应】

(1)常见的有:便秘、出汗减少、口鼻咽喉干燥、视力模糊、皮肤潮红、排尿困难(尤其是老年患者),口干(特别是男性)。

(2)剂量10mg以上,中枢兴奋现象严重:神志不清、抽搐、幻觉、谵妄(多见于老年患者),心跳异常加快等。

【注意事项】

(1)下列情况应慎用:① 脑损害,尤其是儿童。② 心脏病,特别是心律失常、充血性心力衰竭、冠心病、二尖瓣狭窄等。③ 反流性食管炎、食管与胃的运动减弱、下食管括约肌松弛,可使胃排空延迟,从而促成胃潴留,并增加胃-食管的反流。④ 20岁以上患者存在潜隐性青光眼时,有诱发的危险。⑤ 溃疡性结肠炎,用量大时肠能动度降低,可导致麻痹性肠梗阻,并可诱发和加重中毒性巨结肠症。⑥ 前列腺肥大引起的尿路感染(膀胱张力减低)及尿路阻塞性疾病,可导致完全性尿潴留。青光眼及前列腺肥大者禁用。

(2)孕妇静脉注射阿托品可使胎儿心动过速。

(3)可分泌入乳汁,并有抑制泌乳作用。

【药物相互作用】

(1)与尿碱化药(碳酸酐酶抑制药、碳酸氢钠等)配伍时,阿托品排泄延迟,作用时间和毒性增加。

(2)与金刚烷胺、吩噻嗪类药、三环类抗抑郁药、扑米酮、普鲁卡因胺及其他抗胆碱药合用,可加剧阿托品的毒副反应。

(3)与单胺氧化酶抑制剂配伍用,可使抗胆碱作用的副作用加强。(4)拮抗甲氧氯普胺的促胃肠运动作用。

【用法和用量】

(1)口服:成人用药:一次0.3~0.6mg,一日3次,或极量一次1mg,一日3mg。儿童用药:一次0.01~0.02mg/kg,一日3次。

(2)注射给药:皮下、肌内或静脉注射。1)常用量:①成人:一次0.3~0.5mg,一日0.5~3mg;极量,一次2mg。②儿童:皮下注射:一次0.01~0.02mg/kg,一日2~3次。静脉注射,治疗阿-斯综合征,一次0.03~0.05mg/kg,必要时15min重复1次。2)抗心律失常:成人:静脉注射0.5~1mg,按需可1~2h一次,最大用量为2mg。小儿:按体重静注0.01~0.03mg/kg。3)解毒:①用于锑剂引起的阿-斯综合征,静脉注射1~2mg,15~30min后再注射1mg。如患者无发作,按需每3~4h皮下或肌内注射1mg。②用于有机磷中毒时,肌注或静注1~2mg(严重有机磷中毒时可加大5~10倍),每10~20min重复,直到青紫消失,继续用药至病情稳定,然后用维持量,有时需2~3天。4)抗休克改善微循环:成人一般按体重0.02~0.05mg/kg,用50%葡萄糖注射液稀释后静脉注射。5)麻醉前用药:成人术前0.5~1h肌注0.5mg;小儿皮下注射用量为:体重3kg以下者为0.1mg,7~9kg为0.2mg,12~16kg为0.3mg,20~27kg为0.4mg,32kg以上为0.5mg。

【制剂与规格】

(1)硫酸阿托品片:0.3mg。

(2)硫酸阿托品注射液:①1mL:0.5mg;②2mL:1mg;③1mL:2mg;④1mL:5mg;⑤1mL:10mg;⑥2mL:1mg;⑦2mL:5mg;⑧2mL:10mg。

第三节 止泻、缓泻剂和泻剂药物

止泻剂可通过减少肠道蠕动或保护肠道免受刺激而止泻。适用于剧烈腹泻或长期慢性腹泻。但腹泻往往是某种原发病的临床症状之一,常由于肠道内存在的细菌、毒物或腐败分解产物引起。为了排出这些有害物质,腹泻本身对机体具有一定的保护意义。因此,在腹泻初期不应立即使用止泻剂。缓泻剂是一类能促进排便反射或使排便顺利的药物。泻剂是能增加肠内水分,促进蠕动,软化粪便或润滑肠道促进排便的药物。常用于治疗便秘。腹痛患者在诊断不明的情况下不能应用泻药。本节主要介绍的药物有蒙脱石、酚酞和开塞露。

1. 蒙脱石

【药理作用】本品具有层纹状结构及非均匀性电荷分布,对消化道内的病毒、病菌及其产生的毒素有固定、抑制作用;可覆盖消化道黏膜,修复、提高黏膜屏障的防御能力。口服后不进入血液循环系统,不影响X光检查,不改变大便颜色,不改变正常的肠蠕动。

【适应证】成人及儿童急、慢性腹泻。用于胃、十二指肠、食道引起的相关疼痛治疗的辅助治疗。

【不良反应】偶见便秘,大便干结。

【注意事项】

(1)治疗急性腹泻时,应注意纠正脱水。

(2)儿童服用需注意过量易引起便秘。

【药物相互作用】如需服用其他药物,建议与本品间隔一段时间。

【用法和用量】口服。服用时,将本品倒入50毫升温水中混匀后服用。成人:一次1袋,一日3次。儿童:1岁以下,一日1袋,分3次服;1~2岁,一日1~2袋,分三次服;2岁以上,一日2~3袋,分三次服。

【制剂与规格】蒙脱石散:每袋3g。

2. 酚酞

【药理作用】本品主要作用于结肠。口服后,在小肠碱性肠液的作用下慢慢分解,形成可溶性钠盐,刺激肠壁内神经丛,使肠蠕动增加,同时,抑制肠道内水分的吸收,产生缓泻作用。

【适应证】治疗习惯性顽固性便秘。

【禁忌证】阑尾炎、直肠出血未明确诊断、充血性心力衰竭、高血压、粪块阻塞、肠梗阻、哺乳期妇女和婴儿。

【不良反应】过敏反应临床上罕见，偶然引起皮炎、药疹、瘙痒、灼痛及肠炎、出血倾向等。

【注意事项】

(1)可干扰酚磺酞排泄试验(PSP)，使尿色变成品红或橘红色，同时，酚磺酞排泄加快。

(2)长期应用可使血糖升高、血钾降低。

(3)长期应用可引起对药物的依赖性。

(4)妊娠期妇女、幼儿慎用。

【药物相互作用】本品如与碳酸氢钠及氧化镁等碱性药并用，能引起粪便变色。

【用法和用量】口服。成人：一次 50～200mg，儿童：2～5 岁，一次 15～20mg；6 岁以上，一次 25～50mg。用量根据患者情况而增减，睡前服。

【制剂与规格】酚酞片：①50mg；②100mg。

3. 开塞露

【药理作用】为甘油制剂，或甘露醇与硫酸镁的复方制剂。润滑并刺激肠壁，软化大便，使其易于排出。

【适应证】用于小儿、老年体弱便秘者的治疗。

【禁忌证】对本品过敏者。

【注意事项】刺破或剪开后的注药导管的开口应光滑，以免擦伤肛门或直肠。过敏体质者慎用。

【用法和用量】将容器顶端刺破或剪开，涂以油脂少许，缓慢插入肛门，然后将药挤入直肠内。成人一次 20mL，儿童一次 10mL。

【制剂与规格】开塞露：①20mL；②10mL。

第四节　止吐和助消化药

止吐药是防止或减轻恶心和呕吐的药物。止吐药可通过不同的机制抑制呕吐反应。根据作用环节的不同，包括：(1)噻嗪类药物。如氯丙嗪、异丙嗪、奋乃静等，主要抑制催吐化学感受区，对各种呕吐均有效。(2)抗组胺药。常用于晕动病呕吐，如苯海拉明等。(3)抗胆碱能药。如甲氧氯普胺、多潘立酮等。本节主要介绍的止吐和助消化药有甲氧氯普胺、多潘立酮和乳酶生。甲氧氯普胺和多潘立酮具有止吐作用的同时，可增强胃肠肌运动，主要增强上部胃肠动力，用于治疗功能性消化不良、胃食管反流病，缓解上腹饱胀不适或隐痛，以及胃灼热感等症状。

1. 甲氧氯普胺

【药理作用】本品为多巴胺 2(D_2)受体拮抗剂，同时，还具有 5 - 羟色胺 4(5 - HT4)受体激动效应，对 5 - HT3 受体有轻度抑制作用。具有强大的中枢性镇吐作用。本品亦能阻断下丘脑多巴胺受体，抑制催乳素抑制因子，促进泌乳素的分泌，故有一定的催乳作用。对于胃肠道的作用主要在上消化道，阻滞胃—食道反流，加强胃和食管蠕动，促进胃的排空。

【适应证】镇吐作用。

(1)口服给药：胃胀气性消化不良、食欲缺乏、嗳气、胃酸过多等；反流性食管炎、功能性胃滞留、胃下垂等；糖尿病性胃轻瘫、尿毒症等所致胃排空障碍。

(2)注射给药：用于因脑部肿瘤手术、肿瘤的放疗及化疗、脑外伤后遗症、急性颅脑损伤以及药物所引起的呕吐；也可用于海空作业引起的呕吐及晕车(船)。十二指肠插管前用，有助于顺利插管；可减轻钡餐检查时的恶心、呕吐反应，促进钡剂通过。急性胃肠炎、胆道胰腺等各种疾患的恶心、呕吐症状的对症治疗。

【禁忌证】癫痫、胃肠道出血、机械性肠梗阻或穿孔、嗜铬细胞瘤患者、化疗和放疗而呕吐的乳癌患者、对普鲁卡因或普鲁卡因胺过敏者。

【不良反应】

(1)较常见昏睡、烦躁不安、倦怠无力。

(2)少见严重口渴、恶心、便秘、腹泻、睡眠障碍、眩晕、头痛、乳腺肿痛及皮疹等。

(3)用药期间可出现乳汁增多。

(4)注射给药可引起直立性低血压。

(5)本药大剂量或长期应用可能因阻断多巴胺受体，使胆碱能受体相对亢进而导致锥体外系反应。主要表现为帕金森综合征，可出现肌震颤、头向后倾、斜颈、阵发性双眼向上注视、发音困难、共济失调等，可用苯海索等抗胆碱药物治疗。

【注意事项】

(1)静脉注射本药时速度须慢，于 1 ~ 2min 注完，快速给药可出现躁动不安，随即进入昏睡状态。

(2)本药遇光变成黄色或黄棕色后，毒性可增高。

(3)晕动病所致呕吐无效。

(4)本药可降低西咪替丁的口服生物利用度，如必须合用时，服药时间应至少间隔 1h。

(5)妊娠期妇女不宜应用，哺乳期妇女少乳者可短期用之于催乳。

(6)小儿不宜长期应用,老年人不宜长期大量应用。

(7)本药可升高醛固酮与血清催乳素的浓度。

(8)肝肾衰竭者慎用。

【药物相互作用】

(1)与对乙酰氨基酚、左旋多巴、四环素类抗生素、氨苄西林、地西泮、锂化物等药物同用时,因胃内排空加快,上述药物的小肠内吸收增加。

(2)与阿扑吗啡合用时,后者的中枢性与周围性效应均可被抑制。

(3)与能导致锥体外系反应的药物如吩噻嗪类药等合用时,锥体外系反应的发生率与严重性均可有所增加。

(4)与乙醇同用时,可增强乙醇的中枢抑制作用。

(5)与抗胆碱能药物和麻醉止痛药物合用有拮抗作用。

(6)与地高率合用时可减少地高辛的胃肠道吸收。

【用法和用量】

(1)口服:成人一次5~10mg,一日3次。用于糖尿病性胃排空功能障碍患者,于症状出现前30min口服10mg;或于餐前及睡前服5~10mg,一日4次。成人总剂量不得超过0.5mg/kg/日。小儿及5~14岁儿童每次用2.5~5mg,一日3次,餐前30min服,宜短时间服用。小儿总剂量不得超过0.1mg/kg/日。

(2)注射给药:肌内或静脉注射。成人一次10~20mg,一日剂量不超过0.5mg/kg;小儿6岁以下一次0.1mg/kg,6~14岁一次2.5~5mg。

【制剂与规格】

(1)甲氧氯普胺片:5mg。

(2)盐酸甲氧氯普胺注射液:1mL:10mg。

2. 多潘立酮

【药理作用】本品是外周性多巴胺受体拮抗剂,可促进胃排空,增加胃窦和十二指肠运动,协调胃与十二指肠运动,抑制恶心、呕吐,防止胆汁反流。由于不易通过血-脑屏障,对脑内多巴胺受体几乎无拮抗作用,因此,无精神和中枢神经的副作用。本品口服吸收迅速,胃肠局部药物浓度最高,血浆次之,脑内几乎没有。

【适应证】

(1)用于消化不良、腹胀、嗳气、胃肠胀气、上腹疼痛。

(2)治疗功能性、感染性、器质性、饮食性、放射性治疗引起的恶心、呕吐。

【禁忌证】机械性肠梗阻、胃肠出血、对本品过敏者、催乳素瘤患者禁用。

【不良反应】

(1)偶见轻度腹部痉挛。

(2)有时导致血清泌乳素水平升高、溢乳、男子乳房女性化等,但停药后即可恢复正常；

【注意事项】

(1)孕妇慎用。

(2)1 岁以下儿童慎用。

(3)抗酸剂或抑制胃酸分泌的药物不能与本品同时服用。

【药物相互作用】

(1)不宜与唑类抗真菌药如酮康唑、伊曲康唑等合用。

(2)抗胆碱能药品如甲胺痉平、溴丙胺太林、山莨菪碱、颠茄片等会减弱本品的作用,不宜与本药品同服。

【用法和用量】口服。饭前 15 ~ 30min 服用。成人一次 10mg,一日 3 ~ 4 次。儿童一次 300μg/kg,一日 3 ~ 4 次。

【制剂与规格】多潘立酮片(分散片):10mg。

3. 乳酶生

【药理作用】活肠球菌的干燥制剂,在肠内分解糖类生成乳酸,使肠内酸度增高,从而抑制腐败菌的生长繁殖,并防止肠内发酵,减少产气,因而有促进消化和止泻作用。

【适应证】用于消化不良、腹胀及小儿饮食失调所引起的腹泻、绿便等。

【禁忌证】对本品过敏者。

【注意事项】

(1)本品为活菌制剂,不应置于高温处。

(2)过敏体质者慎用。

【药物相互作用】

(1)制酸药、磺胺类或抗生素与本品合用时,可减弱其疗效,故应分开服用(间隔 3h)。

(2)铋剂、鞣酸、药用碳、酊剂等能抑制、吸附或杀灭活肠球菌,故不能与本品合用。

【用法和用量】口服。12 岁以上儿童及成人一次 2 ~ 6 片,一日 3 次,饭前服。12 岁以下儿童用量见表 2 - 2。

表 2 - 2 乳酶生 12 岁以下儿童用量表

年龄(岁)	体重(kg)	一次用量(片)	一日次数
1 ~ 3	10 ~ 15	1 ~ 2	3 次,饭前服
4 ~ 6	16 ~ 20	2 ~ 3	3 次,饭前服
7 ~ 9	22 ~ 26	2 ~ 4	3 次,饭前服
10 ~ 12	28 ~ 32	3 ~ 4	3 次,饭前服

【制剂与规格】乳酶生片:150mg。

第五节　利胆剂、胆石溶解剂和保肝药

利胆剂为促进胆汁分泌或促进胆囊排空的药物，能使胆道畅通，起到利胆作用，消除胆汁淤滞。保肝药为用于保护肝细胞，改善肝脏功能的药剂。本节主要介绍熊去氧胆酸和联苯双酯。

1. 熊去氧胆酸

【药理作用】本品能增加胆汁酸的分泌。它还能降低胆汁中胆固醇及胆固醇酯的摩尔浓度和胆固醇的饱和指数，有利于结石中胆固醇的逐渐溶解。

【适应证】本品用于胆固醇型胆结石形成及胆汁缺乏性脂肪泻，也可用于预防药物性结石形成及治疗脂肪痢（回肠切除术后）。

【禁忌证】胆道完全梗阻和严重肝功能减退者。

【不良反应】本品的毒性和副作用较小，偶见便秘、过敏、头痛、头晕、胰腺炎和心动过速等。

【注意事项】

（1）长期使用本品可增加外周血小板的数量。

（2）如治疗胆固醇结石中出现反复胆绞痛发作，症状无改善甚至加重，或出现明显结石钙化时，则宜中止治疗，并进行外科手术。

（3）本品不能溶解胆色素结石、混合结石及不透 X 线的结石。

（4）妊娠期、哺乳期妇女慎用；老年患者慎用。

【药物相互作用】

（1）避孕药可增加胆汁饱和度，用本品治疗时应尽量采取其他节育措施以免影响疗效。

（2）考来烯胺、考来替泊和含铝制酸剂都能减少本品的吸收，不宜同用。

【用法和用量】成人：一日 8～10mg/kg，早、晚进餐时分次给予。疗程最短为 6 个月，6 个月后超声波检查及胆囊造影无改善者可停药；如结石已有部分溶解则继续服药，直至结石完全溶解。

【制剂与规格】熊去氧胆酸片：①50mg；②150mg。

2. 联苯双酯

【药理作用】本品为治疗肝炎的降肝酶药。它能增强肝脏解毒功能，减轻肝脏的病理损伤，促进肝细胞再生并保护肝脏，改善肝功能。

【适应证】用于慢性迁延型肝炎伴有谷丙转氨酶升高者；也可用于化学毒物、药物引起的谷丙转氨酶升高者。

【禁忌证】对本品过敏者；肝硬化；妊娠期、哺乳期妇女。

【不良反应】口干，轻度恶心，偶有皮疹发生。一般加用抗变态反应药物后即可消失。

【注意事项】

(1)少数病人用药过程中谷丙转氨酶可回升，加大剂量可使之降低。停药后部分患者谷丙转氨酶反跳，但继续服药仍有效。

(2)个别患者于服药过程中可出现黄疸及病情恶化，应停药。

(3)老年患者慎用。

(4)慢性活动性肝炎者慎用。

【药物相互作用】合用肌苷可减少本品的肝酶反跳现象。

【用法和用量】

(1)成人：①滴丸剂：一次5粒，一日3次，必要时一次6～10粒，一日3次，连服3个月；谷丙转氨酶正常后改为一次5粒，一日3次，连服3个月。②片剂：一次25～50mg，一日3次，连服3个月。

(2)儿童：一次0.5mg/kg，一日3次，连服3～6个月。

【制剂与规格】

(1)联苯双酯滴丸：1.5mg。

(2)联苯双酯片剂：25mg。

第六节　肛用制剂

便秘是临床常见的复杂症状，主要是指排便次数减少、粪便量减少、粪便干结、排便费力等，上述症状同时存在2种以上时，可诊断为症状性便秘。通常以排便频率减少为主，一般每2～3天或更长时间排便一次（或每周＜3次）即为便秘。对一组健康人调查结果表明，排便习惯多为每日1～2次或1～2日1次（60%），粪便多为成型或软便；少数健康人的排便次数可达1日3次（30%），或3天1次（10%），粪便半成型或呈腊肠样硬便。因此，必须结合粪便的性状、本人平时排便习惯和排便有无困难作出有无便秘的判断。如超过6个月即为慢性便秘。

目前用对症支持治疗：合理饮食，增加膳食纤维及饮水量；养成良好的排便习惯，避免用力排便，并增加运动；积极调整心态，并适当使用泻药。泻药是促进排便反射或使排便顺利的药物。按其作用原理可分四类：容积性泻药、刺激性泻药、润滑性泻药和软化性泻药。

(1)容积性泻药（也称为盐类泻药或机械刺激性泻药）：本类药物是一些不易被肠

壁吸收而又易溶于水的盐类离子，服后在肠内形成高渗性盐溶液，因此，能吸收大量水分并阻止肠道吸收水分，使肠内容积增大，对肠黏膜产生刺激，引起肠管蠕动增强而排便，如硫酸镁等。某些在肠内不被吸收的物质（如甲基纤维素、聚乙二醇）口服后也可由于增大容积而引起排便。

(2)刺激性泻药：此类药物本身或其体内代谢产物刺激肠壁，使肠道蠕动增加，从而促进粪便排出，如酚酞等。

(3)润滑性泻药（大便软化剂）：此类药物多为油类，能润滑肠壁，软化大便，使粪便易于排出，如液状石蜡等。

(4)软化性泻药：此类药物为一些具有软便作用的表面活性剂，可降低粪便表面张力，使水分浸入粪便，使之膨胀、软化，便于排出，如多库酯钠等。

1. 硫酸镁

【药理作用】口服不易被肠道吸收，停留于肠腔内，使肠内容物的渗透压升高，肠腔内保有量水分、容积增大，刺激肠壁增加肠蠕动而致泻。主要用于清除肠道内毒物，亦用于某些驱肠虫药后的导泻，及治疗便秘。

注射给药可抑制中枢神经系统，阻断外周神经肌肉接头而产生镇静、镇痉、松弛骨骼肌作用，也可降低颅内压。对心血管系统的作用，过量的镁离子可直接舒张周围血管平滑肌，使血管扩张，血压下降。

【适应证】

(1)用于便秘、肠内异常发酵，亦可与驱虫剂并用；与药用碳合用，可治疗食物或药物中毒。

(2)用于阻塞性黄疸及慢性胆囊炎。

(3)用于惊厥、子痫、尿毒症、破伤风、高血压脑病及急性肾性高血压危象等。

(4)用于发作频繁而其他治疗效果不好的心绞痛病人，对伴有高血压的病人效果较好。

(4)外用热敷，消炎去肿。

【禁忌证】肠道出血患者、急腹症患者禁用本品导泻。妊娠期妇女、经期妇女禁用本品导泻。

【不良反应】导泻时如浓度过高，可引起脱水；胃肠道有溃疡、破损之处，易造成镁离子大量吸收而引起中毒。

【注意事项】

(1)导泻时，如服用大量浓度过高的溶液，可能自组织中吸取大量水分而导致脱水。

(2)由于静脉注射较为危险，应由有经验医师掌握使用：注射时需缓慢，并注意病人的呼吸与血压。如有中毒现象（如呼吸肌麻痹等），可用 10% 葡萄糖酸钙注射液

10mL 静注，以进行解救。

(3)肠道出血病人、急腹症病人及孕妇、经期妇女禁用本品导泻。

(4)中枢抑制药(如苯巴比妥)中毒病人排除毒物不宜使用本品导泻，以防加重中枢抑制。

【药物相互作用】与硫酸镁注射液配伍禁忌的药物有：硫酸多粘菌素 B，硫酸链霉素，葡萄糖酸钙，盐酸多巴酚丁胺，盐酸普鲁卡因，四环素、青霉素和萘夫西林(乙氧萘青霉素)。

【用法和用量】

(1)导泻：每次口服 5 ~ 20g，一般为清晨空腹服，同时，饮 100 ~ 400mL 水。也可用水溶解后服用。

(2)利胆：每次 2 ~ 5g，1 日 3 次，饭前或两餐间服用。也可服用 33% 溶液，每次 10mL。

(3)抗惊厥、降血压等：肌注 25% 溶液，每次 4 ~ 10mL；或将 25% 溶液 10mL 用 5% ~ 10% 葡萄糖注射液稀释成 1% 或 5% 浓度后静滴；治心绞痛可将 10% 溶液 10mL 用 5% ~ 10% 葡萄糖注射液 10mL 稀释后缓慢静注，每日 1 次，连用 10 日。

【制剂与规格】

(1)注射液：①10mL∶1g；②10mL∶2.5g。

(2)白色合剂：由硫酸镁 30g、轻质碳酸镁 5g 等组成。

2. 开塞露

【药理作用】能润滑并刺激肠壁，软化大便，使大便易于排出。

【适应证】用于小儿、老年体弱便秘者的治疗。

【禁忌证】尚不明确。

【不良反应】外用无不良反应。

【注意事项】

(1)对本品过敏者禁用，过敏体质者慎用。

(2)本品性状发生改变时禁止使用。

(3)请将本品放在儿童不能接触的地方。

(4)儿童必须在成人监护下使用。

(5)如正在使用其他药品，使用本品前请咨询医师或药师。

【药物相互作用】如与其他药物同时使用，可能会发生药物相互作用，详情请咨询医师或药师。

【用法和用量】将容器顶端刺破或剪开，涂以油脂少许，缓慢插入肛门，然后将药液挤入直肠内，成人一次 20mL，儿童 10mL。

【制剂与规格】开塞露：①20mL；②10mL。

第四章　泌尿系统用药

第一节　泌尿系结石用药、膀胱或前列腺疾患药物

泌尿系结石亦称尿路结石，包括肾结石、输尿管结石、膀胱结石和尿道结石。结石成分多为草酸钙，其次为磷酸钙、尿酸及胱氨酸结石。其治疗药物种类参照指南及国家处方集可概况为镇痛解痉类、排石或溶石类等。泌尿系结石根据其结石成分和病因不同，可分为：①代谢性结石，包括草酸性结石和高钙结石等；② 感染性结石；③ 药物结石，如磺胺类、乙酰脞胺等药物引起的结石；④ 特发性结石。泌尿系结石在肾和膀胱内形成。泌尿系结石的诊断要点包括：(1)临床表现为腰部钝痛、肾绞痛、血尿，严重时可以导致肾功能受损或衰竭；当结石不动、无梗阻及感染时，有的患者可长期无症状，体检时被超声发现。(2)体征：肾区可有轻度叩击痛，结石并发重度肾积水时可触及肿大的肾脏，沿输尿管走形区深在压痛，但无腹膜刺激痛。(3)采用尿常规、B 超、静脉尿路造影等辅助检查手段。

治疗泌尿系结石的药物主要有：①肾绞痛的治疗药物。肾绞痛是泌尿外科常见急症，首先需要解痉止痛治疗。常用的解痉药物有山莨菪碱；止痛药物可以选用非甾体类镇痛抗炎药，如吲哚美辛、阿片类镇痛药哌替啶。另外，α 受体阻断剂可以缓解输尿管平滑肌痉挛，具有缓解疼痛和排石的作用。②溶石药。别嘌呤醇，亦称别嘌醇，为黄嘌呤氧化酶抑制剂，它通过竞争性抑制黄嘌呤氧化酶减少尿酸生成，能有效碱化尿液，用于治疗尿酸结石和胱氨酸结石。

良性前列腺增生(BPH)是引起中老年男性排尿障碍最常见的良性疾病。表现为前列腺间质和腺体成分的增生。随着年龄的增长，临床上逐渐出现前列腺肥大，膀胱刺激症状、排尿梗阻症及相关并发症。其诊断要点包括：(1)临床表现为尿频、尿急、排尿等待、费力、间断、尿不干净等；随着疾病的进展，可能出现反复血尿、复发性尿路感染、尿潴留、结石等并发症。(2)通过尿常规、超声检查、血清 PSA、尿流率进行辅助检查。常用药物特拉唑嗪。

1. 别嘌醇

【药理作用】本药能抑制尿酸合成，可控制高尿酸血症。其作用机制之一为：别嘌醇及其代谢产物异黄嘌呤醇均能抑制黄嘌呤氧化酶，阻止次黄嘌呤和黄嘌呤代谢为尿

酸;机制之二是,别嘌醇可抑制次黄嘌呤－鸟嘌呤磷酸核酸转换酶的作用,减少体内新的嘌呤的合成,从而减少尿酸的生成,使血和尿中的尿酸含量降低到溶解度以下水平,防止尿酸形成结晶沉积在关节及其他组织内,也有助于痛风患者组织内的尿酸结晶重新溶解。本品口服后在胃肠吸收完全,2～6h 血药浓度可达峰值,在肝脏内代谢为有活性的氧嘌呤醇。别嘌醇与氧嘌呤醇均由肾脏排出。半衰期为 14～28h。本品口服后 24h 血尿酸浓度就开始下降,而在 2～4 周时下降最为明显。肾功能不全时其排出量减少。如合用促尿酸排泄药,可促进氧嘌呤醇的排泄。

【适应证】

(1)原发性和继发性高尿酸血症,尤其是尿酸生成过多而引起的高尿酸血症。

(2)反复发作或慢性痛风者。

(3)痛风石。

(4)尿酸性肾结石和(或)尿酸性肾病。

(5)肾功能不全的高尿酸血症。

【禁忌证】

(1)严重肝肾功能不全者。

(2)孕妇及哺乳期妇女。

(3)对本品过敏者。

(4)明显血细胞低下者。

【不良反应】

(1)皮疹:可呈瘙痒性丘疹或荨麻疹。严重者可出现全身过敏反应,甚至可导致死亡。

(2)胃肠道反应:包括腹泻、恶心、呕吐、口腔溃疡和腹痛等。

(3)白细胞减少,或血小板减少及贫血。

(4)肝脏:可引起肝肉芽肿,形成胆囊炎、胆管周围炎、过敏性肝坏死等,甚至出现肝功能衰竭。

(5)可出现间质性肾炎,甚至发生进行性肾衰竭。

(6)神经系统:常见头痛、头晕,罕见手脚麻木、疼痛、乏力等。停药后则恢复。

(7)其他:有脱发、发热、淋巴结肿大等。

【注意事项】

(1)有肾、肝功能损害者及老年人应谨慎用药。

(2)用药前及用药期间要定期检查血尿酸及 24h 尿中尿酸水平。

【药物相互作用】

(1)与氨苄西林、阿莫西林等同用时,皮疹的发生率增高,尤其是高尿酸血症患者。

(2)与抗凝药如双香豆素、茚满二酮衍生物等同用时,抗凝药的效应可加强,应注意调整剂量。

(3)与环磷酰胺、硫唑嘌呤等免疫抑制药合用时,可增加后者的毒性。

(4)氯噻酮、依他尼酸、呋塞米、美托拉宗、吡嗪酰胺,或噻嗪类利尿剂,均可增加血清中尿酸含量。控制痛风和高尿酸血症时,应用本品要注意用量的调整。对高血压或肾功能差的患者,别嘌醇片与噻嗪类利尿剂同用时,有发生肾衰竭及出现过敏的报道。

(5)酒、茶、咖啡等食物或饮料可降低本药药效。

(6)与尿酸化药合用,可增加肾结石形成的危险。

(7)低蛋白饮食可导致本药的生物利用度增加,使用本药时不要过度限制蛋白质的摄入。

【用法和用量】

(1)成人正常剂量:①痛风:初始剂量一次50mg,一日1~2次,可每周递增50~100mg,递增至一日200~300mg,分2~3次服。每2周测血和尿酸水平,如已达正常水平,则不再增量。如尿酸水平仍高可再递增,但一日最大量不得大于600mg。②尿酸结石:一次100~200mg,一日1~4次。或者一次300mg,一日1次。

(2)肾功能不全时剂量:①肌酐清除率为10~20mL/min时,一日用量为200mg;②肌酐清除率为3~10mL/min时,一日用量为100mg;③肌酐清除率低于3mL/min时,一日用量为100mg,给药间隔至少24h。

(3)儿童治疗继发性高尿酸血症常用量:6岁以内每次50mg,一日1~3次;6~10岁,一次100mg,一日1~3次。剂量可酌情调整。

【制剂和规格】别嘌醇片:①100mg;②200mg;③300mg。

2. 特拉唑嗪

【药理作用】本品为选择性α1受体阻滞剂,能降低外周血管阻力,对收缩压和舒张压都有降低作用;具有松弛膀胱和前列腺平滑肌的作用,可缓解良性前列腺增生而引起的排尿困难症状。

【适应证】

(1)良性前列腺增生引起的尿潴留的症状治疗。如:尿频、尿急、尿线变细、排尿困难、夜尿增多、排尿不尽感等。

(2)用于治疗高血压。可单独使用,或与其他抗高血压药同时使用。

【禁忌证】对本品过敏者。

【不良反应】主要不良反应有:头痛、头晕、无力、心悸、恶心、体位性低血压等。这些反应通常轻微,继续治疗可自行消失,必要时可减量。

【注意事项】

(1)病人在开始治疗及增加剂量时,应避免可导致头晕或乏力的突然性姿势变化或行动。

(2)孕妇及哺乳期妇女慎用。

【用法和用量】口服。

(1)高血压患者:一日1次,首次睡前服用。开始剂量1mg,剂量逐渐增加,直到出现满意疗效。常用剂量为一日1~10mg,最大剂量为一日20mg。停药后需重新开始治疗者,亦必须从1mg开始渐增剂量。

(2)良性前列腺增生患者:一日1次,每次2mg,每晚睡前服用。

【制剂与规格】

(1)盐酸特拉唑嗪片:2mg。

(2)盐酸特拉唑嗪胶囊:①1mg;①2mg。

第二节　泌尿道抗菌药物

泌尿道感染是指病原体直接侵入尿路,在尿液中生长繁殖,并侵犯尿路黏膜或组织而引起炎症损伤。按病原体侵袭尿路部位的不同,分为:①上尿路感染。包括肾盂肾炎与输尿管炎,后者少见。②下尿路感染。包括膀胱炎与尿道炎。任何致病菌均可以引起泌尿道感染,但绝大多数为革兰阴性杆菌,如大肠埃希菌,克雷伯菌属,铜绿假单胞菌,少数为肠球菌属和葡萄球菌属,偶由病毒、支原体或真菌引起。大肠埃希菌是最常见的致病菌,占60%~80%。本节主要介绍膀胱炎和肾盂肾炎的抗菌药物。

膀胱炎是最为常见的尿路感染,多见于女性,可分为急性膀胱炎与复发性膀胱炎。复发性膀胱炎每次发作的临床表现和治疗与急性膀胱炎相同。引起急性膀胱炎的微生物以细菌为主,常见细菌有大肠埃希菌、葡萄球菌。复发性膀胱炎与尿路畸形、结石、膀胱反流、糖尿病等有关。诊断要点:临床表现为尿频、尿急、尿痛,尿液浑浊、血尿,急性膀胱炎多伴有下腹部疼痛与压痛。常用抗菌治疗药物包括复方磺胺甲恶唑、诺氟沙星、呋喃妥因。

肾盂肾炎是指肾盂、肾盏以及实质的感染。根据临床表现与病程可分为急性肾盂肾炎和慢性肾盂肾炎。慢性肾盂肾炎急性发作的处理与急性肾盂肾炎相似。肾盂肾炎绝大部分由细菌感染而致,常见病原菌为大肠埃希菌、克雷伯菌、变形杆菌、肠球菌等。诊断要点:临床表现为畏寒、寒战、高热,伴头痛、乏力、恶心、呕吐、全身乏力等,腹痛、腰痛、肾区叩痛,部分患者伴有尿路刺激症状。常用抗菌治疗药物包括环丙沙星、左氧氟沙星、阿莫西林/克拉维酸钾、头孢呋辛、头孢曲松等。

泌尿道的抗菌治疗方案因感染部位、菌种、病程长短、社区或医院获得等而有所不同。选择的药物应能覆盖泌尿道感染常见病原菌,尽可能给予血尿浓度较高的抗菌药物。病情轻者给予口服用药,病情重者给予静脉滴注给药,一旦病情缓解可序贯为口服治疗。

1. 复方磺胺甲恶唑

【药理作用】本品是磺胺甲恶唑(SMZ)与甲氧苄啶(TMP)的复方制剂。SMZ 作用于二氢叶酸合成酶,干扰合成叶酸的第一步;TMP 作用于叶酸合成代谢的第二步,选择性抑制二氢叶酸还原酶的作用,二者合用可使细菌的叶酸代谢受到双重阻断。本品对多数革兰阳性菌如(链球菌、葡萄球菌、肺炎球菌)敏感,对革兰阴性菌中的大肠杆菌、克雷伯杆菌、沙门菌属伤寒杆菌等具有抗菌活性。

【适应证】对本品敏感菌所致的尿路感染、支气管炎、肺部感染,伤寒等。

【禁忌证】

(1)对磺胺过敏者。

(2)孕妇及哺乳期妇女;严重肝肾功能损害者。

(3)小于 2 个月的婴儿。

(4)巨幼红细胞贫血患者。

【不良反应】

(1)过敏反应较常见,可表现的药疹,严重者可发生红斑、剥脱性皮炎,甚至危及生命。出现过敏反应,应立即停药,并采取抗过敏措施。

(2)可引起肝、肾功能损伤。

(3)口服可出现恶心、呕吐症状。

【注意事项】

(1)肾功能不全者,用量为常用量的一半,并进行监测。

(2)大剂量、长期应用时宜与碳酸氢钠同服。

【药物相互作用】

(1)合用尿碱化药可增加本品在碱性尿中的溶解度,使排泄增多。

(2)与酸性药物同服易导致结晶尿、血尿。

(3)与口服抗凝药、降糖药、苯妥英钠合用,竞争药物的蛋白结合部位,使后者作用时间延长或毒性增加。

【用法和用量】

(1)成人及 12 岁以上儿童:复方磺胺甲恶唑片,一日 2 次,一次 2 片,首剂 2~4 片,早饭及晚饭后服。

(2)12 岁以下儿童:小儿复方磺胺甲恶唑片,2~6 岁儿童,早晚各 1~2 片。

(3)6~12 岁儿童:早晚各 2~4 片。

【制剂与规格】

(1)复方磺胺甲恶唑片:含 SMZ0.4g 与 TMP0.08g。

(2)小儿复方磺胺甲恶唑片:含 SMZ100mg 与 TMP20mg。

2. 诺氟沙星

【药理作用】本品为第三代喹诺酮类药物，抗菌谱广，对革兰阴性菌（如：铜绿假单胞菌、大肠杆菌、沙雷菌、产气杆菌、肺炎克雷伯杆菌等）有较强的杀菌作用。在体内几乎不被代谢，绝大部分自尿排出，尿中药物浓度极高。

【适应证】用于敏感菌所致泌尿生殖道、肠道感染以及妇科、外科和皮肤科等感染性疾病。

【禁忌证】对喹诺酮类药过敏者、孕妇、糖尿病患者。18岁以下患者。

【不良反应】

(1)胃肠道反应较为常见，可表现为腹部不适或疼痛，一般不需停药，可逐渐自行消退。

(2)可有头昏、头痛、嗜睡或失眠症状，加服维生素 B_1 和维生素 B_{12} 可减轻。

(3)少数患者可发生血清氨基转移酶升高，停药后可恢复正常。

(4)引起尿素氮升高，大剂量可致结晶尿，偶见血尿。

【注意事项】

(1)本品宜空腹服用，并同时多饮水，防止结晶尿。

(2)重症肌无力患者慎用；严重肝、肾功能不全者慎用。

(3)用药期间避免阳光暴晒，发生光敏反应需停药。

【药物相互作用】

(1)与利福平、呋喃妥因有拮抗作用。

(2)避免与抗凝药、含金属离子制剂合用。

(3)与茶碱类合用，可使茶碱血药浓度升高，出现茶碱中毒症状。

(4)与青霉素合用对金黄色葡萄球菌有协同抗菌作用；与氨基糖苷类合用对大肠杆菌、金黄色葡萄球菌有协同作用。

【用法和用量】口服。成人一次0.1～0.2g，一日3～4次。一般疗程3～8日。对于慢性泌尿道感染病例，可先用一般剂量2周，再减量为0.2g/天，睡前服用，持续数月。

【制剂与规格】诺氟沙星片（胶囊）：①100mg；②200mg。

3. 呋喃妥因

【药理作用】本品抗菌谱较广，对肠球菌、大肠杆菌、葡萄球菌、痢疾杆菌、伤寒杆菌、淋球菌等有良好的抗菌作用；对克雷伯菌、肠杆菌属、沙雷杆菌等作用较弱。

【适应证】用于敏感菌所致的泌尿系统感染，如肾盂肾炎、尿路感染、膀胱炎及前列腺炎等。也用于尿路感染的预防。

【禁忌证】对本品过敏者、肾功能减退者、新生儿、妊娠晚期。

【不良反应】皮疹、药物热、气喘等过敏反应；服药量大或时间长易发生周围神经炎,表现为手足麻木,久之可致肌萎缩;恶心、呕吐和腹泻等胃肠道反应;中毒性精神症状如幻听、幻觉、烦躁等。

【注意事项】

(1)与食物同服,可增加吸收,减轻胃肠道反应。

(2)葡萄糖-6-磷酸脱氢酶缺乏症、周围神经病变、肺部疾病患者慎用。

【药物相互作用】

(1)与诺氟沙星、萘啶酸不宜合用,有拮抗作用。

(2)本品在酸性尿液中活性较强,故不宜与碳酸氢钠等碱性药物合用。

(3)可增加甲氧苄啶的抗菌作用。

(4)与肝毒性药物、神经毒性药物、可致溶血的药物合用时毒性增强。

【用法和用量】口服。一次0.1g,一日0.2~0.4g,至尿内检菌阴性再继续3日,但连续应用不宜超过14日。预防尿路感染:一日0.05g~0.1g,睡前服用。

【制剂与规格】呋喃妥因肠溶片:①0.05g;②0.1g。

第五章 内分泌和代谢系统用药

第一节 胰岛素制剂药

一、胰岛素类

胰岛素是治疗糖尿病的重要药物。糖尿病主要有胰岛素绝对缺乏的Ⅰ型糖尿病和胰岛素相对缺乏的Ⅱ型糖尿病,因此,胰岛素主要用于治疗Ⅰ型糖尿病,且须终身使用胰岛素。

胰岛素根据其来源和化学结构可分为人胰岛素、动物胰岛素和胰岛素类似物。根据其起效作用快慢、维持作用时间长短以及疾病情况和给药方法,常见的胰岛素制剂可分为三类,即短效胰岛素制剂、中效胰岛素制剂、长效胰岛素制剂。常用的有中性胰岛素注射液、胰岛素注射液、低精蛋白锌胰岛素注射液、精蛋白锌胰岛素注射液。

1.胰岛素

【药理作用】本品为短效胰岛素制剂。

(1)抑制肝糖原分解及糖原异生,减少肝输出葡萄糖。

(2)促进多种组织对碳水化合物、蛋白质、脂肪的摄取,同时,促进蛋白质的合成、抑制脂肪细胞中游离脂肪酸的释放、抑制酮体生成,从而调节物质代谢。

(3)促进肌肉、脂肪组织对葡萄糖的主动转运,吸收葡萄糖进而代谢、产生能量,或以糖原、甘油三酯的形式贮存。

(4)促进肝摄取葡萄糖并转变为糖原。静脉注射 10~30min 起效,15~30min 达高峰,持续时间 0.5~1h。静注的胰岛素在血液循环中半衰期为 5~10min,皮下注射后半衰期为 2h。皮下给药吸收迅速,皮下注射后 0.5~1h 开始生效,2~4h 作用达到高峰,维持时间 5~7h。

【适应证】糖尿病。可用于治疗各型糖尿病,特别对 1 型糖尿病是唯一有效的药物。还可用于以下各种情况:

(1)经饮食控制或口服降血糖药物未能控制的Ⅱ型糖尿病。

(2)发生各种急性或严重并发症的糖尿病。

(3)经饮食和口服降血糖药物治疗无效的糖尿病。

(4)合并重度感染、消耗性疾病、高热、妊娠、创伤以及手术的各型糖尿病。

【禁忌证】对本品过敏者、低血糖症者。

【不良反应】

(1)过敏反应:注射部位红肿、瘙痒、荨麻疹、血管神经性水肿。

(2)低血糖反应:心悸、出汗、乏力,重者出现共济失调、意识障碍、心动过速甚至昏迷。

【注意事项】

(1)青春期前的儿童应适当减少胰岛素用量,因其对胰岛素的敏感性较青春期儿童高,较易发生低血糖。青春期儿童应适当增加胰岛素用量,青春期后再逐渐减少用量。

(2)老年人易出现低血糖,用药时需特别谨慎。同时,应配合饮食治疗及适当的体力活动。

(3)哺乳期妇女使用胰岛素治疗对婴儿无危险,但可能需要降低胰岛素用量。

【药物相互作用】

(1)血管紧张素转化酶抑制药、溴隐亭、氯贝丁酯、茶碱等可通过不同方式产生直接或间接影响,导致血糖降低,与上述药物合用时,胰岛素应适当减量。

(2)口服降糖药与胰岛素有协同降血糖作用,雄激素、非甾体类解热镇痛抗炎药也可增强胰岛素的降血糖作用。

(3)抗凝血药、水杨酸盐、甲氨蝶呤等可与胰岛素竞争结合血浆蛋白,使血液中游离胰岛素水平增高,从而增强其降血糖作用。

【用法和用量】

(1)静脉注射:主要用于糖尿病酮症酸中毒、高血糖高渗性昏迷的治疗。可静脉持续滴入,每小时成人4~6单位,小儿按每小时体重0.1单位/kg,根据血糖变化调整剂量;也可首次静注10单位加肌内注射4~6单位,根据血糖变化调整。病情较重者,可先静脉注射10单位,然后以静脉滴注。当血糖下降到13.9mmol/L以下时,胰岛素剂量及注射频率随之减少。在用胰岛素的同时,还应补液纠正电解质紊乱及酸中毒,并注意机体对热量的需要。

(2)皮下注射:一般每日三次,餐前15~30min注射。必要时睡前加注一次小量,剂量根据病情、血糖、尿糖由小剂量开始,逐步调整。Ⅰ型糖尿病患者每日胰岛素需用总量多介于每公斤体重0.5~1单位,根据血糖监测结果调整。Ⅱ型糖尿病患者每日需用总量变化较大,在无急性并发症情况下,敏感者每日仅需5~10单位,一般约20单位,肥胖、对胰岛素敏感性较差者需要量可明显增加。剂量根据病情变化及血糖监测结果调整。

【制剂和规格】胰岛素注射液:10mL:400单位

第二节　抗糖尿病药物

一、口服降糖药

口服降血糖药使用较胰岛素方便,但作用慢而弱,主要用于轻、中度Ⅱ型糖尿病的治疗,尚不能完全替代胰岛素。根据药物的化学结构和基本作用方式,可分为促胰岛素分泌剂,双胍类,噻唑烷二酮类,α-葡萄糖苷酶抑制剂,醛糖还原酶抑制剂。常用药物有二甲双胍、格列本脲、格列吡嗪、阿卡波糖、格列喹酮、罗格列酮。

(一)双胍类

1. 二甲双胍

【药理作用】盐酸二甲双胍是一种降血糖药,具有提高Ⅱ型糖尿病患者的血糖耐受性,降低基础和餐后血糖的作用。盐酸二甲双胍的作用机制不同于其他类型的口服抗血糖药,它可以减少肝糖的产生,降低肠对糖的吸收,并且可通过增加外周糖的摄取和利用而提高胰岛素的敏感性。与磺酰脲类药物不同的是,盐酸二甲双胍不会对Ⅱ型糖尿病患者或正常血糖患者产生低血糖症。盐酸二甲双胍治疗后,胰岛素的分泌保持不变,而降低空腹胰岛素水平及每日血浆胰岛素水平。

【适应证】适用于单用饮食和运动治疗不能获良好控制且体重指数BMI大于35的

Ⅱ型糖尿病患者。本品可单独用药,也可与磺脲类或胰岛素合用,特别适合于胰岛素抵抗,胰岛素或C肽分泌试验高于正常值的患者,可以和抗氧化剂合用。

【禁忌证】Ⅱ型糖尿病伴有酮症酸中毒,急性心肌梗死,严重感染和外伤,重大手术,肝肾功能不全,心力衰竭临床有低血压和缺氧情况,既往有乳酸性酸中毒史者,以及对本品过敏者禁用。

【不良反应】部分病人口服本品后有胃肠道不适,如恶心、腹痛、便秘、呕吐、腹泻、腹胀、消化不良、胃灼热,以及头晕、流感样症状、味觉异常、肌肉疼痛、头痛、低血压、心悸、胸部不适、皮疹、乏力、潮红、寒战、疲倦等。罕见贫血、血管炎和肺炎。

【注意事项】

(1)当患者需要进行放射性研究而使用静脉注射碘化造影剂时,患者应暂时停止服用本品,因为这可能导致急性肾功能改变。

(2)本品与磺脲类药物合用时,可引起低血糖,应监测患者血糖情况。

(3)在使用二甲双胍的病人中,由于二甲双胍的累积有可能发生乳酸性酸中毒,这是一种罕见而严重的代谢性并发症,一旦发生,则会导致生命危险。因此,对服用本品的患者,应进行肾功能监测和给药以最低有效用量为标准,以此来显著降低乳酸性酸中毒的发生风险。

(4)本品禁止嚼碎口服,应整片吞服,并在进食时或餐后服用。

(5)本品与胰岛素合用会增强降血糖作用,故应调整剂量。

【药物相互作用】

(1)二甲双胍与格列本脲合用时,不会影响二甲双胍的药代动力学,但格列本脲的AUC和Cmax均降低。

(2)单剂量的二甲双胍与硝苯吡啶合用时,二甲双胍的Cmax及AUC分别增加20%和9%,且通过尿的排泄增加,Tmax和半衰期时间不受影响。二甲双胍对硝苯吡啶的药代动力学参数影响很小。

(3)阳离子药物,例如:地高辛、普萘洛尔、奎尼丁、奎宁、吗啡、雷尼替丁、氨苯喋啶或万古霉素等,在理论上阳离子药物通过肾小管来清除的,可能会与二甲双胍竞争性争夺肾小管运输系统来发生相互作用,因此,应仔细监测血糖情况并调整用量。

【用法和用量】口服。进食时或餐后服。开始用量通常为每日1次,一次1片(0.5g),晚餐时服用。根据血糖和尿糖调整用量,每日最大剂量不超过4片(2g)。如果每日1次,每次4片(2g)不能达到满意疗效,可改为每日2次,每次2片(1g)。

【制剂与规格】

(1)盐酸二甲双胍片(胶囊):0.25g。

(2)盐酸二甲双胍肠溶片(肠溶胶囊):0.25g;0.5g。

(二)磺酰脲类促胰岛素分泌剂

1. 格列吡嗪

【药理作用】格列吡嗪为第二代磺脲类口服降血糖药。主要是促进胰岛β细胞分泌胰岛素,尤其是促进葡萄糖刺激的胰岛素分泌;还有增强胰岛素作用,从而有效地降低血糖浓度和糖基化血红蛋白;并可改善高脂血症,降低甘油三酯和胆固醇水平,提高高密度脂蛋白胆固醇在总胆固醇中的比例;还可抑制血小板聚集和促进纤维蛋白溶解,因而对血管病变可能有一定的防治作用。

【适应证】主要用于单用饮食控制治疗未能达到良好效果的轻、中度Ⅱ型糖尿病患者;过去虽用胰岛素治疗,但每日需要量在30~40单位以下者;对无症状病人,在饮食控制基础上仍有显著高血糖;对胰岛素有抗药者可加用本品。

【禁忌证】多数胰岛素依赖型糖尿病有酮症倾向者;合并严重感染、肝肾功能不全,及对本品过敏者禁用。糖尿病酮症酸中毒,糖尿病高渗昏迷,孕妇、肾上腺皮质功能不全者禁用。

【不良反应】少数病人可出现轻度恶心、头晕。个别病例有低血糖。恶心、腹痛、呕吐、腹泻、头痛等,其发生率为1%~2%,但继续治疗其症状会消失。本品有肝脏毒性,并且与剂量相关。个别患者会发生暂时性皮疹,偶见低血糖症。若服药期间饮酒,可能发生潮红、心悸等反应。

【注意事项】对本品过敏者禁用。对有酮症倾向、大多数胰岛素依赖型糖尿病、合并严重感染及伴有肝肾功能不全者禁用。本品无严重不良反应。其降糖作用可因同用水杨酸、磺胺类、双香豆素、单胺氧化酶抑制剂、保泰松、氯胺苯醇、环磷酰胺、丙磺舒而增强;也会因下列药物而减弱,如肾上腺素、皮质类固醇、噻嗪类利尿剂。

【药物相互作用】本品与磺胺类、水杨酸类、双香豆素、单胺氧化酶抑制剂、保泰松、吲哚美辛、氯霉素、普萘洛尔等合用时,可增强本品的降血糖作用,诱发低血糖反应。氯霉素、保泰松、丙磺舒、香豆素类、磺胺苯吡唑等能抑制磺酰脲类的代谢和排泄,延长降血糖的作用。水杨酸类、磺胺类与磺酰脲类竞争血浆蛋白结合;β肾上腺素、单胺氧化酶抑制剂、水杨酸类和抗抑郁药、苯环丙胺可以抑制葡萄糖的生成,增加葡萄糖的氧化,刺激胰岛素的分泌。上述各类药物均可增强磺酰脲类的降血糖作用。磺酰脲类特别是氯磺丙脲和甲苯磺丁脲可以抑制肝脏的乙醇酶降解,导致头痛、心动过速、心绞痛和皮肤反应。

【用法和用量】在磺酰脲类药物中,本品胃肠吸收最快,最高药效时间和进餐后血糖升高高峰时间最一致,因此,引起下餐前低血糖反应的机会较少;半衰期较短,引起严重持久的低血糖危险性在磺酰脲类药物中较小。口服。餐前30min服用,每日2.5~5mg开始,每日1次。以后视病情可逐步调整剂量,以达到满意控制血糖浓度。每日剂量 10mg 以上时,可分 2 ~ 3 次服,每日最高剂量不超过 30mg。使用其他口服磺脲类降血糖药的患者,改用本品治疗时,需观察 1 ~ 2 周,以防出现低血糖现象。

【制剂与规格】

(1)格列吡嗪片(胶囊):①2. 5mg;②5mg。

(2)格列吡嗪分散片:5mg。

第三节　骨代谢用药

影响骨代谢的药物主要是调节钙、磷酸盐代谢和能量平衡的药物。调节钙和磷酸盐代谢的药物主要用于治疗骨质疏松症。重要的钙盐有葡萄糖酸钙(口服常释剂型、注射剂)。

葡萄糖酸钙

【药理作用】正常人含钙总量约 1400g,其中 99% 以骨盐形式存在于骨中,以保持骨的硬度。

(1)正常人血清钙含量约 9 ~ 11mg/100mL,甲状旁腺素、维生素 D 和降钙素的活性代谢物维持血钙含量的稳定性。血钙降低时可出现神经肌肉兴奋性升高,甚至昏迷。

(2)钙离子还参与凝血过程。能降低毛细血管通透性,增加毛细血管壁的致密性,使渗出减少,有消炎、消肿及抗过敏等作用。

(3)与镁离子有竞争性拮抗作用。

(4)钙离子可促进心肌兴奋—可收缩耦联的形成,但高浓度的钙可引起心律失常,并可使心跳停止于收缩期。

(5)钙盐促进骨骼和牙齿的钙化形成。本品为钙离子的补充剂。虽其含钙量较其他钙盐低,但它对组织刺激性较小,便于口服,注射给药更安全。

【适应证】治疗钙缺乏,急性血钙过低、碱中毒及甲状旁腺功能低下所致的手足搐搦症;过敏性疾患;氟中毒的解救;镁中毒时的解救;心脏复苏时应用(如高血钾或钙通道拮抗药引起的心功能异常的解救)。

【禁忌证】高钙尿症、高钙血症、含钙肾结石或有肾结石病史患者;对本品过敏者;应用强心苷期间禁止静脉注射本品。

【不良反应】静脉注射可有全身发热,静脉注射过快可产生心律失常甚至心跳停止,呕吐、恶心。可致高钙血症。

【注意事项】过敏体质者慎用。长期或大量应用本品,血清磷酸盐浓度降低。不宜用于肾功能不全患者与呼吸性酸中毒患者。静脉注射时如漏出血管外,可致注射部位皮肤发红、皮疹和疼痛,并可随后出现脱皮和组织坏死。对诊断的干扰:可使血清淀粉酶增高,血清 H - 羟基皮质醇浓度短暂升高。

【药物相互作用】

(1)维生素 D、雌激素可促进本药吸收。

(2)与钙通道拮抗药合用时,血钙可明显增高至正常值以上(盐酸维拉帕米等除外)。

(3)与降钙素合用,降钙作用减弱。

(4)与其他含钙或含镁药物合用时,易发生高钙血症或高镁血症,尤其是肾功能不全时。

(5)噻嗪类利尿药可增加肾脏对钙的重吸收,易发生高钙血症。

(6)氟化物或苯妥英可与本药结合成不吸收的化合物,两药吸收均减少。

(7)与硫酸镁同时静脉应用时,会形成硫酸钙沉淀,并降低后者的疗效。

【用法和用量】

(1)口服:儿童,一次 0.5 ~ 1g,一日 2 ~ 3 次;成人,一次 0.5 ~ 2g,一日 3 次。

(2)静脉注射或静脉滴注:用 10% 葡萄糖注射液稀释后缓慢注射,每分钟不超过 5mL。成人:①低钙血症,一次 1g,需要时可重复。②氟中毒解救,静脉注射 1g,1h 后重复。③高镁血症,一次 1 ~ 2g。

【制剂和规格】

(1)片剂:0.5g。

(2)葡萄糖酸钙注射液:10mL:1g。

第四节　高尿酸血症和痛风药物

高尿酸血症与痛风是嘌呤代谢障碍引起的代谢性疾病,但痛风发病有明显的异质性,除高尿酸血症外,可表现为急性关节炎、慢性关节炎、关节畸形、痛风石、慢性间质性肾炎和尿酸性尿路结石。高尿酸血症患者只有出现上述临床表现时,才称之为痛风。临床上分为原发性和继发性两大类。原发者多由先天性嘌呤代谢异常所致,常与肥胖、高血压、糖脂代谢紊乱、动脉硬化和冠心病等聚集发生;继发者则由某些系统性疾病或者药物引起。常用药物有秋水仙碱(口服常释剂型)、别嘌醇(口服常释剂型)。

1. 秋水仙碱

【药理作用】本品可对抗痛风性关节炎炎症反应的病因,如关节液和关节滑膜的中性粒细胞趋化,聚集并吞噬尿酸盐,以及释放一些炎性介质,因而可以控制关节局部的疼痛,肿胀和发红炎症反应。本品不影响尿酸盐的生成、溶解和排泄,因而无降血尿酸作用。口服后被回肠和空肠迅速吸收。其吸收率及吸收程度因片剂的溶解度、肠蠕动强度、胃排空程度、吸收部位 pH 及胃肠黏膜细胞内秋水仙碱与微管结合程度的不同而不同。峰值浓度时间为 0.5 ~ 2h。在肝脏代谢,经胆汁和肾脏排出。停药后药物排泄可持续 10 日。治疗急性痛风一般于口服后 12 ~ 24h 起效,90% 的患者在服药 24 ~ 48h 后疼痛消失,疗效持续 48 ~ 72h。肝病患者口服本药 2mg 后,达峰值时间快,但消失也快。肝病患者由肾脏的排泄增加。

【适应证】用于急性痛风,对一般疼痛、炎症和慢性痛风无效;抗肿瘤,可抑制细胞的有丝分裂,有抗肿瘤作用,毒性大,现已少用。对乳腺癌疗效显著,对食管癌、子宫颈癌、肺癌可能也有一定疗效。部分病人的肿瘤缩小,有利于手术切除。

【禁忌证】骨髓功能低下者,肝或肾功能不全者禁用;孕妇和哺乳期妇女,小于 2 岁儿童禁用。

【不良反应】秋水仙碱有剧毒。常见呕吐、腹泻、恶心、腹痛、胃肠反应,是严重中毒的前驱症状,症状出现时即行停药。肾脏损害可见少尿、血尿。对骨髓有直接抑制作用,引起粒细胞缺乏、再生障碍性贫血。

(1)消化道反应:最常见的副作用。许多痛风病人在服用秋水仙碱后出现食欲减退、恶心、呕吐、腹部不舒适感以及腹泻。有的病人因恶心呕吐或者腹泻较为严重而无法坚持用药。

(2)肾脏损害:可出现蛋白尿现象,一般不会引起肾衰竭。

(3)骨髓毒性反应:对骨髓的造血功能有抑制作用,导致再生障碍性贫血、白细胞减少等。

(4)肝脏损害:可引起肝功能异常,严重者可发生黄疸。

【注意事项】

(1)使中枢神经抑制药和拟交感神经药的作用增强。

(2)引起可逆性维生素 B_{12} 吸收不良。

(3)噻嗪类利尿药与秋水仙碱同时应用,会影响其抗痛风疗效。

(4)孕妇可致畸胎,老年人易发生积蓄中毒,应慎用。

(5)胃肠道反应通常是对本品不能耐受或中毒的前驱症状,应及时减量或停药。

(6)与高血压药合用,可降低后者的抗高血压疗效。

【用法和用量】成人,口服给药。

(1)治疗痛风:急性痛风发作时,初始剂量为 1 ~ 2mg,以后每 1h 服用 0.5mg,直到症状缓解,或胃肠道不良反应出现。治疗量 24h 内不宜超过 6mg,并在 48h 内不需服用本药。以后每日量为 0.5 ~ 1.5mg,分次服用,共 7 ~ 14 天。

(2)预防痛风症状发作:口服 0.5mg ~ 1mg,每日 1 次或 2 次;每日限量 6mg。

【制剂和规格】秋水仙碱片:①0.5mg;②1mg。

2. 别嘌醇

【药理作用】本品可被体内黄嘌呤氧化酶催化成为别黄嘌呤，别黄嘌呤与本品对黄嘌呤氧化酶有抑制作用。由于黄嘌呤氧化酶对别黄嘌呤的亲和力比对黄嘌呤和次黄嘌呤大，因而使黄嘌呤和次黄嘌呤不能利用该酶转化为尿酸，使血中尿酸的浓度降低。黄嘌呤及次黄嘌呤在体内的浓度及尿中的排泄量增加，因它们的溶解度比尿酸大，故在泌尿道中不易析出，易于被肾清除。又由于尿酸在血浆中浓度降低至其溶解度水平之下，这不仅避免尿酸结石的沉积，还可以有助于结石的重新溶解。

【适应证】本品为抗痛风药。

(1)慢性原发性或继发性痛风的治疗。对急性痛风发作无效，因本品无消炎作用，并有可能加重或延长急性期的炎症。控制急性痛风发作时，须同时应用秋水仙碱或其他消炎药，尤其是在治疗开始的几个月内。

(2)用于反复发作性尿酸结石患者，以预防结石的形成。

(3)主要用于治疗痛风和防止痛风性肾病、继发性高尿酸血症，以及重症癫痫的辅助治疗。

(4)用于治疗伴有或不伴有痛风症状的尿酸性肾病。

【禁忌证】对本品有过敏史或目前正在急性痛风期的患者，有肝、肾病史及孕妇慎用或忌用。

【不良反应】个别病人可出现腹泻、腹痛、低热、皮疹，暂时性转氨酶升高或粒细胞减少。服用初期诱发痛风，开始4～8周内可与小剂量秋水仙碱合用。由于别嘌醇是减少嘌呤合成的药物，同时，采用防止DNA、RNA等核酸氧化分解的强抗氧化剂，可显著减少痛风缓解期的嘌呤、尿酸产生，这样可以大大减少别嘌醇的用量和副作用。

【注意事项】服药期间应多饮水，与6-巯嘌呤合用时，可使后者分解代谢减慢而增加毒性。不与氧化钙、维生素C同服。肾功能不良的病人可使别黄嘌呤体内蓄积，使本品不良反应增多。

【药物相互作用】

(1)与氨苄西林同用时，皮疹的发生率增多，尤其是高尿酸血症患者。

(2)与抗凝药(如双香豆素、茚满二酮衍生物等)同用时，后者的效应可加强，应注意调整用量。

(3)与硫唑嘌呤或巯嘌呤同用时，后者可因酶的氧化受阻效应更显著，用量一般要减少1/4～1/3。

(4)饮酒，呋塞米、氯噻酮、吡嗪酰胺等均可增加血清中尿酸含量。控制痛风和高尿酸血症时，应用本品要注意用量的调整。

(5)与环磷酰胺同用时，对骨髓的抑制可更明显。

(6)与尿酸化药同用时，可增加肾结石形成的可能。①本品与卡托普利合用，偶可引起阿斯综合征。②本品与噻嗪类利尿剂及依他尼酸、丁脲胺等合用，可拮抗本品的抗痛风作用。③与磺酰脲类口服降糖药合用，延长磺酰脲类半衰期，增强其作用。④与维生素C、氯化钙、磷酸钾合用，可增加肾脏中黄嘌呤结晶的形成。⑤与铁剂同时服用，可致铁在组织内过量积蓄。⑥本品可抑制香豆素类抗凝药的代谢。

【用法和用量】口服。

(1)成人正常剂量：①痛风：初始剂量一次50mg，一日1～2次，可每周递增50～100mg，递增至一日200～300mg，分2～3次服。每2周测血和尿酸水平，如已达正常水平，则不再增量；如尿酸水平仍高，可再递增，但一日最大量不得大于600mg。②尿酸结石：一次100～200mg，一日1～4次。或者一次300mg，一日1次。

(2)儿童治疗继发性高尿酸血症常用量：6岁以内每次50mg，一日1～3次；6～10岁，一次100mg，一日1～3次。剂量可酌情调整。

(3)肾功能不全时剂量：①肌酐清除率为10～20mL/min时，一日用量为200mg；②肌酐清除率为3～10mL/min时，一日用量为100mg；③肌酐清除率低于3mL/min时，一日用量为100mg，给药间隔至少24h。

【制剂和规格】别嘌醇片：①100mg；②200mg；③300mg。

第六章 血液系统用药

第一节 止血药物

血液中的凝血酶使纤维蛋白原转化为纤维蛋白，则可促使血液凝固而止血。纤维蛋白可被血液中的纤溶酶溶解，因此，如抑制该酶，则可增加凝血块的强度，协助止血。

本节药物包括具有促凝活性的药物维生素K_1和抗纤溶酶药物氨甲苯酸。

一、促凝血药

维生素K_1

【药理作用】维生素K是肝脏合成因子Ⅱ、Ⅶ、Ⅸ、Ⅹ所必需的物质。维生素K缺乏可引起这些凝血因子合成障碍或异常，临床可见出血倾向和凝血酶原时间(PT)延长。

【适应证】

(1)用于维生素K缺乏症、低凝血因子Ⅱ血症及口服抗凝药过量的治疗。

(2)新生儿出血症。

(3)长期应用广谱抗生素所致的体内维生素K缺乏。

(4)偶用于胆石症或胆道蛔虫症引起的胆绞痛。

(5)大剂量用于杀鼠药“二苯茚酮钠”的中毒解救。

【禁忌证】严重肝脏疾患或肝功能不良者。

【不良反应】

(1)偶见过敏反应。静注过快,超过5mg/min,可引起面部潮红、出汗、支气管痉挛、心动过速、低血压等。曾有快速静脉注射致死的报道。

(2)肌注可引起局部红肿和疼痛。

(3)新生儿应用本品后可能出现高胆红素血症、黄疸和溶血性贫血。但少见。

【注意事项】

(1)有肝功能损伤的患者,本品的疗效不明显,盲目加量可加重肝损伤。

(2)本品对肝素引起的出血倾向无效。外伤出血无必要使用本品。

(3)本品用于静脉注射宜缓慢,给药速度不应超过1mg/min。

(4)本品应避免冻结。如有油滴析出或分层则不宜使用,但可在避光条件下加热至70-80℃,振摇使其自然冷却,如澄明度正常则仍可继续使用。

(5)本品可通过胎盘,临产孕妇应避免使用。

(6)用药期间应定期检测凝血酶原时间(PT),以调整本品的用量及给药次数。

(7)大剂量或超剂量使用可加重肝损害。

【药物相互作用】

(1)与双香豆素类口服抗凝剂合用,作用相互抵消。

(2)水杨酸类、磺胺、奎宁、奎尼丁等也影响本品的效果。

【用法和用量】

(1)成人。常规剂量如下:1)肌内注射:①抗凝药引起的低凝血因子Ⅱ血症临床无出血倾向者,一日2.5~10mg,分3~4次给药,仅个别患者需要一日25mg。②肠道吸收不良或其他药物引起的低凝血因子Ⅱ血症,一次2~25mg,必要时可重复。③预防低凝血因子Ⅱ血症,长期全胃肠外营养患者,一次5~10mg,一周1次。2)皮下注射:同肌内注射。3)静脉注射:用于低凝血因子Ⅱ血症伴临床出血者,10~50mg缓缓静脉注射,必要时每4h重复。

(2)儿童。常规剂量如下:1)肌内注射:①预防新生儿出血,出生后立即给药0.5~1mg,6~8h后视病情需要可重复,少数需重复用4~7日。也可于分娩前12~24h,孕妇肌内注射或静脉注射2~5mg(多不主张孕妇用药)。②新生儿出血症,注射

1mg,8h 后视病情需要可重复。③预防低凝血因子Ⅱ血症,长期全胃肠外营养患者需 2 ~5mg,一周 1 次;母乳或人工喂养的婴儿一日 1mg;婴儿腹泻数日需一日 1mg。④儿童凝血因子Ⅱ缺乏,一日 2mg。2)皮下注射:同肌内注射。3)静脉给药:较大儿童凝血因子Ⅱ缺乏,5 ~10mg 缓慢静脉注入。

【制剂和规格】维生素 K_1 注射液:(1)1mL∶2mg;(2)1mL∶10mg。

二、抗纤溶药

氨甲苯酸

【药理作用】能抑制纤维蛋白溶酶原的激活因子,使纤维蛋白溶酶原不能激活为纤维蛋白溶酶,从而抑制纤维蛋白的溶解,产生止血作用。

【适应证】

(1)主要用于因原发性纤维蛋白溶解过度所引起的出血,包括急性和慢性、局限性或全身性的纤溶亢进性出血,后者常见于癌肿、白血病、妇产科意外、严重肝病出血等。

(2)也用于链激酶、尿激酶、组织纤溶酶原激活物过量引起的出血。

【禁忌证】

(1)对本品过敏者。

(2)有血栓形成倾向(如急性心肌梗死)或有纤维蛋白沉积时不宜使用。

【不良反应】

(1)不良反应较 6 - 氨基己酸少,偶有药物过量所致颅内血栓形成和出血。

(2)腹泻、恶心及呕吐;较少见月经不适(经期血液凝固所致)。

【注意事项】

(1)应用本品患者要监护血栓形成并发症的可能性。对于有血栓形成倾向者(如急性心肌梗死)宜慎用。

(2)本品一般不单独用于弥散性血管内凝血(DIC)继发纤溶亢进所致的出血,以防进一步血栓形成,影响脏器功能,特别是急性肾衰竭。如有必要,应在肝素化的基础上应用本品。但在 DIC 晚期,以纤溶亢进为主时也可单独应用本品。

(3)由于本品可导致继发性肾盂和输尿管凝血块阻塞,大量血尿时要慎用。

(4)宫内死胎所致低纤维蛋白原血症出血,用肝素治疗较本品更安全。

(5)慢性肾功能不全时用量酌减。治疗前列腺手术出血时,用量也应减少。

(6)老人多伴有血液黏滞性增加、血脂偏高、血管硬化等,如大剂量使用本品,可促进血液凝固,使血流缓慢,从而易形成脑血栓,故应慎用本药。

【药物相互作用】

(1)口服避孕药或雌激素与本品合用,有增加血栓形成的危险。

(2)本品不可与其他凝血因子合用,以防血栓形成。

(3)与青霉素或尿激酶等溶栓剂有配伍禁忌。

【用法和用量】一次0.25~0.5g,一日2~3次,一日总量为2g。

【制剂和规格】

(1)氨甲苯酸片:①0.125g;②0.25g。

(2)氨甲苯酸胶囊:0.25g。

第二节　抗血小板药物及抗贫血药物

一、抗血小板药物

血小板的黏附、聚集常为血栓形成的始动因素,尤其在动脉血栓栓塞性疾病中有重要地位。抗血小板药可降低血小板的黏附及聚集,保障血液流畅、减少血栓的形成。用于动脉血栓栓塞性疾病的防治。本节介绍的是双嘧达莫。

双嘧达莫

【药理作用】本品为抗血小板聚集药及冠状动脉扩张药,可抑制血小板第一相和第二相聚集。具有抗血栓形成作用。

【适应证】

(1)目前主要利用其抗血小板聚集作用,与阿司匹林合用于短暂性脑缺血发作和缺血性脑卒中患者预防脑卒中的发作(二级预防)及冠心病的治疗。

(2)与华法林合用,防止人工瓣膜置换术后的血栓形成。

【禁忌证】对本品过敏者。

【不良反应】

(1)不良反应与剂量有关。如每日口服超过400mg,约25%出现不良反应,以眩晕较多见;腹部不适、头痛、皮疹等较少见;腹泻、呕吐、面红、瘙痒、心绞痛等罕见。偶有肝功能异常。不良反应持续或不能耐受者少见,停药后可消除。

(2)用于冠心病治疗,较大剂量时可能由于冠状动脉"窃血",诱发心绞痛发作或引起心绞痛恶化。

(3)长期大量用药可致出血倾向。

【注意事项】

(1)有以下情况者慎用:低血压患者、有出血倾向者、冠心病患者。

(2)12岁以下儿童用药的安全性和有效性尚未确立。

(3)对孕妇用药尚未进行适当的对照研究,使用应权衡利弊。美国食品药品管理局(FDA)对本药的安全性分为B级(2000)和C级(1998)。

(4)本药可经乳汁分泌,哺乳期妇女慎用。

(5)如果发生低血压,必要时可用升压药。急性中毒症状在啮齿类动物有共济失调,运动减少和腹泻;在狗中有呕吐,共济失调和抑郁。本药与血浆蛋白高度结合,透析可能无益。

【药物相互作用】

(1)与阿司匹林合用有协同作用,故两者合用时,本品应减量。

(2)与肝素、香豆素类、头孢孟多、头孢替安、普卡霉素或丙戊酸等合用,可加重低凝血酶原血症,或进一步抑制血小板聚集,引起出血。

【用法和用量】

(1)心脏人工瓣膜患者的长期抗凝治疗:一日400mg(与华法林合用),分3次给药。

(2)血栓栓塞性疾病:一次100mg,一日总量400mg。如与阿司匹林合用,则根据后者调整本品用量,一日总量控制在100~200mg。如口服阿司匹林一日1000mg,则本品一日剂量不能超过100mg。

(3)慢性心绞痛、防止血栓形成:一次25~50mg,一日3次,饭前1h服用。

【制剂和规格】双嘧达莫片:25mg。

二、抗贫血药

缺铁性贫血是指体内铁缺乏导致红细胞生成障碍而发生的小细胞低色素性贫血。诊断要点:①常见症状有头晕、头痛、乏力、易倦、心悸、活动后气短、眼花、耳鸣等;②特殊表现有口角炎、舌乳突萎缩、舌炎、异食癖;严重的缺铁可有匙状指甲(反甲)、食欲减退、恶心及便秘。儿童可出现生长发育迟缓或行为异常。

巨幼细胞性贫血是因叶酸和(或)维生素B_{12}缺乏,细胞核DNA合成障碍引起血细胞生成异常的贫血。诊断要点:①贫血表现:起病隐伏,多有明显贫血症状,如头晕、乏力、活动后气短等。严重者因红细胞未发育到成熟就在骨髓内遭破坏即原位溶血,可出现轻度黄疸。②胃肠道症状:常有反复发作的舌炎、舌面光滑、食欲缺乏,偶有腹胀、腹泻及便秘等。③神经系统症状:维生素B_{12}缺乏者可出现神经系统症状,包括手足对称性麻木、感觉障碍、步态不稳、行走困难等。有些小儿及老年维生素B_{12}缺乏者及少数叶酸缺乏者可出现抑郁、嗜睡或精神错乱等精神异常。

本节药物包括治疗缺铁性贫血的硫酸亚铁以及治疗巨幼细胞贫血的叶酸。

1. 硫酸亚铁

【药理作用】铁为人体所必需的元素，正常人体内总铁量为3～5g，大多与蛋白质结合成复合物，60%～70%的铁为血红蛋白铁，20%～30%以铁蛋白和含铁血黄素的形式储存于肝、脾、骨髓等组织中，约5%存在于肌红蛋白和各类含铁酶中。铁是红细胞合成血红素必不可少的物质。吸收到骨髓的铁，进入骨髓幼红细胞，聚集到线粒体中，与原卟啉结合成血红素，后者再与球蛋白结合而成为血红蛋白，进而发育为成熟红细胞。

【适应证】主要用于慢性失血（月经过多、痔疮出血、子宫肌瘤出血、钩虫病失血等）、营养不良、妊娠、儿童发育期等引起的缺血性贫血。

【禁忌证】血色病，或含铁血黄素沉着症，及不伴缺铁的其他贫血（如地中海性贫血）。

【不良反应】

（1）恶心，呕吐，上腹疼痛，便秘。

（2）减少肠蠕动，引起便秘，并排黑便。

【注意事项】

（1）下列情况慎用：酒精中毒、肝炎、急性感染、肠道炎症、胰腺炎和消化性溃疡。

（2）用药期间定期作下列检查，以观察治疗反应：血红蛋白测定、网织红细胞计数和血清铁蛋白测定。

（3）禁止与下列药物合用：碳酸氢钠、磷酸盐类、茶及含鞣酸的药物、四环素类。

（4）贫血纠正后，不宜长期服用，否则可引起铁负荷过度。

（5）对铁过敏者及非缺铁性贫血者禁用。

（6）不应与浓茶同服。

（7）药物过量的表现：过量发生的急性中毒多见于小儿。由于坏死性胃炎、肠炎，患者可有严重呕吐、腹泻及腹痛，以致血压降低，代谢性酸中毒，甚至昏迷。24～48h后，严重中毒可进一步发展至休克及血容量不足，肝损害及心血管功能衰竭。患者可有全身抽搐。中毒后期症状有皮肤湿冷、发绀、嗜睡、极度疲乏及虚弱、心动过速。有急性中毒征象应立即用二乙烯三胺五乙酸（促排灵）救治，中毒获救后，有可能遗有肝损害或中枢神经系统病变，要及早妥善处理。

【药物相互作用】

（1）本品与制酸药如碳酸氢钠、磷酸盐类及含鞣酸的药物或饮料同用，易产生沉淀而影响吸收。

（2）稀盐酸可促进 Fe^{3+} 转变为 Fe^{2+}，有助于铁剂吸收，对胃酸缺乏患者尤其适用。

（3）维生素C为还原性物质，能防止 Fe^{2+} 氧化而有利于吸收，但也易致胃肠道反应。

(4)铁剂与四环素类药物可形成络合物,互相妨碍吸收。

【用法和用量】

(1)成人:①预防:一日 0.3g。②治疗:一次 0.3g,一日 3 次。③缓释片:一次 0.45g,一日 2 次。

(2)儿童:①预防:一日按体重 5mg/kg。②治疗:一岁以下,一次 60mg,一日 3 次;1~5 岁,一次 120mg,一日 3 次;6~12 岁,一次 0.3g,一日 2 次。

【制剂和规格】(1)硫酸亚铁片:0.3g;(2)硫酸亚铁缓释片:0.45g。

2. 叶酸

【药理作用】叶酸经二氢叶酸还原酶及维生素 B_{12} 的作用,形成四氢叶酸(THFA),后者与多种一碳单位(包括 CH_3、CHZ、CHO 等)结合成四氢叶酸类辅酶,传递一碳单位,参与体内很多重要反应及核酸和氨基酸的合成。叶酸缺乏时,DNA 合成减慢,但 RNA 合成不受影响,结果在骨髓中生成细胞体积较大而细胞核发育较幼稚的血细胞,尤以红细胞最为明显。及时补充可有治疗效应。

【适应证】

(1)各种原因引起的叶酸缺乏及叶酸缺乏所致的巨幼细胞贫血。

(2)用于营养不良、慢性溶血性贫血者,孕妇、哺乳期妇女、婴幼儿,及长期使用避孕、止痛、抗惊厥、肾上腺皮质激素等药物者,以预防叶酸缺乏。

【禁忌证】

(1)对本品及其代谢产物过敏者。

(2)疑有叶酸依赖性肿瘤的育龄妇女。

【不良反应】

(1)肾功能正常的患者使用本品很少引起不良反应,偶有过敏反应。

(2)长期服药可出现畏食、恶心、腹胀等。

(3)大剂量服用,可使尿呈黄色。

【注意事项】

(1)孕妇可预防给药。一日剂量小于 0.5mg 时,美国食品药品管理局(FDA)对本品安全性分为 A 级,如大于 0.5mg 则为 C 级。

(2)哺乳期妇女可预防给药。

(3)口服大剂量叶酸,可以影响微量元素锌的吸收。诊断明确后再用药。若为试验性治疗,应用生理量(一日 0.5mg)口服。

(4)营养性巨幼细胞贫血常合并缺铁,应同时补充铁,并补充蛋白质及其他 B 族维生素。

(5)恶性贫血及疑有维生素 B_{12} 缺乏的患者,不单独用叶酸,因这样会加重维生素

B_{12}的负担和神经系统症状。

(6)一般不用维持治疗,除非是吸收不良的患者。

【药物相互作用】

(1)大剂量本品能拮抗苯巴比妥、苯妥英钠和扑米酮的抗癫痫作用,可使癫痫发作的临界值明显降低,并使敏感患者的发作次数增多。

(2)口服大剂量本品,可以影响微量元素锌的吸收。

(3)与考来替泊合用,可能会降低本品的生物利用度,因后者可与叶酸结合。

(4)与柳氮磺吡啶合用,可减少本品的吸收。

(5)与胰酶合用,可能会干扰本品吸收,故服用胰酶的患者需补充本品。

(6)与甲氨蝶呤等药物(对二氢叶酸还原酶有较强的亲和力,可阻止叶酸转化为四氢叶酸)合用,疗效均降低。

【用法和用量】

(1)成人:常规剂量:①巨幼细胞贫血:一次5~10mg,一日3次,14日为一疗程;或用至血象恢复正常。②预防叶酸缺乏症:一次0.4mg,一日1次。维持剂量:一日2.5~10mg。

(2)儿童:①常规剂量:一次5mg,一日3次;或一日5~15mg,分3次。②预防剂量:一次0.4mg,一日1次。

【制剂和规格】叶酸片:(1)0.4mg;(2)5mg。

第七章　风湿免疫性疾病用药

风湿免疫性疾病是一组涉及肌肉骨骼系统、关节、关节周围组织,并以疼痛症状为主的慢性疾病。风湿病成因复杂,至今未能完全阐明其发病机理。一般认为,其发病是在遗传易感性的基础上,受性激素、环境因素、社会、生理、心理等因素相互作用下,机体免疫功能紊乱而引起的慢性炎症性疾病。目前还没有特效药能彻底根治风湿病,但根据其发病机制,通过阻滞不同关键环节,能有效缓解疾病进程、改善预后。常见的风湿免疫性疾病主要有:多发性肌炎和皮炎,风湿热,类风湿关节炎,强直性脊柱炎,系统性红斑狼疮和系统性硬化症等。一般症状有:发热、疼痛、皮肤黏膜症状、雷诺氏征、系统损害、系统性血管炎等。

治疗风湿免疫性疾病的常用药物有如下两大类:

1. 非甾体抗炎药(NSAIDs):此类药物的作用主要为解热、镇痛和抗炎,从而减轻炎症反应。

2. 肾上腺皮质激素:主要指糖皮质激素。因为此类药物具有抗炎和免疫抑制作用,有较强和快速的消除炎症及炎症反应带来的各种症状,如发热、关节肿痛和疼痛。所以,为各类风湿免疫性疾病常用的一线药物。

第一节　非甾体抗炎药

关节肿痛是很多风湿免疫性疾病的症状。非甾体抗炎药通过抑制组织细胞产生环氧合酶,减少前列腺素等炎症介质的生成,达到镇痛、抗炎疗效,但不能阻断病情发展。NSAIDs 是治疗风湿性疾病的传统药物,用于减轻关节炎病人的关节痛、肿的症状,起效较快,改善其生活质量。NSAIDs 还有减少前列腺素的生成而抑制血小板聚集的功能和降低胃粘膜不受损伤的保护功能。前者有利于防止血栓的形成而使其用于心肌梗死的预防;但后者则成为引起 NSAIDs 主要不良反应消化性溃疡的原因。NSAIDs 根据其化学结构可分为很多类,它们具有共同的作用和不良反应,但也具有各自的特点。本节包括重要类别的代表药物对乙酰氨基酚(口服常释剂型、颗粒剂)、阿司匹林(口服常释剂型)、布洛芬(口服常释剂型)、双氯芬酸(口服常释剂型、口服缓释剂型)和吲哚美辛(栓剂)。长期应用时应特别注意其胃肠不良反应。

1. 阿司匹林

【药理作用】本品为使用最久的非甾体抗炎药(NSAIDs)的代表性药品,它可使环氧酶乙酰化,抑制前列腺素的合成,产生良好的解热、镇痛、抗炎、抗风湿作用;还可产生不可逆的抑制血小板聚集作用,减少血栓形成。低剂量的本品已成为心肌梗死的一级预防用药。

口服后吸收迅速、完全。常释制剂血药浓度达峰时间是 1 ~ 2h,解热、镇痛时血药浓度为 25 ~ 50μg/mL;抗炎、抗风湿时为 150 ~ 300μg/mL。吸收后分布于各组织中,也能渗入关节腔和脑脊液中,并可通过胎盘屏障。本品蛋白结合率低,但水解后的水杨酸盐蛋白结合率为 65% ~ 90%。本品大部分在胃肠道、肝及血液内很快水解为水杨酸,然后在肝脏中代谢。本品以结合的代谢物(大部分)和游离的水杨酸(小部分)形式,由肾排泄。半衰期为 15 ~ 20min。血药浓度达稳定状态所需的时间随每日剂量的加大而增加,在大剂量用药(如抗风湿)时一般需 7 天,但需 2 ~ 3 周或更长时间以达到最佳疗效。长期大剂量用药的患者,因药物主要代谢途径已经饱和,剂量微增即可导致血药浓度较大的改变。服用量较大时,未经代谢的水杨酸的排泄增多。个体间可有很大的差别。尿的 pH 对排泄速度有影响,在碱性尿中排泄速度加快,而且游离的水杨酸量增多;在酸性尿中则相反。

【适应证】

（1）镇痛、解热：可缓解轻度或中度的疼痛，如头痛、牙痛、神经痛、肌肉痛及月经痛，也用于感冒和流感等退热。本品仅能缓解症状，不能治疗引起疼痛和发热的病因，故需同时应用其他药物对病因进行治疗。

（2）抗炎、抗风湿：为治疗风湿热的常用药物。用药后可解热，使关节症状好转并使血沉下降，但不能去除风湿热的基本病理改变，也不能治疗和预防心脏损害及其他合并症。

（3）关节炎：除风湿性关节炎外，本品也用于治疗类风湿关节炎，可改善症状，但须同时进行病因治疗。此外，本品也用于骨关节炎、强直性脊柱炎、幼年型关节炎以及其他非风湿性炎症的骨骼肌肉疼痛，也能缓解症状。但近年来这些疾病已很少应用本品。

（4）抗血栓：本品对血小板聚集有抑制作用，可防止血栓形成，临床用于预防一过性脑缺血发作、心肌梗死、心房颤动、人工心脏瓣膜、动静脉瘘或其他手术后的血栓形成。也可用于治疗不稳定型心绞痛。

（5）儿科用于皮肤黏膜淋巴结综合征（川崎病）的治疗。

【禁忌证】

（1）有阿司匹林或其他非甾体抗炎药过敏史者，尤其是出现哮喘、神经血管性水肿或休克者。

（2）下列情况应禁用：①活动性溃疡病或其他原因引起的消化道出血；②血友病或血小板减少症；③哮喘患者；④鼻息肉综合征患者；⑤严重肝、肾功能不全者；⑥孕妇和哺乳期妇女。

【不良反应】一般用于解热镇痛的剂量很少引起不良反应。长期大量用药（如治疗风湿热），尤其当血药浓度 >200μg/mL 时较易出现不良反应。血药浓度愈高，不良反应愈明显。

（1）常见的有恶心、呕吐、上腹部不适或疼痛（由于本品对胃黏膜的直接刺激引起）等胃肠道反应（发生率 3% ~9%），停药后多可消失。长期或大剂量服用可有胃肠道出血或溃疡。

（2）中枢神经：出现可逆性耳鸣、听力下降、头晕、头疼、精神障碍等，多在服用一定疗程、血药浓度达 200 ~300μg/mL 后出现。少见眩晕。

（3）过敏反应：有约 0.2% 的患者出现，表现为哮喘、荨麻疹、血管神经性水肿或休克，多为易感者。服药后迅速出现呼吸困难，严重者可致死亡，称为阿司匹林哮喘。有的是阿司匹林过敏、哮喘和鼻息肉三联征，往往与遗传和环境因素有关。

（4）肝、肾功能损害：与剂量大小有关，尤其是剂量过大，使血药浓度达 250μg/mL 时易发生。损害均是可逆性的，停药后可恢复。但有引起肾乳头坏死的报道。

(5)过量或中毒表现:①轻度:即水杨酸反应。多见于风湿病用本品治疗者,表现为头痛、头晕、耳鸣、耳聋、恶心、呕吐、腹泻、嗜睡、精神紊乱、多汗、呼吸深快、烦渴、手足不自主运动(多见于老年人)及视力障碍等;②重度:可出现血尿、抽搐、幻觉、重症精神紊乱、呼吸困难及无名热等。儿童患者精神及呼吸障碍更明显。过量时实验室检查可有脑电图异常、酸碱平衡改变(呼吸性碱中毒及代谢性酸中毒)、低血糖或高血糖、酮尿、低钠血症、低钾血症及蛋白尿。

(6)血液系统:长期使用本品可使凝血因子Ⅱ减少,凝血时间延长,出血倾向(如鼻出血、牙龈出血、经血增多等)增加。本品引起的胃肠道出血可导致缺铁性贫血。本品还可促使葡萄糖-6-磷酸脱氢酶缺陷患者发生溶血性贫血。服用大剂量本品治疗类风湿关节炎的患者,可出现叶酸缺乏性巨幼细胞贫血。本品还有引起再生障碍性贫血、粒细胞减少、血小板减少的报道。

【注意事项】

(1)交叉过敏反应:对本品过敏时也可能对另一种水杨酸类药或另一种非水杨酸类的非甾体抗炎药过敏,但非绝对。必须警惕交叉过敏的可能性。

(2)对诊断的干扰:①长期每日用量超过2.4g时,硫酸铜尿糖试验可出现假阳性,葡萄糖酶尿糖试验可出现假阴性;②可干扰尿酮体试验;③当血药浓度超过130μg/mL时,用比色法测定血尿酸可得假性高值,但用尿酸氧化酶法则不受影响;④用荧光法测定尿5-羟吲哚醋酸(SHIAA)时可受本品干扰;⑤由于本品抑制血小板聚集,可使出血时间延长。剂量小到40mg/日也会影响血小板功能,但是临床上尚未见小剂量(<150mg/日)引起出血的报道;⑥肝功能试验:当血药浓度>250μg/mL时,氨基转移酶及血清碱性磷酸酶可有异常改变,剂量减少时可恢复正常;⑦大剂量应用,尤其是血药浓度>300μg/mL时,凝血酶原时间可延长;⑧大剂量应用本品时,用放射免疫法测定血清甲状腺素(T4)及三碘甲状腺素(T3)可得较低结果。

(3)有下列情况应慎用:①有哮喘及其他过敏性反应时;②葡萄糖-6-磷酸脱氢酶缺陷者(本品偶见引起溶血性贫血);③痛风(本品可影响其他排尿酸药的作用,小剂量时可能引起尿酸滞留);④肝功能减退时可加重肝脏毒性反应,加重出血倾向,肝功能不全和肝硬化患者易出现肾脏不良反应;⑤心功能不全或高血压,大量用药时可能引起心力衰竭或肺水肿;⑥肾功能不全时有加重肾脏毒性的危险;⑦血小板减少者。

(4)长期大量用药,应定期检查血细胞比容、肝功能及血清水杨酸含量。

(5)本品易于通过胎盘。动物试验表明,在妊娠头3个月应用本品可致畸胎,如脊椎裂、头颅裂、面部裂、腿部畸形,以及中枢神经系统、内脏和骨骼的发育不全。在人类也有报道,在应用本品后发生胎儿缺陷者。此外,在妊娠晚期,长期大量应用本品,可使妊娠期延长,有增加过期产综合征及产前出血的危险。在妊娠的最后2周应用,可增加胎儿出血或新生儿出血的危险。在妊娠晚期长期用药,也有可能使胎儿动脉导管收缩或早期闭锁，导致新生儿持续性肺动脉高压及心力衰竭。曾有报道，在妊娠晚期因过量应用或滥用本品，而增加了死胎或新生儿死亡的发生率(可能由于动脉导管闭锁、产前出血或体重过低)。孕妇禁用。美国食品药品管理局(FDA)对本药的妊娠安全性分级为C级，妊娠晚期足量给药时为D级。

(6)本药可经乳汁中排泄。长期大剂量用药时可能对婴儿产生不良反应，哺乳期妇女禁用。

(7)儿童患者尤其有发热及脱水者，使用本品易出现毒性反应。急性发热性疾病，尤其是流感及水痘患儿使用本药，可能发生瑞氏综合征，但在国内尚不多见。12岁以下儿童用药应谨慎。

(8)老年患者。由于肾功能下降，服用本品易出现毒性反应。老年人长期使用本药(特别是吸烟者)可发生肺水肿，故老年人用药应谨慎。年老体弱者，解热时宜用小剂量。

【药物相互作用】

(1)与其他非甾体抗炎镇痛药合用时，疗效并不加强。因为本品可以降低其他非甾体抗炎药的生物利用度，还可增加胃肠道副作用(包括溃疡和出血)。此外，由于对血小板聚集的抑制作用加强，还可增加其他部位出血的危险。本品与对乙酰氨基酚长期大量合用，有引起肾脏病变包括肾乳头坏死、肾癌或膀胱癌的可能。

(2)与任何可引起低凝血酶原血症、血小板减少、血小板聚集功能降低或胃肠道溃疡出血的药物合用时，可有加重凝血障碍及引起出血的危险。

(3)与抗凝药(双香豆素、肝素等)、溶栓药(链激酶、尿激酶)合用，可增加出血的危险。

(4)尿碱化药(碳酸氢钠等)、抗酸药(长期大量应用)可增加本品自尿中排泄，使血药浓度下降。但当本品血药浓度已达稳定状态而停用碱性药物，又可使本品血药浓度升高到毒性水平。碳酸酐酶抑制药可使尿碱化，但可引起代谢性酸中毒，不仅能使血药浓度降低，而且使本品透入脑组织中的量增多，从而增加毒性反应。

(5)尿酸化药可减低本品的排泄，使其血药浓度升高。本品血药浓度已达稳定状态的患者加用尿酸化药后可能导致本品血药浓度升高，毒性反应增加。

(6)糖皮质激素可增加水杨酸盐的排泄，合用时为了维持本品的血药浓度，必要时应增加本品的剂量。本品与糖皮质激素长期合用，尤其是大量应用时，有增加胃肠溃疡和出血的危险性。不主张将此两种药物同时应用。

(7)胰岛素或口服降糖药物的降糖效果可因与本品合用而加强和加速。

(8)与甲氨蝶呤合用时，可减少甲氨蝶呤与蛋白的结合，减少其从肾脏的排泄，使血药浓度升高而增加毒性反应。

(9)丙磺舒或磺吡酮的排尿酸作用，可因同时应用本品而降低；此外，丙磺舒可降低水杨酸盐自肾脏的清除率,从而使后者的血药浓度升高。

(10)乙醇可加强本品导致出血时间延长及胃出血作用,饮酒前后不应服用本品。

(11)食物可降低本品吸收速率,但不影响吸收量。

【用法和用量】口服。

(1)成人:①解热、镇痛,一次0.3~0.6g,一日3次,必要时每4h1次。②抗风湿,一日3~6g,分4次口服。③抑制血小板聚集则应用小剂量,如每日75~150mg,一日1次;在急性心肌梗死或作血管重建手术,开始可以用较高的剂量(160~320mg)作为负荷量,以后改为正常用的低剂量。④治疗胆道蛔虫病,一次1g,一日2~3次,连用2~3日;阵发性绞疼停止24h后停用,然后进行驱虫治疗。

(2)儿童:①解热、镇痛,每日按体表面积1.5g/m^2,分4~6次口服;或每次按体重5~10mg/kg,或每次每岁60mg,必要时4~6h1次。②抗风湿,每日按体重80~100mg/kg,分3~4次服,如1~2周未获疗效,可根据血药浓度调整用量。有些病例需增至每日130mg/kg。③用于儿童皮肤黏膜淋巴结综合征(川崎病),开始每日按体重80~100mg/kg,分3~4次服;退热2~3天后改为每日30mg/kg,分3~4次服,连服2个月或更久;血小板增多、血液呈高凝状态期间,每日5~10mg/kg,1次顿服。

【制剂和规格】

(1)阿司匹林片:①25mg;②50mg;③100mg;④200mg;⑤500mg。

(2)阿司匹林分散片:50mg。

(3)阿司匹林肠溶片:①25mg;②40mg;③50mg;④100mg;⑤150mg;⑥300mg;⑦500mg。

(4)阿司匹林肠溶胶囊:①40mg;②150mg;③300mg;④500mg。

2. 吲哚美辛

【药理作用】本品为非甾体抗炎镇痛药,具有抗炎、解热、镇痛作用。其作用机制为抑制环氧合酶,从而减少外周和中枢的前列腺素的合成。本品栓剂的吸收良好。本品的半衰期为4.5h,在早产儿的半衰期明显延长。60%的药物经肾脏排泄,其中10%~20%为原形;33%从胆汁排泄,其中1.5%为原形药;也可经乳汁排泄(每日可达0.5~2mg)。老年人的排泄较慢。本品不能被透析清除。

【适应证】

(1)关节炎。可缓解类风湿关节炎、骨性关节炎、强直性脊柱炎及莱特(Reiter)综合征等的症状,使疼痛和肿胀减轻及关节活动功能改善,但不能控制疾病过程的进展。

(2)痛风。可用于缓解急性痛风性关节炎的疼痛及炎症,但不能纠正高尿酸血症,不适用于慢性痛风的长期治疗。

(3)滑囊炎、肌腱鞘炎及肩周炎等非关节软组织炎症。在应用一般药无效时可使用。

(4)高热的对症治疗。可迅速大幅度短暂退热。

(5)偏头痛、痛经、手术后疼痛及创伤后疼痛等的镇痛治疗。

【禁忌证】

(1)交叉过敏反应。本品与阿司匹林有交叉过敏性。由阿司匹林过敏引起的喘息患者,应用本品时有可能引起支气管痉挛。对其他非甾体抗炎镇痛药过敏者也可能对本品过敏。上述患者禁用。

(2)禁用于:①孕妇(本药用于妊娠的后三个月时,可使胎儿动脉导管闭锁,引起持续性肺动脉高压)。②哺乳期妇女。③活动性胃溃疡、溃疡性结肠炎及其他上消化道疾病及病史者。④癫痫、帕金森病及精神病患者(可使病情加重)。⑤早产儿大剂量使用本药非常危险,14 岁以下儿童禁用。

【不良反应】本品不良反应的发生率较高。

(1)消化系统:①使用本品栓剂,可导致局部的直肠刺激、黏膜炎症或坏死伴大量出血。②可引起肝功能损害(黄疸、氨基转移酶升高)。罕见肝炎。

(2)精神神经系统:①十分常见的有头痛、头晕、焦虑及失眠等。也可见精神紊乱、忧郁、惊厥、昏迷、人格解体。这些症状通常是一过性的。②也可见困倦、癫痫和帕金森病加重,少见幻觉,严重者可见抽搐等。③老年患者可出现周围神经疾病(表现为感觉异常)和肌无力,但较罕见,停药后可能恢复。

(3)心血管系统:可引起高血压、脉管炎、轻度水肿(本品的水钠潴留作用较弱)。少见心绞痛。

(4)泌尿系统:①可出现血尿。老年患者可出现一过性肾功能不全。②肾小球肾炎、肾病综合征或系统性红斑狼疮患者用药后,可出现肌酐清除率进一步下降、肾小球坏死和进行性肾衰竭。此外,本品能诱发低肾素型醛固酮减少症和高钾血症。③肾功能正常者使用本药后出现肾功能损害的临床报道极少。但有报道,本品能抑制正常肾脏排钾,伴或不伴有血钾升高。

(5)血液:①常见血小板功能受抑制,少见血小板减少。有报道,早产儿用药后由于血小板聚集受抑制而出现严重的凝血障碍。②可见白细胞减少,也可单独发生粒细胞减少或粒细胞缺乏。③少见紫癜、骨髓抑制等。曾有报道出现血液恶病质。④罕见溶血性贫血、再生障碍性贫血。

(6)眼:可出现瞳孔散大、畏光、视物模糊、复视、中毒性弱视和视觉丧失。较少见眼眶和眼眶周围疼痛。最严重的不良反应,为伴有视网膜敏感性下降的慢性视网膜病、角膜及视网膜色素沉着,停药后可缓慢恢复。

(7)皮肤:可见瘙痒、荨麻疹等皮疹,结节性红斑、皮肤发热、毛发脱落及史约翰综合征。

(8)肌肉骨骼系统:长期使用本品的患者,其负重较大的关节(多为髋关节)会发生进行性破坏。可能由于药物缓解了疼痛,患者关节活动增多,加速了原有退行性病变的进程。

(9)代谢/内分泌系统:可有高血糖症。

(10)呼吸系统:偶有报道,出现急性呼吸困难、哮喘。在原有支气管哮喘或过敏疾病史的患者中,可突然发生支气管痉挛。

(11)其他:可见耳鸣、血管性水肿、休克。

【注意事项】

(1)本品与阿司匹林存在交叉过敏。由阿司匹林过敏引起的哮喘患者,应用本品时可引起支气管痉挛。对于其他非甾体类抗炎镇痛药过敏者也可能对本品过敏。

(2)儿童对本品较敏感,有使用本品后因潜在性感染被激发而导致死亡者。本品在幼儿(尤其是早产儿)体内代谢缓慢,半衰期较长(18~28h),对幼儿血小板聚集的抑制作用较强。应用本品诱导幼儿动脉导管闭锁时,会产生严重的全身性中毒反应,如:肾毒性反应伴蛋白尿和血尿,腹胀,出血性肠炎和坏死性小肠结肠炎。

(3)老年人使用本品易发生中枢神经系统不良反应,用药应谨慎。

(4)本品用于妊娠晚期可使胎儿动脉导管闭锁引起持续性肺动脉高压。国内资料建议孕妇禁用。美国食品药物管理局(FDA)对本品的妊娠安全性分级为B级或D级(妊娠晚期使用超过24h或在妊娠34周后使用)。

(5)本品对血小板聚集有抑制作用,可使出血时间延长。停药后此作用可持续一日。

(6)用药前后及用药时应当检查或监测:①血常规及肝、肾功能。②长期用药者应定期进行眼科检查(因本品可导致角膜沉着及视网膜改变)。

【药物相互作用】

(1)与抗病毒药齐多夫定合用时,后者清除率降低,毒性增加;同时,本药的毒性也增加,应避免两者合用。

(2)本品与胰岛素或口服降糖药合用,可加强降糖效应,合用时需调整降糖药的剂量。

(3)本品可使洋地黄类药物的血药浓度升高(抑制其肾脏清除),毒性增加,合用时需调整洋地黄的剂量。

(4)本品与肝素、口服抗凝药合用时,可使抗凝药的抗凝作用增强;同时,本品有抑制血小板聚集的作用,因此,有增加出血倾向的潜在危险。本品与抗凝药合用时,应观察患者凝血酶原时间的改变。

(5)本品与硝苯地平或维拉帕米合用时,可使后者血药浓度增高,毒性增加。

(6)本品与锂盐合用时,可减少锂自肾排泄,使其血药浓度增高,毒性增加。

(7)丙磺舒可减少本品自肾及胆汁清除,使本品的血药浓度增高,毒性增加。因此，两者合用时应减少本品剂量。

(8)本品可使甲氨蝶呤血药浓度增高，并延长其高血药浓度持续时间。如需进行中剂量或大剂量甲氨蝶呤治疗，应于用药前24～48h停用本品，以免增加甲氨蝶呤的毒性。

(9)本品可致水钠潴留(与双嘧达莫合用可致明显的水潴留)，从而可拮抗降压药(如吲达帕胺、β肾上腺素受体阻断药)的作用。

(10)本品可能降低噻嗪类药、呋塞米、布美他尼的利尿和降压效果。与呋塞米合用时出现钠潴留，两者合用应密切监测呋塞米的疗效。

(11)本品与对乙酰氨基酚长期合用可增加肾脏不良反应，与其他非甾体类抗炎药、肾上腺皮质激素、促肾上腺皮质激素合用，消化性溃疡的发生率增高，且出血倾向增加。

(12)与氨苯蝶啶合用可致肾功能损害(肌酐清除率下降、氮质血症)。

(13)与乙醇合用，可增加发生出血的危险。

【用法和用量】直肠给药。50mg/次，50～100mg/日，一般连用10日为1个疗程。

【制剂和规格】吲哚美辛栓：①25mg；②50mg；③100mg。

对乙酰氨基酚、布洛芬、双氯芬酸见抗痛风药。

第二节　糖皮质激素类药物

糖皮质激素具有强大的抗炎作用和一定的免疫抑制作用，是治疗许多自身免疫病的基础药。临床用药强调个体化，即其剂量、用药方法、疗程取决于疾病种类、病情活动性和严重性，以及个体的情况及其并存的其他病。在治疗过程中应同时或适时加用其他免疫抑制剂，以便更快地诱导病情缓解和巩固疗效，并可避免长期使用较大剂量激素导致的严重副作用。在用法上差异甚大，如在系统性红斑狼疮(SLE)活动期或有重要脏器累及，乃至出现狼疮危象或其他重症结缔组织病(如系统性血管炎、炎性肌病等)，都可以使用大剂量激素冲击治疗。必要时与免疫抑制剂联合应用，一可加速起效，二可改善预后，三可减少部分激素剂量。凡病情稳定后宜用最小维持量，以泼尼松为标准，一日不超过7.5mg。

糖皮质激素用于全身或局部过敏性及自身免疫性炎症性疾病。如：泼尼松或泼尼松龙用于系统性红斑狼疮、多肌炎、皮肌炎、血管炎、类风湿关节炎、严重支气管哮喘、肾病综合征、血小板减少性紫癜等系统性自身免疫病。该类药物常见的基本药物有泼尼松、氢化可的松、甲泼尼松、曲安奈德、地塞米松等。

1. 泼尼松

【药理作用】本品为中效糖皮质激素。其抗炎作用及对糖代谢的影响较强，对水盐代谢影响很小。本品在肝内转化为泼尼松龙后才有药理活性，生物半衰期为60min。

【适应证】本品主要用于过敏性与自身免疫性炎症性疾病。

(1)治疗系统性红斑狼疮、重症多发性肌炎及严重的支气管哮喘、皮肌炎、血管炎等疾病。

(2)治疗各种急性严重细菌感染、风湿病、肾病综合征、重症肌无力等。

(3)用于血小板减少性紫癜、粒细胞减少症的治疗。

(4)用于剥脱性皮炎、天疱疮、神经性皮炎、湿疹等严重皮肤病的治疗。

(5)用于器官移植的排斥反应。

(6)用于肿瘤如急性淋巴性白血病、恶性淋巴瘤的治疗。

【禁忌证】

(1)对肾上腺皮质激素类药物过敏者。

(2)真菌和病毒感染患者。

(3)下列疾病患者一般不宜使用：高血压、血栓症、胃与十二指肠溃疡、神经病、电解质异常、心肌梗死、内脏手术、青光眼等。

【不良反应】

(1)本品对下丘脑—垂体—肾上腺轴抑制作用较强。并发感染为其不良反应。

(2)本品潴钠作用较可的松相对较弱，一般不易引起电解质紊乱或水肿等不良反应。(3)其余参见"氢化可的松"。

【注意事项】

(1)下列情况应慎用：①急性心力衰竭或其他心脏病。②糖尿病患者。③憩室炎患者。④情绪不稳定和有精神病倾向者。⑤高脂蛋白血症患者。⑥甲状腺功能减退者。⑦重症肌无力患者。⑧骨质疏松患者。⑨胃炎或食管炎患者。⑩肾功能不全或有结石者。⑪结核病患者。⑫肝功能不全者不宜使用(因本品需经肝脏代谢)。

(2)本品及其他糖皮质激素类药物可透过胎盘。动物实验证实，孕期给药可增加胚胎腭裂、胎盘功能不全、自发性流产和胎儿宫内生长发育迟缓的发生率。人类使用药理剂量的糖皮质激素可增加胎盘功能不全、新生儿体重减轻或死胎的发生率。妊娠期妇女慎用。美国食品药品管理局(FDA)对本品的妊娠安全性分级为B级。(3)其余参见"氢化可的松"。

【药物相互作用】

(1)酮康唑可升高本品血药浓度(本品血浆总浓度和游离浓度)。

(2)其余参见"氢化可的松"。

【用法和用量】

(1)成人:口服。①一般用法:一次5~10mg,一日10~60mg。②系统性红斑狼疮、溃疡性结肠炎、自身免疫性溶血性贫血等自身免疫性疾病:一日40~60mg,病情稳定后逐渐减量。③药物性皮炎、荨麻疹、支气管哮喘等过敏性疾病:一日20~40mg,症状减轻后减量,每隔1~2日减少5mg。④防止器官移植排斥反应:一般在术前1~2日开始给药,一日100mg,术后1周改为一日60mg,以后逐渐减量。⑤急性白血病及其他恶性肿瘤:一日60~80mg,症状缓解后减量。

(2)儿童:口服。①抗炎和抑制免疫:一日0.05~2mg/kg,分1~4次服用。②治疗急性哮喘发作:一日1~2mg/kg,分1~2次服用,连用3~5日。按年龄计算参考量为:a.小于1岁:一次10mg,每12h1次;长程维持治疗时,一次10mg,隔日1次。b.1~4岁:一次20mg,每12h1次;长程维持治疗时,一次20mg,隔日1次。c.5~13岁:一次30mg,每12h1次;长程维持治疗时,一次30mg,隔日1次。d.大于13岁:一次40mg,每12h1次;长程维持治疗时,一次40mg,隔日1次。③治疗肾病综合征:a.一日2mg/kg(最大剂量一日60mg),分2~4次服用,连用1个月;然后以此日剂量隔日给药,连用1个月。b.一日60mg/m^2(最大剂量一日80mg),分3次服用,连用6周;然后隔日服用40mg/m^2,连用6周。

【制剂和规格】

(1)泼尼松片:5mg。

(2)醋酸泼尼松片:5mg。

2. 氢化可的松

【药理作用】生理剂量时可影响机体各种物质代谢过程,参与调解糖、蛋白质、脂肪、核酸等代谢;并有一定的盐皮质激素样作用,能够保钠排钾。药理剂量还具有以下作用:①抗炎作用。糖皮质激素具有很强的抗炎作用,能抑制感染性、物理性、化学性、免疫性及无菌性炎症。可通过降低毛细血管的通透性等作用减轻渗出、水肿;通过抑制炎症细胞在炎症部位的聚集,并通过抑制吞噬作用,稳定溶酶体膜,阻止补体参与炎症反应以及炎症介质(如前列腺素、血栓素、白三烯)的合成与释放等作用,缓解红、肿、热、痛等症状。本品的抗炎作用为可的松的1.25倍,在药理剂量时对感染性和非感染性炎症均有抑制作用。②免疫抑制作用。糖皮质激素可防止或抑制细胞介导的免疫反应、迟发型过敏反应。其抑制免疫的作用可能与诱导淋巴细胞DNA降解、影响淋巴细胞的物质代谢、诱导淋巴细胞凋亡及抑制核转录因子活性等因素有关。同时,糖皮质激素还能减少过敏介质的产生及释放,故可减轻过敏症状。③抗毒素作用。能提高机体对有害刺激的应激能力,减轻细菌内毒素对机体的损害,缓解毒血症症状,对感染毒血症的高热有退热作用。退热机制可能与其抑制体温中枢对致热原的反应、稳定溶酶体膜、减少内源性致热原的释放有关。④抗休克作用。对中毒性休克、低血容量性休克、心源性休克都有对抗作用。本品可自消化道迅速吸收，也可经皮肤吸收，尤其在皮肤破损处吸收更快。口服约1h血药浓度达峰值，血中99%以上的氢化可的松与血浆蛋白结合。作用可持续1.25～1.5日。多数主要代谢产物与葡萄糖醛酸结合，极少量以原形自尿液排出。生物半衰期约为100min。

【适应证】糖皮质激素类药在临床应用非常广泛。本品主要用于肾上腺皮质功能减退症及垂体功能减退症的替代治疗，也可用于过敏性和炎症性疾病等。主要包括：

(1)原发性或继发性(垂体性)肾上腺皮质功能减退的替代治疗。

(2)用于治疗合成糖皮质激素所需酶系缺陷所致的各型肾上腺皮质增生症(包括21－羟化酶缺陷、17－羟化酶缺陷、11－羟化酶缺陷等)。

(3)利用激素的抗炎、抗风湿、免疫抑制及抗休克作用治疗多种疾病。①自身免疫性疾病：如系统性红斑狼疮、皮炎、风湿性关节炎、自身免疫性溶血、血小板减少性紫癜、重症肌无力等。②过敏性疾病：如严重的支气管哮喘、血清病、血管性水肿、过敏性鼻炎等。③器官移植排斥反应：如肾、肝、心、肺等组织移植。④中毒性感染：如中毒性菌痢、中毒性肺炎、重症伤寒、结核性脑膜炎、胸膜炎等。⑤炎症性疾患：如节段性回肠炎、溃疡性结肠炎、损伤性关节炎等。⑥血液病：如急性白血病、淋巴瘤等。⑦抗休克及危重病例的抢救等。

【禁忌证】

(1)对肾上腺皮质激素类药物过敏者。

(2)下列疾病患者一般不宜使用：①严重的精神病(过去或现在)和癫痫。②活动性消化性溃疡、新近胃肠吻合手术、骨折、创伤修复期、角膜溃疡。③肾上腺皮质功能亢进症。④高血压。⑤糖尿病。⑥孕妇及妊娠期妇女。⑦未能控制的感染(如水痘、麻疹、真菌感染)。⑧较重的骨质疏松等。

(3)以下患者应避免使用：动脉粥样硬化、心力衰竭或慢性营养不良。

【不良反应】

(1)不良反应与疗程、剂量、用药种类、用法及给药途径等有密切关系，但应用生理剂量替代治疗时未见明显不良反应。

(2)大剂量或长期应用本类药物，可引起医源性库欣综合征，表现为满月脸、向心性肥胖、紫纹、出血倾向、痤疮、糖尿病倾向(血糖升高)、高血压、骨质疏松或骨折(包括脊椎压缩性骨折、长骨病理性骨折)等。

(3)血钙、血钾降低，广泛小动脉粥样硬化，下肢水肿，创口愈合不良，月经紊乱，股骨头缺血性坏死，儿童生长发育受抑制，以及精神症状(如欣快感、激动、不安、谵妄、定向力障碍等)。

(4)其他不良反应：肌无力、肌萎缩、胃肠道刺激(恶心、呕吐)、消化性溃疡或肠穿孔、胰腺炎、水钠潴留(血钠升高)、水肿、青光眼、白内障、眼压增高、良性颅内压升高综合征等。另外，使用糖皮质激素还可并发(或加重)感染。

(5)静脉迅速给予大剂量时可能发生全身性的过敏反应，表现为面部、鼻黏膜及眼睑肿胀，荨麻疹、气短、胸闷、喘鸣等。

(6)用药后可见血胆固醇、血脂肪酸升高，淋巴细胞、单核细胞、嗜酸性粒细胞和嗜碱性粒细胞计数下降，多形核白细胞计数增加，血小板计数增加或下降。

(7)糖皮质激素停药后综合征。可有以下各种不同的情况：①下丘脑—垂体—肾上腺轴功能减退，可表现为乏力、食欲减退、恶心、呕吐、血压偏低。长期治疗后该轴功能的恢复一般需要9～12个月。②已被控制的疾病症状可于停药后重新出现。③有的患者在停药后出现头晕、头痛、昏厥倾向、腹痛或背痛、低热、食欲减退、恶心、呕吐、肌肉或关节疼痛、乏力等，经仔细检查如能排除肾上腺皮质功能减退和原来疾病的复发，则可考虑为对糖皮质激素的依赖综合征。

【注意事项】

(1)对其他肾上腺皮质激素类药物过敏者也可能对本药过敏。

(2)有下列情况者应慎用：心脏病患者、憩室炎患者、情绪不稳定和有精神病倾向者、肝功能不全、眼单纯疱疹、高脂蛋白血症、甲状腺功能减退症(此时糖皮质作用增强)、重症肌无力、骨质疏松、胃溃疡、胃炎或食管炎、肾功能损害或结石、结核病患者、全身性真菌感染和青光眼等。

(3)本品对儿童有以下影响：①儿童如长期使用本品及其他糖皮质激素，需十分慎重，因糖皮质激素可抑制患儿的生长和发育。②儿童或青少年长期使用本品及其他糖皮质激素必须密切观察，因长期使用糖皮质激素后，患儿发生骨质疏松症、股骨头缺血性坏死、青光眼、白内障的危险性增加。③儿童使用本品及其他糖皮质激素药的剂量除了一般的按年龄或体重而定外，更应当按疾病的严重程度和患儿对治疗的反应而定。对于有肾上腺皮质功能减退的患儿的治疗，其用量应根据体表面积而定。如果按体重而定，则易发生过量，尤其是婴幼儿和矮小或肥胖的患儿。

(4)老年患者用本品及其他糖皮质激素易发生高血压和骨质疏松。更年期后的女性发生骨质疏松的可能性更大。

(5)本品及其他糖皮质激素类药物可透过胎盘。动物实验证实，孕期给药可增加胚胎腭裂、胎盘功能不全、自发性流产和胎儿宫内生长发育迟缓的发生率。人类使用药理剂量的糖皮质激素可增加胎盘功能不全、新生儿体重减轻或死胎的发生率。孕妇不宜使用。美国食品药品管理局(FDA)对本品的妊娠安全性分级为D级。

(6)糖皮质激素的生理剂量或低药理剂量对婴儿一般无不良影响。但哺乳期妇女如接受药理性大剂量的糖皮质激素，则不应哺乳。因糖皮质激素可由乳汁分泌，可对婴儿造成不良影响(如抑制生长及肾上腺皮质功能等)。

(7)本品对检验值或诊断的影响：①长期大剂量使用可使皮肤试验结果呈假阳性，

如结核菌素试验、组织胞质菌素试验和过敏反应皮试(如青霉素皮试)等。②可使甲状腺I131摄取率下降,减弱促甲状腺素对促甲状腺素释放素刺激的反应,使TRH兴奋试验结果呈假阳性,干扰促性腺素释放激素兴奋试验的结果。③使放射性核素脑和骨显像减弱或稀疏。

(8)用药前后及用药时应当检查或监测下列结果:①血糖、尿糖或糖耐量试验,尤其糖尿病患者或有患糖尿病倾向者。②小儿应定期监测生长和发育情况。③眼科检查,注意白内障、青光眼或眼部感染的发生。④血电解质和大便隐血。⑤血压和骨密度检查(尤其老年人)。

【药物相互作用】

(1)与拟胆碱药(如新斯的明、吡斯的明)合用,可增强后者的作用。

(2)与维生素E或维生素K合用,可增强本药的抗炎效应,减轻撤药后的反跳现象;与维生素C合用,可防治本类药物引起的皮下出血反应;与维生素A合用可消除本类药物所致创面愈合迟缓,但也影响本类药物的抗炎作用。本类药物还可拮抗维生素A中毒时的全身反应(恶心、呕吐、嗜睡等)。

(3)本品有可能使氨茶碱血药浓度升高。

(4)与非甾体类抗炎药合用,可增加本品的抗炎作用,但可能加剧致溃疡作用。本药可降低血浆水杨酸盐的浓度,可增强对乙酰氨基酚的肝毒性。

(5)避孕药或雌激素制剂可加强本药的治疗作用和不良反应。

(6)与强心苷合用可提高强心效应,但也增加洋地黄毒性及心律失常的发生率,故两者合用时应适当补钾。

(7)与蛋白质同化激素合用,可增加水肿的发生率,使痤疮加重。

(8)与两性霉素B和碳酸酐酶抑制药等排钾利尿药合用时可致严重低血钾,应注意血钾和心功能变化。长期与碳酸酐酶抑制药合用,易发生低血钙和骨质疏松;噻嗪类利尿药可消除本类药物所致的水肿。

(9)与降糖药(如胰岛素)合用时,因可使糖尿病患者血糖升高,应适当调整降糖药剂量。

(10)与抗胆碱能药(如阿托品)长期合用,可致眼压升高。

(11)三环类抑郁药可使本品引起的精神症状加重。

(12)可增强异丙肾上腺素的心脏毒性作用。

(13)与单胺氧化酶抑制药合用时,可能诱发高血压危象。

(14)与免疫抑制剂合用,可增加感染的危险性。

(15)苯妥英钠和苯巴比妥可加速本类药物的代谢灭活(酶诱导作用),降低药效。

(16)本类药可抑制生长激素的促生长作用。

(17)糖皮质激素可降低奎宁的抗疟效力。

(18)本品及其他糖皮质激素可降低抗凝药、神经肌肉阻滞药的作用。

(19)甲状腺激素、麻黄碱、利福平等,可增加本品的代谢清除率,合用时应适当调整本品剂量。

(20)本品可促进异烟肼、美西律在体内代谢,降低后者血药浓度和疗效。

【用法和用量】

(1)成人。1)口服:①肾上腺皮质功能减退:一日 20~25mg(清晨服用2/3,午餐后服1/3)。有应激状况时,应适当加量,可增至一日80mg,分次服用。有严重应激时改用本品静脉滴注。②类风湿关节炎、支气管哮喘等:一日 20~40mg,清晨顿服。2)静脉注射:肾上腺皮质功能减退及垂体功能减退危象、严重过敏反应、哮喘持续状态及休克:氢化可的松注射液一次 100mg(或氢化可的松琥珀酸钠 135mg),最大日剂量可达300mg;疗程不超过3~5日。3)静脉滴注:各种危重病例的抢救:一次100~200mg(特殊危重病例一日可用至1000~2000mg),稀释于生理盐水或葡萄糖注射液(5%或10%)500mL中,混匀后滴注,并可用维生素C500~1000mg。4)肌内注射:醋酸氢化可的松注射液一日20~40mg。5)关节腔内注射:关节炎、腱鞘炎、急慢性扭伤及肌腱劳损等:一次12.5~50mg,加适量盐酸普鲁卡因注射液,摇匀后注射于关节腔中肌腱处。6)鞘内注射:结核性脑膜炎、脑膜炎:使用醋酸氢化可的松注射液,一次25mg(1mL)。

(2)儿童。婴幼儿和较小儿童:首次负荷剂量1~2mg/kg;然后一日25~150mg,分为每6~8h1次。较大儿童:首次负荷剂量1~2mg / kg,然后一日150~250mg,分为每6~8h1次。1)口服:①肾上腺皮质功能减退:一日 20~25mg/m^2,分为每8h1次。② 抗炎和抑制免疫:一日2.5~10mg/kg,分为6~8h1次。③生理替代治疗:一日20~25mg/m^2(或0.5~0.75mg/kg),分为每8h1次。④先天性肾上腺皮质增生症:开始剂量:一日30~36mg/m^2(早晨服用1/3,晚上服用2/3);维持量:一日25~30mg/m^2。2)肌内注射:①抗炎和抑制免疫:一日1~5mg/kg(或30~150mg/m^2),分为每12~24h1次。②生理替代治疗:一次0.25~0.35mg/kg(或12~15mg/m^2),一日1次。3)静脉给药:①抗炎和抑制免疫:一日1~5mg/kg(或30~150mg/m^2),分为每12~24h1次。②急性肾上腺皮质功能不全。

【制剂和规格】

(1)氢化可的松片:①4mg;②10mg;③20mg。

(2)醋酸氢化可的松片:20mg。

(3)氢化可的松注射液:①2mL:10mg;②3mL:25mg;③5mL:25mg;④10mL:50mg;⑤20mL:100mg。

(4)醋酸氢化可的松注射液:①1mL:25mg;②5mL:125mg(供局部及腔内注射用)。

(5)注射用氢化可的松琥珀酸钠:①50mg;②100mg;③500mg。

3. 地塞米松

【药理作用】本品是长效糖皮质激素，其抗炎、抗过敏作用比泼尼松更为显著。本药0.75mg的抗炎活性与氢化可的松20mg或泼尼松龙5mg相当。其水钠潴留作用和促进排钾作用很轻微。本品易自消化道吸收。地塞米松磷酸钠或醋酸地塞米松肌内注射后，分别于1h和8h后血药浓度达峰值。本品血浆蛋白结合率低于其他糖皮质激素类药物（约为77%），易于透过胎盘，且几乎未被灭活；65%以上的药物在24h内随尿液排出，主要为非活性代谢产物。其生物半衰期约为190min，组织半衰期约为3日。

【适应证】本品为肾上腺皮质激素类药，但由于本药的潴钠作用较弱，故一般不用作肾上腺皮质功能减退的替代治疗。

（1）主要用于过敏性与自身免疫性炎症性疾病。临床上可用于各种急性严重细菌感染、严重的过敏性疾病、结缔组织病（红斑狼疮、结节性动脉周围炎等）、风湿病、肾病综合征、严重的支气管哮喘、血小板减少性紫癜、粒细胞减少症、急性淋巴性白血病、各种肾上腺皮质功能不足症、剥脱性皮炎、天疱疮、神经性皮炎、湿疹等。

（2）预防新生儿呼吸窘迫综合征，降低颅内高压，缓解肿瘤所致脑水肿，以及库欣综合征的诊断与病因鉴别诊断。

【禁忌证】

（1）对肾上腺皮质激素类药物过敏者。

（2）活动性肺结核。

（3）下列疾病患者一般不宜使用：高血压、血栓性疾病、胃与十二指肠溃疡、精神病（或有严重精神病史）、电解质代谢异常、心肌梗死、内脏手术（如新近胃肠吻合术）、青光眼、较重的骨质疏松、明显的糖尿病、未能控制的感染（如病毒、细菌、真菌感染）。

【不良反应】

（1）本品引起水钠潴留的不良反应较少。较大剂量易引起糖尿病、类库欣综合征及精神症状。

（2）本品对下丘脑—垂体—肾上腺轴功能的抑制较强。

（3）静脉注射地塞米松磷酸钠可引起肛门生殖区的感觉异常和激惹。

（4）其余参见“氢化可的松”。

【注意事项】

（1）下列情况应慎用：①心脏病或急性心力衰竭患者。②糖尿病患者。③憩室炎。④癔症患者、情绪不稳定和有精神病倾向患者。⑤肝功能不全。⑥高脂蛋白血症。⑦甲状腺功能减退症。⑧重症肌无力。⑨骨质疏松。⑩胃炎或食管炎等。⑪肾功能损害或结石。⑫结核病患者。

（2）本品为长效制剂，一般不用于儿童或需长期使用激素者。

（3）本品及其他糖皮质激素类药物可透过胎盘。动物实验证实孕期给药可增加胚胎腭裂、胎盘功能不全、自发性流产和胎儿宫内生长发育迟缓的发生率。人类使用药理剂量的糖皮质激素可增加胎盘功能不全、新生儿体重减轻或死胎的发生率。故孕妇不宜使用。美国食品药品管理局(FDA)对本品的妊娠安全性分级为C级。

(4)其余参见"氢化可的松"。

【药物相互作用】

(1)口服制酸药可降低本品的胃肠道吸收。

(2)氨鲁米特能抑制肾上腺皮质功能,加速本品的代谢,使其半衰期缩短。使用氨鲁米特的患者,如需合用糖皮质激素,可选用氢化可的松。

(3)其余参见"氢化可的松"。

【用法和用量】

(1)成人。1)口服:开始一次0.75~3mg,一日2~4次;维持量:一日0.75mg,视病情而定。2)静脉给药:①一般用法:用地塞米松磷酸钠静脉注射或静滴(静脉注射时应用5%葡萄糖注射液稀释),一次2~20mg,2~6h重复给药至病情稳定,但大剂量连续给药一般不超过72h。②缓解恶性肿瘤所致的脑水肿:地塞米松磷酸钠注射液,首次剂量10mg静脉推注,随后每6h肌内注射4mg,一般12~24h患者可能有好转。于2~4日后逐渐减量,5~7日后停药。3)肌内注射:①一般用法:醋酸地塞米松注射液,一次1~5mg,一日1次。②缓解恶性肿瘤所致的脑水肿:地塞米松磷酸钠注射液,参见静脉给药项下内容。③增强治疗或用于过敏性疾病、休克:一次2~6mg;重症可重复给药,每2~6h1次。④恶性疟疾所致脑水肿引起的昏迷:一次3~10mg,每8h1次。4)关节腔内注射:醋酸地塞米松注射液及地塞米松磷酸钠注射液,一次0.8~4mg,间隔2周1次。5)软组织损伤部位内注射:醋酸地塞米松注射液,一次0.8~4mg,间隔2周1次。6)皮内注射:醋酸地塞米松注射液:每一注射点0.05~0.25mg,共注射2.5mg,一周1次。7)腔内注射:醋酸地塞米松注射液一次0.1~0.2mg,于鼻腔、喉头、气管、中耳管、耳管注入,一日1~3次。8)鞘内注射:一次5~10mg,间隔1~3周注射1次。

(2)儿童。1)口服:①一般用量:一日0.03~0.15mg/kg(1~5mg/m^2),分为每6~12h1次。②类固醇21-羟化酶缺乏症:开始剂量:0.25~0.28mg/m^2,清晨顿服,治疗有效后根据情况调整维持剂量。2)肌内注射:①治疗脑水肿:负荷剂量:1.5mg/kg,随后以一日1.5mg/kg维持(分为每4~6h1次),共5日。在第2个5日内减量并停用。②急性哮喘发作:6~12个月:单次给予16mg;13~35个月:单次给予24mg;大于36个月:单次给予36mg。3)静脉注射:治疗脑水肿同肌内注射项。

【制剂和规格】

(1)地塞米松片:0.75mg。

(2)地塞米松磷酸钠注射液:① 1mL:1mg;②1mL:2mg;③1mL:4mg;④1mL:5mg;⑤ 2mL:5mg;⑥5mL:10mg

第八章　神经系统用药

第一节　抗焦虑和抗抑郁药物

一、抗焦虑药

焦虑症又称焦虑性神经症，是一种以焦虑情绪为主要特征的神经症。主要表现为发作性或持续性的焦虑、紧张、惊恐不安等焦虑情绪，并伴有自主神经症状和运动性不安等症状。

诊断要点：广泛性焦虑，患者以持续的原发性焦虑症状为主，无明确对象和固定内容的恐惧或提心吊胆，伴自主神经症状或运动性不安。患者的社会功能受损，因难以忍受又无法解脱而感到痛苦。症状持续存在至少 6 个月以上，可以考虑广泛性焦虑的诊断。惊恐障碍以无明显诱因和有关的特定情境的惊恐发作为主；患者因难以忍受又无法解脱而感到痛苦；在 1 个月内至少有 3 次惊恐发作，或在首次发作后继发害怕再发作的焦虑持续 1 个月，可以诊断为惊恐障碍。

常用的药物多为苯二氮䓬类（BD2），如：地西泮、艾司唑仑等。其中各药物的药理作用基本相似，但作用的强弱或持续时间有所不同。其作用机制为促进 γ－氨基丁酸（GABA）中介的神经传导。

1. 艾司唑仑

【药理作用】艾司唑仑为苯二氮䓬类抗焦虑药。因作用于中枢神经系统的不同部位和用量的不同，临床表现出轻度的镇静到催眠，抗焦虑，抗惊厥及麻醉作用。

【适应证】主要用于抗焦虑、失眠。也用于紧张、恐惧及抗癫痫和抗惊厥。

【注意事项】

（1）用药期间不宜饮酒。

（2）对其他苯二氮䓬药物过敏者，可能对本药过敏。

（3）肝肾功能损害者能延长本品消除半衰期。

（4）癫痫患者服药期间如突然停药可导致发作。

（5）严重的精神抑郁可使病情加重，甚至产生自杀倾向，应采取预防措施。

(6)避免长期大量使用而产生药物依赖性,如长期使用应逐渐减量,不宜骤停。

(7)出现呼吸抑制或低血压常提示超量。

(8)对本类药耐受量小的患者初用量宜小,逐渐增加剂量。

(9)下列患者慎用:①中枢神经系统处于抑制状态的急性酒精中毒;②肝肾功能损害;③重症肌无力;④急性或易于发生的闭角型青光眼发作;⑤严重慢性阻塞性肺疾病。

(10)妊娠期及哺乳期妇女用药:在妊娠三个月内,本品有增加胎儿致畸的危险。妊娠期长期服用可产生药物依赖性,使新生儿呈现撤药症状,妊娠后期用药影响新生儿中枢神经活动。分娩前及分娩时用药可导致新生儿肌张力较弱,应慎用。哺乳期妇女应慎用。

(11)老年用药:老年人对本品较敏感,抗焦虑时开始用小剂量。注意调整剂量。

【不良反应】

(1)常见的不良反应:口干、嗜睡、头昏、乏力等。大剂量可有共济失调、震颤。

(2)罕见的有皮疹、白细胞减少,肝损害。

(3)个别患者发生兴奋,多语,睡眠障碍,甚至幻觉。停药后,上述症状很快消失。

(4)可产生药物依赖性,但较轻;长期应用后停药,可能发生撤药症状,表现为激动或忧郁。

【药物相互作用】

(1)与中枢抑制药合用可增加呼吸抑制作用。

(2)与易成瘾和其他可能成瘾药合用时,成瘾的危险性增加。

(3)与酒及全麻药、可乐定、镇痛药、吩噻嗪类、单胺氧化酶A型抑制药和三环类抗抑郁药合用时,可彼此增效,应调整用量。

(4)与抗高血压药和利尿降压药合用,可使降压作用增强。

(5)与西咪替丁、普萘洛尔合用,本品清除减慢,半衰期延长。

(6)与扑米酮合用由于减慢后者代谢,需调整扑米酮的用量。

(7)与左旋多巴合用时,可降低后者的疗效。

(8)与利福平合用,增加本品的消除,血药浓度降低。

(9)异烟肼抑制本品的消除,致血药浓度增高。

(10)与地高辛合用,可增加地高辛血药浓度而致中毒。

【用法和用量】成人常用量:

(1)镇静:一次1~2mg,一日3次。

(2)催眠:1~2mg,睡前服。

(3)抗癫痫、抗惊厥:一次2~4mg,一日3次。

【制剂和规格】(1)1mg;(2)2mg。

二、抗抑郁药

抑郁障碍是一种常见的心境障碍，可由各种原因引起，以显著而持久的心境低落为主要临床特征，且心境低落与其处境不相称。

诊断要点：抑郁发作以心境低落为主，与其处境不相称，可以从闷闷不乐到悲痛欲绝，甚至发生木僵。严重者可出现幻觉、妄想等精神病性症状。某些病例的焦虑与运动性激越很显著。症状标准：以心境低落为主，并至少有下列项中的4项：①兴趣丧失、无愉快感；②精力减退或疲乏感；③精神运动性迟滞或激越；④自我评价过低、自责，或有内疚感；⑤联想困难或自觉思考能力下降；⑥反复出现想死的念头或有自杀、自伤行为；⑦睡眠障碍，如失眠、早醒，或睡眠过多；⑧食欲降低或体重明显减轻；⑨性欲减退。

抗抑郁药物主要有三环类抗抑郁药阿米替林和多塞平等。

1. 阿米替林

【药理作用】阿米替林为三环类抗抑郁药，可使抑郁患者情绪明显改善；同时，具有抗焦虑、镇静及抗胆碱作用。其抗抑郁作用机制在于抑制5－羟色胺和去甲肾上腺素的再摄取，其中对5－羟色胺再摄取的抑制更强。

【适应证】用于治疗各种抑郁症。本品的镇静作用较强，主要用于治疗焦虑性或激动性抑郁症。

【禁忌证】严重心脏病、近期有心肌梗死发作史、癫痫、青光眼、尿潴留、甲状腺功能亢进、肝功能损害，以及对三环类药物过敏者禁用。6岁以下儿童禁用。

【不良反应】治疗初期可能出现抗胆碱能反应，如多汗、口干、视物模糊、排尿困难、便秘等。中枢神经系统不良反应可出现嗜睡，震颤、眩晕。可发生体位性低血压。偶见癫痫发作、骨髓抑制及中毒性肝损害等。

【注意事项】

(1)肝、肾功能严重不全、前列腺肥大、心血管疾病患者慎用。肝硬化和门脉系外科手术患者、肾衰患者需减量。

(2)使用期间应监测心电图。本品不得与单胺氧化酶抑制剂合用，应在停用单胺氧化酶抑制剂后14天，才能使用本品。

(3)患者有转向躁狂倾向时应立即停药。

(4)用药期间不宜驾驶车辆、操作机械或高空作业。

(5)妊娠期慎用。哺乳期妇女使用期间应停止哺乳。

(6)6岁以上儿童酌情减量。

(7)老年患者由于代谢和排泄能力下降，对本品敏感性增强，应从小剂量开始，或视病情酌减用量。

【药物相互作用】

(1)与舒托必利合用,有增加室性心律失常的危险,严重可致尖端扭转心律失常。

(2)与乙醇或其他中枢神经系统抑制药合用,中枢神经抑制作用增强。

(3)与肾上腺素、去甲肾上腺素合用,易致高血压及心律失常。

(3)与可乐定合用,后者抗高血压作用减弱。

(4)与抗惊厥药合用,可降低抗惊厥药的作用。

(5)与氟西汀或氟伏沙明合用,可增加两者的血浆浓度,出现惊厥,不良反应增加。

(6)与阿托品类合用,不良反应增加。

(7)与单胺氧化酶合用,可发生高血压。

【用法和用量】口服。成人:开始一次 25mg,一日 2~3 次,然后根据病情和耐受情况逐渐增至一日 150~250mg,一日 3 次;维持量:一日 50~150mg。最高一日不超过 300mg。

【制剂和规格】盐酸阿米替林片:25mg。

第二节　镇静催眠药物

失眠症是一种持续相当长时间的睡眠的"质"和(或)"量"令人不满意的状况。睡眠时间的长短不能作为判断失眠严重程度的标准。对失眠的焦虑、恐惧心理可形成恶性循环,从而导致症状的持续存在。诊断标准必须满足下列临床特征:(1)主诉或是入睡困难,或是难以维持睡眠,或是睡眠质量差。(2)这种睡眠紊乱每周至少发生三次并持续一个月以上。(3)日夜专注于失眠,过分担心失眠的后果。(4)睡眠的"量"和(或)"质"的不满意引起了明显的苦恼或影响了社会及职业功能。

对各种原因引起的失眠,首先要针对原发因素进行处理,安眠药物对症治疗可以短期应用。常用药物有:地西泮和艾司唑仑等。

1. 地西泮

【药理作用】本品为长效苯二氮䓬类药物。不同剂量可引起中枢神经系统不同部位的抑制,小剂量产生镇静作用,使患者安静,减轻或消除激动、焦虑不安等;中等剂量引起近似生理性睡眠;大剂量时则产生抗惊厥、麻醉作用。其作用机制在于加强或促进 γ-氨基丁酸(GABA)的抑制性神经递质的作用。

【适应证】

(1)口服:① 用于焦虑、镇静催眠,还可用于抗癫痫和抗惊厥;② 缓解炎症引起的反射性肌肉痉挛等;③ 用于治疗惊恐症;④ 肌紧张性头痛;⑤ 治疗家族性、老年性和特发性震颤;⑥ 用于麻醉前给药。

(2)注射给药:① 用于抗癫痫和抗惊厥;静脉注射为治疗癫痫持续状态的首选药,对破伤风轻度阵发性惊厥也有效;② 静脉注射可用于全麻的诱导和麻醉前给药。

【禁忌证】妊娠期妇女、新生儿。

【不良反应】

(1)常见的不良反应有嗜睡,头昏、乏力等,大剂量可有共济失调、震颤。罕见的有皮疹,白细胞减少。

(2)个别患者发生兴奋,多语,睡眠障碍,甚至幻觉。停药后,上述症状很快消失。

(3)长期连续用药可产生依赖性和成瘾性,停药可能发生撤药症状,表现为激动或忧郁。

【注意事项】

(1)对苯二氮草类药物过敏者,可能对本品过敏。

(2)肝肾功能损害者能延长本品清除半衰期。

(3)癫痫患者突然停药可引起癫痫持续状态。

(4)严重的精神抑郁可使病情加重,甚至产生自杀倾向,应采取预防措施。

(5)长期应用几乎都可产生耐受性和依赖性,应避免长期大量使用。如长期使用应逐渐减量,不宜骤停,否则会产生戒断症状。必须注意避免长期应用。

(6)对本类药耐受量小的患者初用量宜小,逐渐增加剂量。

(7)以下情况慎用:①严重的急性乙醇中毒。可加重中枢神经系统抑制作用。②重度重症肌无力。病情可能被加重。③急性或隐性发生闭角型青光眼。可因本品的抗胆碱能效应而使病情加重。④低蛋白血症时。可导致易嗜睡、难醒。⑤多动症者。可有反常反应。⑥严重慢性阻塞性肺部病变。可加重呼吸衰竭。⑦外科或长期卧床患者。咳嗽反射可受到抑制。⑧有药物滥用和成瘾史者。

(8)妊娠期及哺乳期妇女用药:在妊娠三个月内,本品有增加胎儿致畸的危险,孕妇长期服用可成瘾,使新生儿呈现撤药症状,如激惹、震颤、呕吐、腹泻;妊娠后期用药影响新生儿中枢神经活动。分娩前及分娩时用药可导致新生儿肌张力较弱,应禁用。本品可分泌入乳汁,哺乳期妇女应避免使用。

(9)儿童用药:幼儿中枢神经系统对本品异常敏感,宜慎用。新生儿禁用。

(10)老年用药:老年人对本品较敏感,用量应酌减。

【药物相互作用】

(1)与中枢抑制药合用可增加呼吸抑制作用。

(2)与易成瘾和其他可能成瘾药合用时,成瘾的危险性增加。

(3)与酒及全麻药、可乐定、镇痛药、吩噻嗪类、单胺氧化酶 A 型抑制药和三环类抗抑郁药合用时,可彼此增效,应调整用量。

(4)与抗高血压药和利尿降压药合用,可使降压作用增强。

(5)与西咪替丁、普萘洛尔合用,本品清除减慢,血浆半衰期延长。

(6)与扑米酮合用,由于减慢后者代谢,需调整扑米酮的用量。

(7)与左旋多巴合用时,可降低后者的疗效。

(8)与利福平合用,增加本品的消除,血药浓度降低。

(9)异烟肼抑制本品的消除,致血药浓度增高。

(10)与地高辛合用,可增加地高辛血药浓度而致中毒。

【用法和用量】

(1)口服给药。1)成人:①抗焦虑:一次 2.5~10mg,一日 2~4 次;②镇静:一次 2.5~5mg,一日 3 次;③催眠:5~10mg,睡前服;④急性酒精戒断:第一日一次 10mg,一日 3~4 次,以后按需要减少到一次 5mg,每日 3~4 次。2)儿童:①6 个月以下不用;②6 个月以上,一次 1~2.5mg,或按体重 40~200 μg/kg 或按体表面积 1.17~6mg/m^2,每日 3~4 次,用量根据情况酌量增减。最大剂量不超过 10mg。

(2)注射给药:1)成人:①基础麻醉或静脉全麻,10~30mg;②镇静、催眠或急性酒精戒断,开始 10mg,以后按需每隔 3~4h 加 5~10mg。24h 总量以 40~50mg 为限;③癫痫持续状态和严重频发性癫痫,开始静脉注射 10mg,每隔 10~15min 可按需增加,甚至达最大限用量;④ 破伤风可能需要较大剂量。静脉注射宜缓慢,每分钟 2~5mg。2)儿童:①抗癫痫、癫痫持续状态和严重频发性癫痫,出生 30 天~5 岁,静脉注射为宜,每 2~5min0.2~0.5mg,最大限用量为 5mg;②5 岁以上,每 2~5min1mg,最大限用量 10mg。如需要,2~4h 后可重复治疗;③ 重症破伤风解痉时,出生 30 天到 5 岁 1~2mg,必要时 3~4h 后可重复注射;5 岁以上注射 5~10mg。儿童静脉注射宜缓慢,3min 内按体重不超过 0.25mg/kg,间隔 15~30min 可重复。

【制剂和规格】

(1)地西泮片:①2.5mg;②5mg。

(2)地西泮注射液:2mL:10mg。

第三节　抗精神病药物

精神分裂症是一种病因尚不明确的常见精神疾病,具有感知、思维、情感、意志和行为等方面的障碍,以精神活动的不协调或脱离现实为特征。

诊断要点:目前广泛使用的诊断标准为 ICD－10《关于精神与行为障碍分类》。精神分裂症的诊断必须满足以下 3 个标准:

1. 症状标准:具备下述(1)～(4)中的任何一组(如不甚明确,常需要两个或多个症状)或(5)～(9)中至少两组症状群中的十分明确的症状。(1)思维鸣响、思维插入、思维被撤走及思维广播。(2)明确涉及躯体或四肢运动,或特殊思维、行动或感觉的被影响、被控制或被动妄想;妄想性知觉。(3)对患者的行为进行跟踪性评论,或彼此对患者加以讨论的幻听,或来源于身体某一部分的其他类型的幻听。(4)与文化不相称且根本不可能的其他类型的持续性妄想,如具有某种宗教或政治身份或超人的力量和能力(如能控制天气,或与另一世界的外来者进行交流)。(5)伴有转瞬即逝或未充分形成的无明显情感内容的妄想,或伴有持久的超价观念,或连续数周或数月每日均出现的任何感官的幻觉。(6)思潮断裂或无关的插入语,导致言语不连贯,或不中肯或语词新作。(7)紧张性行为,如兴奋、摆姿势,或蜡样屈曲、违拗、缄默及木僵。(8)阴性症状,如情感淡漠、言语贫乏、情感迟钝或不协调,常导致社会退缩及社会功能下降,但须澄清这些症状并非由抑郁症或神经阻滞剂治疗所致。(9)个人行为的某些方面发生显著而持久的总体性质的改变,表现为丧失兴趣、缺乏目的、懒散、自我专注及社会退缩。

2. 排除标准:(1)存在广泛情感症状时,就不应做出精神分裂症的诊断,除非分裂的症状早于情感症状出现。(2)分裂症的症状和情感症状两者一起出现,程度均衡,应诊断分裂情感性障碍。(3)严重脑病、癫痫或药物中毒或药物戒断状态应排除。

3. 病程标准:特征性症状在至少 1 个月以上的大部分时间内肯定存在。

常用药物包括奋乃静、氯丙嗪和氟哌啶醇。其作用机制多为拮抗多巴胺 2 型受体(D2)、D1 受体、D2 受体、M1 受体和 H1 受体等,选择性不高,因而不良反应较多,其中有一些是难以克服的,如锥体外系症状和迟发性运动障碍。本节主要介绍奋乃静。

奋乃静

【药理作用】奋乃静为吩噻嗪类抗精神病药。其作用机制主要与其阻断中脑边缘系统及中脑皮层通路的多巴胺受体(DA2)有关。

【适应证】

(1)对幻觉妄想、思维障碍、淡漠木僵及焦虑激动等症状有较好的疗效。用于精神分裂症或其他精神病性障碍。因镇静作用较弱,对血压的影响较小。适用于器质性精神病、老年性精神障碍及儿童攻击性行为障碍。

(2)止呕。各种原因所致的呕吐或顽固性呃逆。

【禁忌证】基底神经节病变、帕金森病、帕金森综合征、骨髓抑制、青光眼、昏迷、对吩噻嗪类药物过敏者禁用。

【不良反应】

(1)主要有锥体外系反应,如震颤、僵直、流涎、运动迟缓、静坐不能、急性肌张力障碍等。长期大量服药可引起迟发性运动障碍。

(2)可引起血浆中泌乳素浓度增加,可能有关的症状为:溢乳、男子女性化乳房、月经失调、闭经。可出现口干、视物模糊、乏力、头晕、心动过速、便秘、出汗等。

(3)少见的不良反应有体位性低血压,粒细胞减少症与中毒性肝损害。

(4)偶见过敏性皮疹及恶性综合征。

(5)可引起注射局部红肿、疼痛、硬结。

【注意事项】

(1)患有心血管疾病(如心衰、心肌梗死、传导异常)和癫痫患者应慎用。

(2)妊娠期及哺乳期妇女用药:妊娠期慎用;哺乳期妇女使用本品期间应停止哺乳。

(3)儿童用药:注射剂慎用。

(4)老年用药:按情况酌减用量,开始使用剂量要小,缓慢加量。注射剂慎用。肝、肾功能不全者应减量。

(5)应定期检查肝功能与白细胞计数。

(6)出现迟发性运动障碍,应停用所有的抗精神病药。

(7)出现过敏性皮疹及恶性综合征,立即停药并进行相应的处理。

(8)用药期间不宜驾驶车辆、操作机械或高空作业。

【药物相互作用】

(1)本品与乙醇或中枢神经抑制药,尤其是与吸入全麻药或巴比妥类等静脉全麻药合用时,可彼此增效。

(2)与苯丙胺类药合用时,由于吩噻嗪类药具有α肾上腺素受体阻断作用,后者的效应可减弱。

(3)与制酸药或止泻药合用,可降低口服吸收。

(4)与抗惊厥药合用,不能使抗惊厥药增效。

(5)与抗胆碱药合用,效应彼此加强。

(6)与肾上腺素合用,肾上腺素的α受体效应受阻,仅显示出β受体效应,可导致明显的低血压和心动过速。

(7)与胍乙啶类药物合用时,后者的降压效应可被抵消。

(8)与左旋多巴合用时,后者可抑制前者的抗震颤麻痹效应。

(9)与单胺氧化酶抑制药或三环类抗抑郁药合用时,两者的抗胆碱作用可相互增强并延长。

【用法和用量】

(1)口服给药:①治疗精神分裂症:从小剂量开始,一次2~4mg,一日2~3次。以后每隔1~2日增加6mg,逐渐增至常用治疗剂量一日20~60mg。维持剂量一日10~20mg。②用于止呕:一次2~4mg,一日2~3次。

(2)注射给药:治疗精神分裂症。①肌内注射:一次5~10mg,一日2次。②静脉注射:一次5mg,用氯化钠注射液稀释成0.5mg/mL,注射速度每分钟不超过1mg。待患者合作后改为口服。

【制剂和规格】

(1)奋乃静片:①2mg;②4mg。

(2)奋乃静注射液:1mL∶5mg。

第四节　抗癫痫和抗惊厥药物

癫痫是一组有多种原因引起的脑部神经元高度同步化、阵发性异常放电所致的中枢神经系统功能失调的慢性脑部疾病。临床表现具有发作性(突然发生,突然终止)、短暂性、重复性和刻板性的特点。每次或每种发作的过程称为癫痫发作,一个患者可以有多样临床表现症状。反复多次发作引起的慢性神经系统疾病,则称为癫痫。在癫痫中,具有特殊原因,由特定的症状和体征组成的特定的癫痫现象称为癫痫综合征。诊断需要遵循三步原则:

(1)首先确定是否为癫痫。①发作是否具有癫痫发作的特点:发作性运动、感觉、意识、精神、自主神经功能异常;症状出现和消失非常突然,持续时间短,数秒或数分钟;并且具有重复性、刻板性。②发作表现是否具有不同发作类型的特征。③进行脑电图出现癫痫样放电现象,或影像学提示有相应的责任病灶可协助诊断。④同时除外其他非癫痫性发作性疾病。

(2)明确癫痫发作的类型或癫痫综合征。

(3)确定癫痫发作的病因。结合理化检查,头颅CT或MRI等影像检查。

抗癫痫药的选择主要依据癫痫发作和癫痫综合征的类型,以及以前用药及疗效情况选择抗癫痫药物。①部分性发作:首选卡马西平、丙戊酸钠。②强直阵挛性发作(大发作):首选卡马西平、丙戊酸钠。③失神发作(小发作):丙戊酸钠首选。④肌阵挛发作:首选丙戊酸钠。⑤非典型失神、失张力和强直发作:可以选用丙戊酸钠。本节主要介绍卡马西平和丙戊酸钠。

1. 卡马西平

【药理作用】卡马西平的药理作用表现为抗惊厥、抗癫痫、抗神经性疼痛、抗躁狂-

抑郁症，改善某些精神疾病的症状，抗中枢性尿崩症。产生这些作用的机制可能分别在于：①使用－依赖性地阻滞各种可兴奋细胞膜的 Na^+ 通道，故能明显抑制异常高频放电的发生和扩散。②抑制 T^- 型钙通道。③增强中枢的去甲肾上腺素能神经的活性。④促进抗利尿激素（ADH）的分泌或提高效应器对 ADH 的敏感性。

【适应证】

（1）癫痫。部分性发作：复杂部分性发作、简单部分性发作和继发性全身发作。全身性发作：强直、阵挛、强直阵挛发作。混合型发作。可单用或与其他抗惊厥药合用。

（2）三叉神经痛和舌咽神经痛发作。也用作三叉神经痛缓解后的长期预防性用药。

（3）预防或治疗躁狂、抑郁症。

（4）中枢性部分性尿崩症。可单用或合用氯磺丙脲、氯贝丁酯。神经内分泌性的多尿和烦渴。

（4）酒精癖的戒断综合征。

【禁忌证】已知对卡马西平及其相关结构的药物（如三环类抗抑郁药）过敏者。有房室传导阻滞，血清铁严重异常、骨髓抑制、严重肝功能不全等病史者。

【不良反应】

（1）神经系统常见的不良反应：头晕、共济失调、嗜睡和疲劳。

（2）因刺激 ADH 分泌而引起的水潴留和低钠血症（水中毒），发生率为10%～15%。

（3）较少见的不良反应有变态反应，Stevens－Johnson 综合征或中毒性表皮坏死溶解症、皮疹、荨麻疹、瘙痒；儿童行为障碍，严重腹泻，红斑狼疮样综合征（荨麻疹、瘙痒、皮疹、发热、咽喉痛、骨或关节痛、乏力）。

（4）罕见的不良反应有：腺体病，心律失常或房室传导阻滞（老年人尤其注意），骨髓抑制，中枢神经系统中毒（语言困难、精神不安、耳鸣、震颤、幻视），过敏性肝炎，低钙血症，直接影响骨代谢导致骨质疏松，肾脏中毒，周围神经炎，急性尿紫质病，栓塞性脉管炎，过敏性肺炎，急性间歇性卟啉病，可致甲状腺功能减退。偶见粒细胞减少，可逆性血小板减少，再障，中毒性肝炎。

【注意事项】

（1）与三环类抗抑郁药有交叉过敏反应。

（2）用药期间注意检查：全血细胞检查，尿常规、肝功能、眼科检查；卡马西平血药浓度测定。

（3）用于特异性疼痛综合征止痛时，如果疼痛完全缓解，应每月减量至停药。一般疼痛不要用本品。

（4）糖尿病患者可能引起尿糖增加，应注意。

(5)癫痫患者不能突然撤药。

(6)已用其他抗癫痫药的患者,本品用量应逐渐递增,治疗4周后可能需要增加剂量,避免自身诱导所致血药浓度下降。

(7)下列情况应停药:肝中毒或骨髓抑制症状出现,心血管系统不良反应或皮疹出现。

(8)下列情况应慎用:乙醇中毒,心脏损害,冠心病,糖尿病,青光眼,对其他药物有血液反应史者(易诱发骨髓抑制),肝病,抗利尿激素分泌异常或其他内分泌紊乱,尿潴留,肾病。

(9)饭后服用可减少胃肠反应,漏服时应尽快补服。不可一次服双倍量,可一日内分次补足。

(10)本品能通过胎盘,妊娠早期需慎用;本品能分泌入乳汁,约为血药浓度60%,哺乳期妇女不宜应用。

(11)老年患者对本品敏感者多,常可引起认知功能障碍、激越、不安、焦虑、精神错乱、房室传导阻滞或心动过缓,也可引起再障。本品可用于各年龄段儿童,具体参见用法和用量。

【药物相互作用】

(1)与对乙酰氨基酚合用,尤其是单次超量或长期大量,肝脏中毒的危险增加,有可能使后者疗效降低。

(2)与香豆素类抗凝药合用,由于本品对肝酶的正诱导作用,使抗凝药的血浓度降低,半衰期缩短,抗凝效应减弱,应测定凝血酶原时间而调整药量。

(3)与碳酸酐酶抑制药合用,骨质疏松的危险增加。

(4)由于本品的肝酶诱导作用,与氯磺丙脲、氯贝丁酯、去氨加压素、赖氨加压素、垂体后叶素、加压素等合用,可加强抗利尿作用,合用的各药都需减量。

(5)与含雌激素的避孕药、环孢素、洋地黄类(可能地高辛除外)、雌激素、左甲状腺素或奎尼丁合用时,由于卡马西平对肝药酶的诱导,这些药的效应都会降低,用量应作调整,改用仅含孕激素(黄体酮)的口服避孕药。与口服避孕药合用可能出现阴道大出血。

(6)与多西环素合用,后者的血药浓度可能降低,必要时需要调整用量。

(7)红霉素与醋竹桃霉素以及右丙氧芬,可抑制卡马西平的代谢,引起后者血药浓度的升高,出现毒性反应。

(8)氟哌啶醇、洛沙平、马普替林、噻吨类或三环类抗抑郁药可增强卡马西平的代谢,引起后者血药浓度升高,出现毒性反应。

(9)锂盐可以降低卡马西平的抗利尿作用。

(10)与单胺氧化酶(MAO)抑制剂合用,可引起高热或(和)高血压危象、严重惊厥甚至死亡,两药应用至少要间隔14天。当卡马西平用作抗惊厥剂时,MAO抑制药可以改变癫痫发作的类型。

(11)卡马西平可以降低诺米芬辛的吸收并加快其消除。

(12)苯巴比妥和苯妥英钠加速卡马西平的代谢,可将卡马西平的半衰期降至9~10h。

(13)卡马西平(与三环类抗抑郁药结构相似)应避免与单胺氧化酶抑制剂合用。在服用前,停服单胺氧化酶抑制剂至少两周。若临床情况允许可停服单胺氧化酶抑制剂更长。

【用法和用量】

(1)成人:①抗惊厥:初始剂量每次100~200mg,每天1~2次,逐渐增加剂量直至最佳疗效。分次服用;维持量根据调整至最低有效量,注意个体化;最高量每日不超过1.2g。②镇痛:开始一次0.1g,一日2次;第二日后每隔一日增加0.1~0.29g,直到疼痛缓解,维持量每日0.4~0.8g,分次服用;最高量每日不超过1.2g。③尿崩症:单用时一日0.3~0.6g;如与其他抗利尿药合用,每日0.2~0.4g,分3次服用。④抗躁狂或抗精神病:开始每日0.2~0.4g,每周逐渐增加至最大量1.6g,分3~4次服用。每日限量:12~15岁,不超过1g;15岁以上,不超过1.2g;有少数用至1.6g。通常成人限量为1.2g,12~15岁每日不超过1g,少数人需用至1.6g。

(2)儿童:每日10~20mg/kg。维持血药浓度应在4~12ug/mL之间。

【制剂和规格】

(1)卡马西平片:① 0.1g;② 0.2g。

(2)卡马西平胶囊:0.2g。

2. 丙戊酸钠

【药理作用】丙戊酸钠为广谱抗癫痫药。能增加r-氨基丁酸(GABA)的合成和减少GABA的降解,升高抑制性神经递质GABA的浓度,降低神经元的兴奋性而抑制发作。

【适应证】主要用于简单或复杂失神发作、肌阵挛发作;大发作的单药或合并用药治疗。有时对复杂部分性发作也有一定疗效。

【禁忌证】有药源性黄疸个人史或家族史者、有肝病或明显肝功能损害者禁用。有血液病,肝病史,肾功能损害,器质性脑病时慎用。

【不良反应】

(1)常见不良反应表现为腹泻、消化不良、恶心、呕吐、胃肠道痉挛,可引起月经周期改变。

(2)较少见短暂的脱发、便秘、嗜睡、眩晕、疲乏、头痛、共济失调、轻微震颤、异常兴奋、不安和烦躁。

(3)长期服用偶见胰腺炎及急性重型肝炎。

(4)可使血小板减少引起紫癜、出血和出血时间延长,应定期检查血象。

(5)对肝功能有损害,引起血清碱性磷酸酶和氨基转移酶升高,服用2个月要检查肝功能。

(6)偶有过敏、听力下降和可逆性听力损坏。

【注意事项】

(1)用药期间避免饮酒,饮酒可加重其镇静作用。

(2)停药应逐渐减量以防再次发作;取代其他抗惊厥药物时,本品应逐渐增加用量,而被取代药应逐渐减少用量。

(3)外科系手术或其他急症治疗时,应考虑中枢神经抑制药作用的增强。

(4)用药前和用药期间应定期作全血细胞(包括血小板)计数、肝肾功能检查。

(5)对诊断的干扰:尿酮试验可出现假阳性,甲状腺功能试验可能受影响。

(6)可使乳酸脱氢酶、丙氨酸氨基转移酶、门冬氨酸氨基转移酶轻度升高并提示无症状性肝脏中毒。血清胆红素可能升高,提示潜在的严重肝脏中毒。

(7)血液病、肝病史、肾功能损害、器质性脑病患者,妊娠期及哺乳期妇女慎用。

(8)儿童用药:本品可蓄积在发育的骨骼内,应注意。

【药物相互作用】

(1)饮酒可加重镇静作用。

(2)全麻药或中枢神经抑制药与丙戊酸钠合用,前者的临床效应可更明显。

(3)与抗凝药如华法林或肝素等,以及溶血栓药合用,出血的危险性增加。

(4)与阿司匹林或双嘧达莫合用,可由于减少血小板凝聚而延长出血时间。

(5)与苯巴比妥类合用,后者的代谢减慢,血药浓度上升,因而增加镇静作用而导致嗜睡。

(6)与扑米酮合用,也可引起血药浓度升高,导致中毒,必要时需减少扑米酮的用量。

(7)与氯硝西泮合用防止失神发作时,曾有报道少数病例反而诱发失神状态。

(8)与苯妥英钠合用时,因与蛋白结合的竞争,可使两者的血药浓度发生改变。由于苯妥英钠浓度变化较大,需经常测定。但是否需要调整剂量应视临床情况与血药浓度而定。

(9)与卡马西平合用,由于肝药酶的诱导而致药物代谢加速,可使二者的血药浓度和半衰期降低,故须监测血药浓度以决定是否需要调整用量。

(10)与对肝脏有毒性的药物合用时,有潜在肝脏中毒的危险。有肝病史者长期应用须经常检查肝功能。

(11)与氟哌啶醇、洛沙平、马普替林、单胺氧化酶抑制药、吩噻嗪类、噻吨类和三环类抗抑郁药合用，可以增加中枢神经系统的抑制，降低惊厥阈和丙戊酸钠的效应，须及时调整用量以控制发作。

【用法和用量】口服。

(1)成人：常用量按体重一日 15mg/kg，或一日 600～1200mg，分 2～3 次服。开始时按 5～10mg/kg，一周后递增，至能控制发作为止。当每日用量超过 250mg 时应分次服用，以减少胃肠刺激。每日最大量为按体重不超过 30mg/kg，或每日不超过 1.8～2.49g。

(2)儿童：按体重计与成人相同。也可按体重一日 20～30mg/kg，分 2～3 次服用；或每日 15mg/kg，按需每隔一周增加 5～10mg/kg，至有效或不能耐受为止。

【制剂和规格】丙戊酸钠片：① 0.1g；② 0.2g。

第五节　治疗多动障碍药物

多动症是注意缺陷与多动障碍（ADHD）的俗称，指发生于儿童时期，与同龄儿童相比，以明显注意集中困难、注意持续时间短暂、活动过度或冲动为主要特征的一组综合征。临床医生可以根据需要选用诊断标准。目前多采用 DSM－IV 关于 ADHD 的诊断标准：要求满足 A－E。

A. 症状标准：

(1) 注意缺陷症状：符合下述注意缺陷症状中至少 6 项，持续至少 6 个月，达到适应不良的程度，并与发育水平不相称。

(2) 多动/冲动症状：符合下述多动、冲动症状中至少 6 项，持续至少 6 个月，达到适应不良的程度，并与发育水平不相称。

B. 病程标准：某些造成损害的症状出现在 7 岁前。

C. 某些症状造成的损害至少在两种环境（例如学校和家里）出现。

D. 严重程度标准：在社交、学业或职业功能上具有临床意义损害的明显证据。

E. 排除标准：症状不是出现在广泛发育障碍、精神分裂症或其他精神病性障碍的病程中，亦不能用其他精神障碍（例如心境障碍、焦虑障碍、分离障碍或人格障碍）来解释。

药物治疗包括中枢兴奋剂、抗抑郁药、抗高血压药和去甲肾上腺素再摄取抑制剂。(1)中枢兴奋剂为首选药。常用哌醋甲酯（Methylphenidate）。(2)选择性去甲肾上腺素再摄取抑制剂：托莫西汀。本节主要介绍哌醋甲酯。

哌醋甲酯

【药理作用】哌醋甲酯为中枢神经系统兴奋剂，能抑制突触前神经元去甲肾上腺素和多巴胺的再摄取，增加其释放。本品治疗注意缺陷障碍（儿童多动症，ADHD）的机理尚不清楚。

【适应证】本品用于6岁以上患者的注意缺陷障碍。

【禁忌证】

(1)对本品及其中成分过敏者禁用。

(2)明显焦虑、紧张、激动患者禁用，因为本品可使这些症状加重。

(3)青光眼患者禁用。

(4)运动性抽搐患者及运动性抽搐家族史者、儿童秽语综合征患者（Tourette综合征）禁用。

(5)6岁以下儿童用药安全性尚未评价，不宜使用。

(6)本品禁用于严重抑郁症及预防和治疗一般疲劳状态。

【不良反应】

(1)最常见不良反应包括：抽搐，食欲减退，失眠，心动过速。

(2)使用本品缓释制剂的儿童病例中，发生率超过5%的不良反应包括：消化系统疾病（消化不良、食欲减退），神经系统疾病（头痛），精神疾病（焦虑）。

(3)在成年病例中，10.7%使用本品缓释制剂的患者因药物不良反应而停药，主要有失眠、紧张不安、食欲减退、焦虑。

(4)使用本品缓释制剂的成年病例中，发生率超过5%的不良反应包括：消化系统疾病（口干、消化不良），神经系统疾病（头痛），精神疾病（焦虑），呼吸系统疾病（咽喉痛）。

(5)本品能加重精神病患者的行为紊乱及思维障碍。

(6)罕见视觉障碍、视调节困难。

【注意事项】

(1)不良反应与剂量有关。一般日剂量在30mg以内不良反应很少。

(2)最常见的不良反应为食欲减退。故需选用可口食物，并加用健胃药可减轻此症状。经以上处理食欲减退仍十分严重者，应考虑减量。其他不良反应有口干、头晕、头痛、失眠、嗜睡、运动障碍、恶心、神经质、皮疹、心律失常、心悸等。有些不良反应仅在服药初期出现，坚持服药可自动消失。我国尚未发现成瘾性。

(3)曾有本品可抑制生长发育的报告，儿童长期用药应审慎，对6岁以下儿童避免使用。

(4)为了延缓耐药性的产生或减少不良反应，在病儿不上学的日子（节假日）可以停药。但如果病情严重，不仅影响学习，而且影响其日常活动者，则应每日服药。傍晚以后宜避免服药，以免引起失眠。有人建议：儿童食欲较好、较胖者可在饭前服药；食欲较差、较瘦小者可在饭后服药。

(5)癫痫、高血压病人慎用。青光眼、激动性忧郁或过度兴奋者忌用。

【药物相互作用】

(1)使用单胺氧化酶抑制剂的患者及停用单胺氧化酶抑制剂14天内的患者禁用本品,因本品可引起高血压危象。

(2)人体药理学研究显示,消旋哌醋甲酯能抑制香豆素类抗凝剂、抗惊厥药(如苯巴比妥、去氧苯比妥、苯妥英钠)、三环类抗抑郁药(如丙咪嗪、氯丙咪嗪、去甲丙咪嗪)的代谢,以上药物与本品合用时应降低剂量,必要时监测血浆药物浓度。

(3)本品与可乐定合用,有严重不良反应报道。本品与可乐定或其他中枢α2受体激动剂合用的药物安全性尚未评价。

【用法和用量】本品普通片剂:口服,每日2次,推荐剂量为儿童每日5mg,成年人每日10mg。剂量应个体化调整,儿童及成人每日剂量可调整为最大20mg,剂量调整应每周一次。本品缓释胶囊:口服,每日早晨1次。首次使用推荐剂量为:儿童每日5mg,成年人每日10mg。剂量应个体化调整,儿童及成人每日剂量可调整为最大20mg,剂量调整应每周一次。正在使用哌甲酯的患者,改用本品的起始剂量为利他林日剂量的一半;正在使用本品普通片剂的患者,可直接改用等量的缓释制剂。最大剂量不超过每日20mg。

【制剂与规格】

(1)片剂:10mg。

(2)注射剂:1mL:20mg。

第六节　抗震颤麻痹药物

帕金森病又称震颤麻痹,是一种原因未明的中老年人常见的运动障碍疾病。临床表现以静止性震颤、运动缓慢、肌肉强直及姿势步态障碍为主要特征。诊断要点:1.中老年发病,缓慢进展性病程。2.四项主征(静止性震颤、肌强直、运动迟缓、姿势步态异常)中至少具备两项,前两项至少具备其中之一;症状不对称性。①静止性震颤:常为首发症状,一侧起病,“搓丸样”动作,静止时明显。②肌强直:可表现为“铅管样肌强直”或“齿轮样肌强直”。③运动迟缓表现:随意动作减少,动作缓慢、笨拙,可呈现“面具脸”、“写字过小征”。④姿势步态异常:行走时呈“慌张步态”。3.左旋多巴治疗有效。4.无眼外肌麻痹、小脑体征、直立性低血压、锥体外系损害和肌肉萎缩等。

常用治疗药物有:①抗胆碱能药:苯海索;②金刚烷胺;③多巴胺替代疗法。本节主要介绍金刚烷胺和苯海索。

1. 金刚烷胺

【药理作用】金刚烷胺具有抗帕金森病作用和抗病毒作用。金刚烷胺抗帕金森病的作用机制是:本品进入脑组织后,促进纹状体多巴胺的合成和释放,减少神经细胞对多巴胺的再摄取,并有抗乙酰胆碱作用,从而改善帕金森病患者的症状。

【适应证】用于帕金森病、帕金森综合征、药物诱发的锥体外系疾病,一氧化碳中毒后帕金森综合征及老年人合并有脑动脉硬化的帕金森综合征。也可用于防治甲型流感病毒所引起的呼吸道感染。

【禁忌证】对本品过敏者,妊娠期和哺乳期妇女,新生儿和 1 岁以下婴儿禁用。

【不良反应】眩晕、失眠和神经质,恶心、呕吐、厌食、口干、便秘。偶见抑郁、焦虑、幻觉、精神错乱、共济失调、头痛。罕见惊厥。少见白细胞减少、中性粒细胞减少。

【注意事项】

(1)有癫痫史、精神错乱、幻觉、充血性心力衰竭、肾功能不全、外周血管性水肿或直立性低血压的患者,应在严密监护下使用。

(2)治疗帕金森病时不应突然停药。

(3)用药期间不宜驾驶车辆、操纵机械和高空作业。

(4)每日最后一次服药时间应在下午 4 时前,以避免失眠。

(5)妊娠期及哺乳期妇女用药:本品可通过胎盘,可由乳汁排泄。

(6)老年人慎用。

【药物相互作用】

(1)本品与乙醇合用,使中枢抑制作用加强。

(2)本品与其他抗帕金森病药、抗胆碱药、抗组胺药、吩噻嗪类或三环类抗抑郁药合用,可使抗胆碱反应加强。

(3)本品与中枢神经兴奋药合用,可加强中枢神经的兴奋,严重者可引起惊厥或心律失常。

【用法和用量】口服。

(1)成人:①帕金森病、帕金森综合征,一次 100mg,一日 1 ~ 2 次,一日最大剂量为 400mg。②抗病毒,一次 200mg,一日 1 次;或一次 100mg,每 12h1 次。

(2)儿童:①1 ~ 9 岁儿童,按体重一次 1.5 ~ 3mg/kg , 8 h 一次;或一次 2.2 ~ 4.4mg/kg , 12 h 一次;②9 ~ 12 岁儿童,每 12h100mg;③12 岁及 12 岁以上儿童,用量同成人。

【制剂和规格】

(1)盐酸金刚烷胺片(胶囊):0.1g。

(2)盐酸金刚烷胺颗粒:① 6g:60mg;② 12g:140mg。

2. 苯海索

【药理作用】苯海索的抗帕金森病作用在于选择性地阻断中枢神经系统纹状体的胆碱能神经通路,而对外周神经作用较小,从而有利于恢复帕金森病患者脑内多巴胺和乙酰胆碱的平衡,改善患者的帕金森病症状。

【适应证】用于帕金森病、帕金森综合征。也可用于药物引起的锥体外系疾病。

【禁忌证】青光眼、尿潴留、前列腺肥大患者。

【不良反应】常见口干、视物模糊等。偶见心动过速、恶心、呕吐、尿潴留、便秘等。长期应用可出现嗜睡、抑郁、记忆力下降、幻觉、意识混浊。

【注意事项】

(1)老年人对药物较敏感,注意控制剂量。长期应用容易促发青光眼。伴有动脉硬化者,对常用量的抗帕金森病药容易出现精神错乱、定向障碍、焦虑、幻觉及精神病样症状。高龄老年患者慎用。

(2)妊娠期及哺乳期妇女慎用。

(3)儿童慎用。

【药物相互作用】

(1)本品与乙醇或其他中枢神经系统抑制药合用时,可使中枢抑制作用加强。

(2)本品与金刚烷胺、抗胆碱药、单胺氧化酶抑制剂(帕吉林及丙卡巴肼)合用时,可加强抗胆碱作用,并可发生麻痹性肠梗阻。

(3)本品与单胺氧化酶抑制剂合用,可导致高血压。

(4)本品与制酸药或吸附性止泻剂合用时,可减弱本品的效应。

(5)本品与氯丙嗪合用时,后者代谢加快,可使其血药浓度降低。

(6)本品与强心苷类合用,可使后者在胃肠道停留时间延长,吸收增加,易于中毒。

【用法和用量】口服。

(1)帕金森病、帕金森综合征:第一日 1 ~2mg,以后每 3 ~5 日增加 2mg,至疗效最好而又不出现副作用为止;一般一日不超过 10mg,分 3 ~4 次服用,须长期服用。极量一日 20mg。

(2)药物诱发的锥体外系疾病:第一日 2 ~4mg,分 2 ~3 次服;以后视需要及耐受情况逐渐增加至 5 ~10mg。

【制剂和规格】盐酸苯海索片:2mg。

第七节　治疗眩晕药物

眩晕症发作时的特征是常常会感到天旋地转的晕,甚至恶心、呕吐、冒冷汗等自律神经失调的症状。要注意的一点是，眩晕症通常反映出前庭部位的病变，它是一种症状，并不是一个疾病。一般治疗：发作期卧床休息，低盐低脂肪饮食，避免声光刺激。药物治疗：主要是针对发作期的治疗。

诊断要点：

1. 眩晕发作前的情况：发病前有无烟酒过度、精神情绪不稳、劳累失眠等因素。

2. 眩晕发作情况：

(1)夜间还是晨起发病，突然发病还是缓慢发病；

(2)首次发病还是反复发病；

(3)何种情况下发病，体位改变、扭颈，或某种特殊体位发病；

(4)眩晕的形式是旋转还是非旋转性的；

(5)强度能否忍受，意识是否清楚；

(6)睁、闭眼时眩晕是减轻还是加重，声光刺激、变换体位时眩晕是否加重。

3. 眩晕伴发症状

(1)自主神经症状：血压变化，出汗，面色苍白，腹泻；

(2)耳部症状：耳聋，耳鸣，耳闷；

(3)眼部症状：眼前发黑，复视，视物模糊；

(4)颈部症状：颈项部或肩臂疼痛，上肢麻木，活动受限；

(5)中枢神经系统症状：头痛，意识障碍，感觉运动障碍，语言或构音障碍等。

常用药物：

1. 镇静药。例如：地西泮、艾司唑仑、多塞平等，见神经系统用药。

2. H_1 受体阻断剂。例如：异丙嗪、苯海拉明等。本节主要介绍苯海拉明。

苯海拉明

【药理作用】为乙醇胺的衍生物，抗组胺效应不及异丙嗪，作用持续时间也较短，镇静作用两药一致，有局麻、镇吐和抗 M 胆碱样作用。

(1)抗组胺作用。可与组织中释放出来的组胺竞争效应细胞上的 H_1 受体，从而制止过敏反应。

(2)对中枢神经活动的抑制引起镇静催眠作用。

(3)加强镇咳药的作用。

(4)有抗眩晕、抗震颤麻痹作用。

【适应证】主要用于过敏性疾病，如荨麻疹、血管神经性水肿等；镇静安眠和手术前给药；抗帕金森病和药物所致椎体外系症状；防晕止吐等。

【不良反应】常见头晕、头痛、嗜睡、口干、恶心、倦怠，停药或减药后可消失。偶可引起皮疹、粒细胞减少。长期应用(6 个月以上)可引起贫血。

【禁忌证】患闭角型青光眼、尿潴留、前列腺增生、幽门十二指肠梗阻、癫痫的患者；

孕妇及哺乳期妇女慎用。新生儿和早产儿不宜使用。

(1)对其他乙醇胺类高度过敏者,对本品也可能过敏。

(2)应用本药后避免驾驶车辆、高空作业或操作机器。

(3)肾衰竭时,给药的间隔时间应延长。

【注意事项】苯海拉明可引起头晕、头痛、视力模糊等不良反应,驾驶员及从事精细工作等人员慎用。

【药物相互作用】本品可干扰口服抗凝药(华法林)的活性,降低其疗效。可抑制美托洛尔等β受体拮抗剂的代谢,使其毒性增加。可增强乙醇及其他中枢神经抑制药的作用。可掩盖氨基苷类抗生素等药物的耳毒性。

【用法和用量】口服。一次25~50mg,一日2~3次。

【制剂与规格】苯海拉明片:①25mg;②50mg。

第八节　神经营养药

神经营养药物,用于治疗脑缺血、脑损伤、阿尔茨海默病、帕金森病、视网膜疾病、贫血、恶性肿瘤等。常用的药物有维生素类、钙通道拮抗剂、自由基清除剂、谷氨酸拮抗剂、细胞膜稳定剂等。

1. 维生素 B_{12}

【药理作用】为细胞合成核苷酸的重要辅酶,参与体内甲基转换及叶酸代谢,促进5-甲基四氢叶酸转变成四氢叶酸。缺乏时,导致叶酸缺乏,并因此导致DNA合成障碍,影响红细胞的发育与成熟。

【适应证】

(1)维生素 B_{12} 缺乏所致的巨细胞贫血。

(2)神经炎的辅助治疗。

(3)用于补充维生素 B_{12}。

【禁忌证】对维生素 B_{12} 有过敏史者,有家族遗传性球后视神经炎及弱视症者禁用。

【不良反应】可见低血压、高尿酸血症。少见暂时轻度腹泻。罕见过敏性休克。

【注意事项】

(1)可致过敏反应,甚至过敏性休克,不宜滥用。

(2)有条件时,用药过程中应监测血中维生素 B_{12} 浓度。

(3)治疗巨幼红细胞贫血,在起始48h监测血钾水平,以防止低钾血症。

(4)恶性贫血者(内因子缺乏)口服本品无效,须采用肌内注射给药。

【药物相互作用】与氯霉素、考来烯胺合用，维生素 B_{12} 吸收减少。

【用法和用量】肌内注射。

(1)成人：一日 0.025～0.1mg，或隔日 0.05～0.2mg。用于神经炎时，用量可酌增。

(2)儿童：一次 25～100μg，一日或隔日 1 次。避免同一部位反复给药，且对新生儿、早产儿、婴儿、幼儿要特别小心。

【制剂与规格】

(1)片剂：0.25mg。

(2)注射液：1mL：0.05mg。

2. 叶酸

【药理作用】叶酸是一种水溶性 B 族维生素，为人体细胞生长和繁殖的必须物质。本品经二氢叶酸还原酶及维生素 B_{12} 的作用，形成四氢叶酸，后者与多种一碳单位(包括 CH3、CH2、CH0 等)结合成四氢叶酸类辅酶，传递一碳单位，参与体内很多重要反应及核酸和氨基酸的合成。

【适应证】各种原因引起的叶酸缺乏及由叶酸缺乏所致的巨幼红细胞贫血；小剂量用于妊娠期妇女预防胎儿神经管畸形。

【禁忌证】非叶酸缺乏的贫血或诊断不明的贫血，对叶酸及其代谢物过敏者。

【不良反应】偶见过敏反应。长期用药可出现畏食、恶心、腹胀等胃肠症状。大量服用时，可使尿呈黄色。

【注意事项】

(1)诊断明确后再用药。若为试验性治疗，应口服生理剂量，一日 0.5mg。

(2)恶性贫血及只有维生素 B_{12} 缺乏者不能单独用叶酸治疗。

(3)叶酸一般不用维持治疗，除非是吸收不良的患者。

【药物相互作用】

(1)与维生素 C 合用，可抑制叶酸吸收。

(2)与磺胺吡啶、胰酶合用，可减少合用药物的吸收。

(3)与苯妥因钠、苯巴比妥、扑米酮合用，减弱合用药物的作用。

(4)与甲氨蝶呤、乙胺嘧啶合用，药物疗效均可降低。

【用法和用量】口服。

(1)成人治疗量：一次 5～10mg，一日 3 次，直至血象恢复正常。

(2)小儿可酌情给予一日 5～15mg。预防量：一次 0.4mg，一日 1 次。

【制剂与规格】

叶酸片剂：①5mg；②0.4mg。

第九章　急性中毒用药

第一节　常见急性中毒及解毒剂

一、苯二氮䓬类药中毒

苯二氮䓬类药急性中毒的临床表现主要在中枢神经系统方面,如嗜睡、语言不清、共济失调、肌无力、呼吸变慢变浅等。严重者可出现昏迷、呼吸衰竭、血压降低、脉搏加快、休克等。这些严重症状多见于合并其他精神药物中毒者。

药物救治:

(1)防止药物再吸收。口服中毒而且神志清醒者,应立即催吐、洗胃以排除消化道残留毒物。肾功能良好者,可采用输液、加用利尿剂等措施排毒。

(2)对症治疗。保持呼吸道畅通,供氧,必要时插管、人工通气。

(3)维持电解质及酸碱平衡。

(4)昏迷、抽搐者可予以脱水剂减轻脑水肿。

二、急性酒精中毒

酒精即乙醇,其中白酒中酒精的含量可达50%~60%,啤酒中的酒精含量为2%~5%。饮酒后90%在数小时内经胃肠吸收,症状出现的迟早与饮酒量、血中乙醇浓度正相关,也与个体敏感性有关。大部分为兴奋期、共济失调和昏迷期。成人一次口服最低致死量约为纯酒精250~500mL。

药物救治:

(1)防治药物再吸收:尽早催吐,必要时洗胃。

(2)对症治疗:保持呼吸道畅通,供氧,必要时插管、人工通气。维持电解质及酸碱平衡。适当补充葡萄糖,以防酒精中毒引起的低血糖。

(3)解毒剂:静脉注射50%葡萄糖60~100mL;肌内注射维生素B,以加速乙醇在体内的氧化。纳洛酮是阿片受体拮抗剂,能逆转酒精中毒所致内源性阿片样毒性作用。

纳洛酮

【药理作用】本品为阿片受体拮抗药,本身几乎无药理活性。但能竞争性拮抗各类阿片受体,对 μ 受体有很强的亲和力。

(1)完全或部分纠正阿片类物质的中枢抑制效应(如呼吸抑制、镇静和低血压)。

(2)对动物急性乙醇中毒有促醒作用。

(3)为纯阿片受体拮抗剂,即不具有其他阿片受体拮抗剂的"激动性"或吗啡样效应;不引起呼吸抑制、拟精神病反应或缩瞳反应。

(4)未见耐药性,也未见生理或精神依赖性。

(5)虽然作用机理尚不完全清楚,但有充分证据表明本品是通过竞争相同受体位点拮抗阿片类物质效应的。

【适应证】用于阿片类药物、镇静催眠药及急性酒精中毒。

【不良反应】偶见口干、恶心、呕吐、食欲缺乏、困倦或烦躁不安、血压升高和心率加快,大多数停药后可恢复。个别患者可能诱发心率失常、肺水肿和心肌梗死。

【注意事项】

(1)血压升高和心功能不全患者慎用。

(2)密切观察生命体征的变化,如呼吸、心率和心律、血压等,如有变化应及时采取对应措施。

(3)阿片类及其他麻醉性镇痛剂成瘾者,当注射本品时将会立即出现戒断症状,遇此情况时要注意掌握剂量。

【药物相互作用】本品与其他药物之间的相互作用,正是本品拮抗其他药物作用的表现。

(1)本品可拮抗类阿片药物(包括喷他佐辛)的作用。

(2)解除类阿片药物术后的呼吸抑制作用。

(3)利用本品与多种可成瘾药物的相互作用,对成瘾者进行鉴别诊断。如系成瘾者,使用本品后即会出现戒断症状。

【用法和用量】静脉注射。临用前,将本品 0.4 ~ 0.8mg 用灭菌注射用水或 5% 的葡萄糖 10 ~ 20mL 溶解(稀释)后静脉注射,注射时间 4 ~ 5min。

(1)成人常用量:一次 0.4 ~ 0.8mg,必要时 2 ~ 3min 可重复 1 次。须根据病情重复用药以巩固疗效。

(2)小儿常用量:同成人。

【制剂与规格】

注射液:1mL:0.4mg;粉针剂:①0.4mg;②0.8mg。

三、鼠药氟乙酰胺中毒

氟乙酰胺具有高毒性。急性中毒的潜伏期和吸收途径与摄入量有关，一般为 10 ~ 15h。可直接刺激中枢神经系统。氟离子也可与体内钙离子相结合，使体内血钙下降，引起心脏损伤和代谢异常。有鼠药氟乙酰胺接触史。典型的症状有头痛、头晕，烦躁不安，意识障碍，抽搐，心悸心慌、心动过速等。

药物救治：

(1)防止再吸收：彻底清洗污染的皮肤，口服中毒者应洗胃，并给予生鸡蛋清或氢氧化铝保护胃黏膜。

(2)对症治疗：控制抽搐，护脑，保护心脏。给予大剂量葡萄糖。

(3)解毒剂：①所有氟乙酰胺、氟乙酸钠等有机氟中毒病人，包括可疑中毒者，不管发病与否，更不要等待毒物检查结果，应及时给予乙酰胺，以免贻误治疗时机。②对有机氟化合物中毒患者，不论病程早晚，给予本品后都有一定作用。早期用药可挽救生命，控制发病；晚期用药可减少后遗症；迟至中毒后 5 ~ 7 日给药仍有一定效果。

乙酰胺

【药理作用】本品的解毒机理可能是由于化学结构与氟乙酰胺相似，故能在机体组织中争夺某些酶(如酰胺酶等)，使氟乙酰胺不能在酰胺酶的作用下变成氟乙酸，从而消除氟乙酸对机体组织三羧循环的毒性。所以，乙酰胺是有机氟杀虫农药氟乙酰胺中毒的解毒剂，可延长中毒潜伏期，减轻发病症状，抑制发病等。

【适应证】氟乙酰胺(有机氟杀虫农药)中毒的解毒剂，具有延长中毒潜伏期、减轻发病症状或制止发病的作用。

【禁忌证】禁用于对本品过敏者。

【不良反应】本品使用剂量过大或长期用药可引起血尿。

【注意事项】

(1)中毒早期应给予足量。危重病人 1 次可给予 5.0 ~ 10g。

(2)本品 pH 低，刺激性较大，注射可引起局部疼痛，故本品 1 次量(2.5 ~ 5g)需加普鲁卡因 20 ~ 40mg 混合注射，以减轻疼痛。

(3)与解痉药、半胱氨酸合用，效果较好。

(4)如因用药而发生血尿可停药，应用糖皮质激素以减轻血尿。

【药物相互作用】暂无

【用法和用量】肌注。

每次 2.5 ~ 5g，1 日 2 ~ 4 次；或每日每千克体重 0.1 ~ 0.3g，分 2 ~ 4 次注射。一般连续注射 5 ~ 7 日。

【制剂与规格】

注射液:5mL:2.5g。

四、有机磷杀虫剂中毒

有机磷农药是目前应用最广泛的杀虫剂。我国生产和使用的有机磷农药大多数属于高毒性及中等毒性,品种较多,如对硫磷(1605)、甲拌磷(3911)、内吸磷(1059)、敌敌畏、乐果、美曲膦酯等。可经胃肠道、呼吸道迅速吸收,经皮肤吸收较慢。大量口服者在5min内可出现症状,多数在12h内发生中毒。

患者有机磷杀虫剂接触史。典型的症状和体征为:瞳孔缩小、大汗、流涎、肌肉震颤、呼吸困难、呕吐、腹泻和昏迷等。

药物救治:

(1)防止再吸收:接触中毒者应迅速脱去污染的衣服,用大量的清水反复冲洗皮肤和黏膜。吸入毒气时应将病人移到空气清洁的环境,必要时吸氧;有窒息者应行气管插管和机械通气。误服农药者要及时洗胃。因为有机磷农药(除美曲膦酯外)易在碱性溶液中分解失效,故可用2%~4%碳酸氢钠溶液洗胃,也可用生理盐水或清水洗胃。

(2)对症治疗。

(3)解毒剂。

1)胆碱能神经抑制剂:如阿托品可拮抗乙酰胆碱的毒蕈碱样作用,提高机体对乙酰胆碱的耐受性,尤其可解除平滑肌痉挛,抑制支气管分泌,保持呼吸道通畅,防止发生肺水肿,并对高血压和心律失常有拮抗作用,但对烟碱样作用无效。

使用阿托品时注意观察瞳孔大小的变化、皮肤的颜色、心率和体温等变化,以防阿托品过量。当发热时应物理降温,给氧和保持呼吸道通畅,防止发生室颤。主要对乐果、马拉硫磷引起的中毒有效。

2)胆碱酯酶复活剂:有解磷定和氯解磷定等。它们可夺取与胆碱酯酶结合的有机磷,恢复胆碱酯酶分解乙酰胆碱的活力,对解除烟碱样作用和促进昏迷病儿苏醒有明显作用,与阿托品有协同作用。主要对硫磷内吸磷、甲拌磷和乙硫磷中毒有明显效果。

1. 阿托品

【药理作用】阻断M胆碱受体的抗胆碱药,能解除平滑肌的痉挛(包括解除血管痉挛,改善微血管循环);抑制腺体分泌;解除迷走神经对心脏的抑制,使心跳加快;散瞳孔,使眼压升高;兴奋呼吸中枢。

【适应证】在临床上的用途主要是:

(1)抢救感染中毒性休克。

(2)治疗锑剂引起的阿-斯综合征。

(3)治疗有机磷农药中毒:①与解磷定等合用时:对中度中毒,每次皮下注射0.5~1mg,隔30~60min1次;对严重中毒,每次静注1~2mg,隔15~30min一次,至病情稳定后,逐渐减量并改用皮注。②单用时:对轻度中毒,每次皮下注射0.5~1mg,隔30~120min1次;对中度中毒,每次皮下注射1~2mg,隔15~30min1次;对重度中毒,即刻静注2~5mg,以后每次1~2mg,隔15~30min1次,根据病情逐渐减量和延长间隔时间。

(4)缓解内脏绞痛。

(5)麻醉给药。

(6)用于眼科。

【禁忌证】青光眼及前列腺肥大病人禁用。

【不良反应】常有口干、眩晕,严重时瞳孔散大、皮肤潮红、心率加快、兴奋、烦躁、谵语、惊厥。

【注意事项】掌握早期、足量、联合和反复使用原则。注意阿托品化和中毒的临床表现。

【药物相互作用】

(1)与尿碱化药,包括含镁或钙的制酸药、碳酸酐酶抑制药、碳酸氢钠、枸橼酸盐等同用时,阿托品排泄延迟,作用时间和(或)毒性增加。

(2)与金刚烷胺、吩噻嗪类药、其他抗胆碱药、扑米酮、普鲁卡因胺、三环类抗抑郁药同用,阿托品的毒副反应可加剧。

(3)与单胺氧化酶抑制剂(包括呋喃唑酮、丙卡巴肼等)同用时,可加强抗M胆碱作用的副作用。

(4)与甲氧氯普胺并用时,后者的促进肠胃运动作用可被拮抗。

【用法和用量】

(1)轻度中毒:阿托品2mg,皮下或肌内注射,必要时1~2h后重复给药,一日3~4次。

(2)中度中毒:阿托品2~4mg,肌内注射或静注,每半小时重复1次,直到阿托品化,病情好转后酌情减量。

(3)重度中毒:阿托品5~10mg,每隔15~30min一次。若出现阿托品中毒的表现需停药观察。

【制剂与规格】

(1)片剂:每片0.3mg。

(2)注射液:①1mL:0.5mg;②2mL:1mg;③1mL:5mg。

(3)滴眼剂:取硫酸阿托品1g,氯化钠0.29g,无水磷酸二氢钠0.4g,无水磷酸氢二钠0.47g,羟安乙酯0.03g,蒸馏水加至100mL配成。

2. 氯解磷定

【药理作用】本品为肟类化合物,可使被抑制的胆碱酯酶恢复活性,解除急性有机磷中毒;其中对解除烟碱样毒作用较显著。其作用机制是本品的吡啶环上带正电荷的氮,被磷酰化胆碱酯酶阴离子部位所吸引,肟基与磷原子有较强的亲和力,能够夺取磷形成结合物。以而使磷与胆碱酯酶的酯解部位分离,恢复其活性。对已经老化的胆碱酯酶,则无复能作用。

【适应证】有机磷农药解毒剂。其对胆碱酯酶的复能作用根据有机磷农药品种不同而不相等,如对对硫磷、内吸磷、甲拌磷、甲胺磷、特普等有良好作用;对美曲膦酯、敌敌畏疗效较差;对乐果、马拉硫磷疗效可疑;对谷硫磷、二嗪农有不良作用。

【禁忌证】对本品过敏者。

【不良反应】基本与碘解磷定同,但本药不含碘,无碘的不良反应。本品剂量过大、注射速度过快时可出现轻度乏力、视力模糊、复视、头晕、头疼、恶心、心动过速、血压升高、呼吸抑制、胆碱酯酶活性抑制、惊厥、心律失常及凝血障碍。

【注意事项】忌与多种复能剂同时应用,以免增加毒效;忌同碱性药物混合使用。使用本品出现不良反应的某些征象,应注意与急性有机磷中毒临床征象相鉴别。本品如溶液变色则不可使用。

【药物相互作用】

(1)系胆碱酯酶复活剂,可间接减少乙酰胆碱的积蓄,对骨骼肌神经肌肉接头处作用明显。而阿托品有直接拮抗积聚乙酰胆碱的作用,对自主神经的作用较强。二药联合应用临床效果显著。

(2)在碱性溶液中容易分解,禁止与碱性药物配伍。

【用法和用量】

(1)轻度中毒:氯解磷定 0.25 ~0.75g,肌内注射或静脉注射。必要时 2h 重复 1 次。

(2)中度中毒:氯解磷定首剂 0.5 ~0.75g, 经静脉输液管道小壶内滴入。以后每 1 ~2h 可给予 0.5g。待肌肉震颤及抽搐缓解,胆碱酯酶活性恢复,则酌情减量。

(3)重度中毒:氯解磷定 0.75 ~1.0g, 经静脉输液管道小壶内滴入。以后每 0.5h 重复 1 次,待病情好转后酌情减量。

【制剂与规格】

注射剂:①2mL: 0.25g;②2mL: 0.50g。

五、亚硝酸盐中毒

腌制的蔬菜和工业用盐中含硝酸盐或亚硝酸盐,可作为肉或鱼制品发色剂,使肉鱼烹调后仍呈红色。食物中若亚硝酸盐含量过高,易误服导致中毒。其中毒原理是亚硝酸盐将血红蛋白的二价铁氧化为三价铁,使血红蛋白成为高铁血红蛋白,失去携带氧的能力,造成机体缺氧。

药物救治:

(1)一般治疗:口服中毒者应催吐、洗胃,清除毒物。

(2)对症支持治疗、给氧。

(3)应用解毒剂亚甲蓝注射液。

亚甲蓝

【药理作用】亚甲蓝本身系氧化剂,根据其在体内的不同浓度,对血红蛋白有两种不同的作用。低浓度时6-磷酸-葡萄糖脱氢过程中的氢离子经还原型三磷酸吡啶核苷传递给亚甲蓝,可使其转变为还原型的白色亚甲蓝;白色亚甲蓝又将氢离子传递给带三价铁的高铁血红蛋白,使其还原为带二价铁的正常血红蛋白,而白色亚甲蓝又被氧化为亚甲蓝。

【适应证】用于亚硝酸盐、苯胺类及氰化物引起的中毒。

【禁忌证】尚不明确。

【不良反应】

(1)静脉注射速度过快和剂量过大(一次10mg/kg)时,可引起恶心、呕吐、胸闷、腹痛、眩晕、头痛、出汗、心前区痛、心率加快、血压下降、心律失常、大汗淋漓、尿道灼痛和神志不清、意识丧失等。

(2)用药后尿呈蓝色,大剂量用时可出现全身发蓝。

【注意事项】

(1)用药后尿呈蓝色,排尿时可有尿道口刺痛。

(2)以25%葡萄糖注射液稀释,于5min内缓慢注入。

(3)不可作皮下、肌内或鞘内注射。

(4)肾功能不全患者慎用。

(5)6-磷酸葡萄糖脱氢酶缺乏者及儿童应用本品剂量过大时,可引起溶血。

(6)大剂量维生素C和葡萄糖对高铁血红蛋白也有还原作用,故可与本品合用。

【药物相互作用】尚不明确

【用法和用量】1~2mg/Kg,配制成1%溶液,10~15min内静脉注射。必要时1h后重复,24h一般不超过600mg。

【制剂与规格】

注射剂:①2mL:20mg;②5mL:50mg;③10mL:0.1g。

六、氰化物中毒

工业中使用氰化物很广泛。如从事电镀、洗注、油漆、染料、橡胶等行业人员接触机会较多。日常生活中，桃、李、杏、枇杷等含氢氰酸，其中以苦杏仁含量最高，木薯亦含有氢氰酸。在社会上也有用氰化物进行自杀或他杀情况。职业性氰化物中毒主要是通过呼吸道，其次在高浓度下也能通过皮肤吸收。生活性氰化物中毒以口服为主。口腔黏膜和消化道能充分吸收。中毒原理为选择性作用于呼吸链中细胞色素氧化酶，抑制细胞呼吸；也可直接抑制中枢神经系统，导致呼吸中枢麻痹，心跳迅速停止而“闪电型”死亡。

药物救治：

(1)一般治疗：口服中毒者应催吐、洗胃，清除毒物。

(2)对症支持治疗：呼吸心跳停止立即行心肺复苏。

(3)应用解毒剂：亚甲蓝5～10mg/kg；或用1%注射液50～100mL，加入葡萄糖液中静脉注射，总量可达2g。应与硫代硫酸钠交替使用。

硫代硫酸钠

【药理作用】本品所供给的硫，通过体内硫转移酶，将硫与体内游离的或已与高铁血红蛋白结合的CN－相结合，使变为毒性很小的硫氰酸盐，随尿排出而解毒。

【适应证】主要用于氰化物中毒，也可用于砷、汞、铅、铋、碘等中毒。

【禁忌证】对本品过敏者慎用。

【不良反应】本品静脉注射后除有暂时性渗透压改变外，尚未见其他不良反应。

【注意事项】

(1)静脉一次量容积较大，应注意一般的静脉注射反应。

(2)本品与亚硝酸钠从不同解毒机制治疗氰化物中毒，应先后作静脉注射，不能混合后同时静脉注射。本品继亚硝酸钠静脉注射后，立即由原针头注射本品。口服中毒者，须用5%溶液洗胃，并保留适量于胃中。

【药物相互作用】尚不明确。

【用法和用量】

(1)成人常用量：氰化物中毒，缓慢静脉注射12.5～25g。必要时可在1h后重复半量或全量。

(2)洗胃：口服中毒用5%溶液洗胃，并保留本品适量于胃中。

【制剂与规格】

(1)硫代硫酸钠注射液：①10mL∶0.5g；②20mL∶1g。

(2)注射用硫代硫酸钠：①0.32g(相当于含水硫代硫酸钠0.5g)；②0.64g(相当于

含水硫代硫酸钠1.0g)。

七、阿片类药物中毒

以吗啡为代表的阿片类药物对中枢神经系统以抑制为主的先兴奋后抑制，主要是抑制大脑高级中枢而昏迷，随即抑制延脑呼吸中枢导致呼吸抑制。急性中毒口服过量者症状多在0.5~1h后出现，静脉注射后症状即刻出现，可引起昏迷、呼吸抑制。

药物救治：

(1)清除毒物。首先明确中毒途径，以便迅速排出毒物。1)口服中毒者。①洗胃：坚持彻底洗胃，用药用碳50~100g混悬液，或1:5000高锰酸钾溶液。②灌肠：直肠灌入药用碳100g混悬液。③导泻：灌肠、洗胃后马上用硫酸钠或甘露醇导泻。2)注射中毒者迅速于注射部位上方，扎紧止血带，局部冷敷，延缓吸收，间歇放松结扎带。

(2)应用解毒剂纳洛酮。

(3)对症支持疗法。1)维持水、电解质、酸碱、血气平衡，加强护理，调整体循环容量，保持足够尿量。2)营养支持。

八、瘦肉精中毒

瘦肉精是一种β2-受体激动剂，临床上主要用于治疗支气管哮喘。猪食用后在代谢过程中促进蛋白质合成，加速脂肪的转化和分解，提高了猪肉的瘦肉率，因此，称为瘦肉精。通过食用含瘦肉精残留的动物内脏或肉类，可导致中毒发生。

药物救治：

(1)一般治疗：防止药物继续吸收，中毒者应尽早催吐，必要时洗胃，促使毒物排出。

(2)对症治疗：维持水、电解质及酸碱平衡。

(3)应用解毒剂：在心电图监测及电解质测定下，使用保护心脏药物，如6-二磷酸果糖(FDP)，及β-受体阻滞剂(如：普萘洛尔、美托洛尔和阿替洛尔等)。β-受体阻滞剂慎用于支气管哮喘者、慢性肺部疾病和心功能不全者。

第二节　各种意外伤害用药

一、毒蛇咬伤

毒蛇咬伤是指被通过蛇牙或在蛇牙附近分泌毒液的蛇咬伤后所造成的一个伤口。

毒蛇咬伤的伤处可留一对较深齿痕,蛇毒进人组织,并进入淋巴和血流,可引起严重的中毒,必须急救治疗。

诊断要点:

(1)有被毒蛇咬伤史,伤处可见一对较深而粗的毒牙痕。

(2)可有局部和全身中毒表现。全身临床表现归纳为以下三类:1)神经毒致伤的表现:伤口局部出现麻木,知觉丧失,或仅有轻微痒感。约在伤后半小时后,自觉头昏、嗜睡、恶心、呕吐及乏力。重者出现吞咽困难、声嘶、失语、眼睑下垂及复视。最后可出现呼吸困难、血压下降及休克,致使机体缺氧、发绀、全身瘫痪。2)血液毒致伤的表现:咬伤的局部迅速肿胀,并不断向近侧发展,伤口剧痛,流血不止。伤口周围的皮肤常伴有水疱或血疱,皮下淤斑,组织坏死。严重时全身广泛性出血,如结膜下淤血、鼻出血、呕血、咯血及尿血等。3)混合毒致伤的表现:兼有神经毒及血液毒的症状。从局部伤口看,类似血液毒致伤,如局部红肿、淤斑、血疱、组织坏死及淋巴结炎等。从全身来看,又类似神经毒致伤,死亡原因仍以神经毒为主。

治疗方法:

(1)毒蛇咬伤的伤口处理。1)在现场立即用条带绑紧咬伤处近侧肢体,如足部咬伤者,在踝部和小腿绑扎两道,松紧以阻止静脉和淋巴回流为度。2)先用0.05%高锰酸钾液或3%过氧化氢冲洗伤口;拨出残留毒蛇牙;伤口较深者切开真皮层少许,或在肿胀处以三棱针平刺皮肤层,接着用拔罐法或吸乳器抽吸,促使部分毒液排出。

(2)药物救治方法。1)局部对症治疗:①早期治疗重点是排毒、消肿、止痛。②中期治疗重点是祛腐拔毒,治疗感染。③后期治疗重点是生肌敛口,恢复功能。2)全身治疗:抗蛇毒血清治疗;胰蛋白酶治疗;中西医结合治疗。3)急诊治疗:呼吸麻痹的治疗:应给氧、及时清除痰液,保持呼吸道畅通,维持通气功能,纠正酸中毒;必要时可用呼吸兴奋剂,及行插管或气管切开,人工辅助呼吸。4)急性循环衰竭的治疗:纠正血容量,改善微循环,纠正酸中毒,使用激素与血管扩张药物,预防并发症。5)急性肾衰竭的治疗:保护肾功能。如出现血红蛋白尿,则酌情补液;应用碳酸氢钠碱化尿液,应用利尿合剂和保护肾脏药,或应用抗蛇毒血清。

1. 抗蛇毒血清

【药理作用】抗蛇毒血清含有特异性抗体,具有中和相应蛇毒的作用。用于蛇咬伤者的治疗,其中蝮蛇毒血清,对竹叶青蛇和烙铁头蛇咬伤亦有疗效。咬伤后,应迅速注射本品,愈早愈好。

【适应证】适用于抢救毒蛇咬伤中毒。

【禁忌证】过敏体质病人使用时要小心慎重,并做好抢救准备。

【不良反应】本品不良反应少见,但由于是异种血清,可引起过敏反应及血清病。

【注意事项】

(1)如遇有过敏反应,轻者即肌肉注射扑尔敏,重者用地塞米松或氢化可的松静脉滴注;给氧;必要时使用升压药。少数病人可在注射后7~14天出现血清病,可用钙剂、抗组胺药及糖皮质激素治疗。

(2)若伤口污染较明显,则应同时注射破伤风抗毒素1500IU~3000IU。

(3)本品可引起发热、胸闷、气短、脸色苍白或潮红、恶心、呕吐、腹痛、抽搐、荨麻疹、麻疹样皮疹等血清过敏反应现象。

【药物相互作用】抗蛇毒血清是异种血清,可引起过敏反应及血清病。也不宜与其他血清制品同时使用。

【用法和用量】通常采用静脉注射,也可作肌内或皮下注射,一次完成。

一般蝮蛇咬伤注射抗蝮蛇毒血清6000IU;五步蛇咬伤注射抗五步蛇毒血清8000IU;银环蛇或眼镜蛇咬伤注射抗银环蛇毒血清10000IU或抗眼镜蛇毒血清2000IU。以上剂量约可中和一条相应蛇的排毒量。视病情可酌情增减。注射前必须做过敏试验,阴性者才可全量注射。

(1)过敏试验方法:取0.1mL抗血清加1.9mL生理氯化钠注射液,即20倍稀释。在前臂掌侧皮内注射0.1mL,经20~30min,注射皮丘在2cm内,且皮丘周围无红晕及蜘蛛足者为阴性,可在严密观察下直接注射。若注射部位出现皮丘增大、红肿、浸润,特别是形似伪足或有痒感者,为阳性反应。若阳性可疑者,预先注射扑尔敏10mg(儿童根据体重酌减),15min后再注射本品。若阳性者应采用脱敏注射法。

(2)脱敏注射法:取氯化钠注射液将抗血清稀释20倍。分数次做皮下注射,每次观察10~20min,第1次注射0.4mL。如无反应,可酌情增量注射。注射观察3次以上,无异常反应者,即可做静脉、肌内或皮下注射。注射前将制品在37℃水浴加温数分钟。注射时速度应慢,开始每分钟不超过1mL,以后亦不宜超过4mL。注射时,如有异常反应,应立即停止注射。

【制剂与规格】

(1)抗五步蛇毒血清:2000IU/瓶。

(2)抗银环蛇毒血清:10000IU/瓶。

(3)抗蝮蛇毒血清:6000IU/瓶。

(4)抗眼镜蛇毒血清:1000IU/瓶。

2. 季德胜蛇药片

【药理作用】主要有抗蛇毒,抗破伤风毒素,抗炎,镇静等作用。

【适应证】清热,解毒,消肿止痛。用于毒蛇、毒虫咬伤。

【禁忌证】用药禁忌:治疗毒蛇咬伤,凡治疗过迟,已引起心功能衰竭时,应以强心剂治疗。如有其他并发症时,应施以其他治疗措施。

【不良反应】尚不明确。

【注意事项】被毒蛇咬伤后，一般按下列方法治疗：

(1)内服本品：即取本品20片，捻碎，以温开水(如加少量酒更好)服下，以后每隔6h续服10片，至患者蛇毒症状明显消失，即可停止服药。

(2)引流排毒：应立即将伤口挑破，以引流排毒。若手足部被咬伤引起肿胀时，上肢者穿刺八邪穴，即四个手指指缝之间；下肢者穿刺八风穴，即四个足趾趾缝之间，以排除毒液，加速退肿。穿刺方法：用消毒钝头粗针平刺直入2cm。

(3)若病人并发有神志不清、牙关紧闭、颈项强直、呼吸困难及心力衰竭等中毒症状，即为危急重症，应迅速送医院密切观察。并将本品每次内服剂量增加10~20片并适当缩短服药间隔时间。必要时可配合针灸治疗及其他对症疗法。不能口服给药者，可行鼻饲法给药。

(4)如伤口因感染发生溃烂时，应配合外科治疗。

【药物相互作用】尚不明确。

【用法和用量】

(1)口服：第一次20片，以后每隔6h续服10片。危急重症者将剂量增加10－20片并适当缩短服药间隔时间。不能口服给药者，可行鼻饲法给药。

(2)外用：被毒虫咬伤后，以本品和水外搽，即可消肿止痛。

【制剂与规格】片剂：0.4g。

二、蚊虫、动物等伤害

被蚊虫、动物咬伤，被玻璃或刀等锐器割伤或砍伤等意外伤害，都可能会引起严重感染，或染上狂犬病、破伤风，有的还会导致中毒，需要引起重视。常见症状为伤口剧痛、肿大、流血、疼痛、肿胀、痒、灼热等。如果蚊虫有毒，甚至会出现皮肤变色、恶心呕吐、呼吸困难、视力模糊等症状。

药物救治：一般对症处理。被蚊虫叮咬后，要用清水反复冲洗伤口，冷敷减轻症状；被毒蜘蛛咬伤，最好先冰敷被咬部位。被玻璃或刀等锐器意外伤害则立即清洗伤口、止血，注射破伤风抗毒素。

1. 破伤风抗毒素

【药理作用】本品含特异性抗体，具有中和破伤风毒素的作用，可用于破伤风杆菌感染的预防和治疗。

【适应证】用于预防和治疗破伤风。已出现破伤风或其可疑症状时，应在进行外科处理及其他疗法的同时，及时使用抗毒素治疗。开放性外伤(特别是创口深、污染严重者)有感染破伤风的危险时，应及时进行预防。凡已接受过破伤风类毒素免疫注射者，应在受伤后再注射 1 针类毒素加强免疫,不必注射抗毒素;未接受过类毒素免疫或免疫史不清楚者,须注射抗毒素预防,但也应同时开始类毒素预防注射,以获得持久免疫。

【禁忌证】过敏试验为阳性反应者慎用。使用脱敏注射法是将所需 TAT 剂量分次少量注射进体内。脱敏的基本原理是:小剂量注射时变应原所致生物活性介质的释放量少,不至于引起临床症状;短时间内连续多次药物注射可以逐渐消耗体内已经产生的 IgE, 最终可以全部注入所需药量而不致发病。但这种脱敏只是暂时的,经过一定时间后,IgE 再产生而重建致敏状态。故日后如再用 TAT,还须重做皮内试验。

【不良反应】

(1)过敏休克:可在注射中或注射后数分钟至数十分钟内突然发生。患者突然表现沉郁或烦躁、脸色苍白或潮红、胸闷或气喘、出冷汗、恶心或腹痛、脉搏细速、血压下降,重者神志昏迷虚脱,如不及时抢救可以迅速死亡。若患者出现眼痒表示过敏反应已波及全身。轻者注射肾上腺素后即可缓解;重者需输液、输氧,使用升压药维持血压,并使用抗过敏药物及肾上腺皮质激素等进行抢救。

(2)血清病:主要症状为荨麻疹、发热、淋巴结肿大、局部水肿,偶有蛋白尿、呕吐、关节痛,注射部位可出现红斑、瘙痒及水肿。一般系在注射后 7 ~ 14 天发病,称为延缓型。亦有在注射后 2 ~ 4 天发病,称为加速型。对血清病应对症治疗,可使用钙剂或抗组织胺药物,一般数日至十数日即可痊愈。

【注意事项】

(1)本品为液体制品。制品混浊、有摇不散的沉淀、异物或安瓿有裂纹、标签不清,过期失效者均不能使用。安瓿打开后应一次用完。

(2)每次注射须保存详细记录,包括姓名、性别、年龄、住址、注射次数、上次注射后的反应情况、本次过敏试验结果及注射后反应情况、所用抗毒素的生产单位名称及批号等。

(3)注射用具及注射部位应严格消毒。注射器宜专用,如不能专用,用后应彻底洗净处理,最好干烤或高压蒸汽灭菌。同时,注射类毒素时,注射器须分开。

(4)使用抗毒素须特别注意防止过敏反应。注射前必须先做过敏试验并详细询问既往过敏史。凡本人及其直系亲属曾有支气管哮喘、枯草热、湿疹或血管神经性水肿等病史,或对某种物质过敏,或本人曾注射马血清制剂者,均须特别提防过敏反应的发生。

(5)门诊病人注射抗毒素后,须观察 30min 方可离开。

【药物相互作用】尚不明确。

【用法和用量】

(1)用法:①皮下注射:应在上臂三角肌附着处。同时,注射类毒素时,注射部位须分开。②肌内注射:应在上臂三角肌中部或臀大肌外上部。只有经过皮下或肌内注射未发生反应者方可作静脉注射。③静脉注射:应缓慢,开始每分钟不超过 1mL,以后每分钟不宜超过 4mL。一次静脉注射不应超过 40mL,儿童每 1kg 体重不应超过 0.8mL。④亦可将抗毒素加入葡萄糖注射液、氯化钠注射液等输液中静脉点滴。静脉注射前将安瓿在温水中加热至接近体温。注射中发生异常反应,应立即停止。

(2)用量:①预防:1 次皮下或肌内注射 1500~3000IU,儿童与成人用量相同;伤势严重者可增加用量 1~2 倍。经 5~6 日,如破伤风感染危险未消除,应重复注射。②治疗:第 1 次肌内或静脉注射 50000~200000IU,儿童与成人用量相同;以后视病情决定注射剂量与间隔时间,同时,还可以将适量的抗毒素注射于伤口周围的组织中。初生儿破伤风,24h 内分次肌内或静脉注射 20000~100000IU。

【制剂与规格】

破伤风抗毒素注射剂:

(1)1500IU(预防用);

(2)10000IU(治疗用)。

三、运动损伤等外伤

在日常生活中泛指人因跌、打、碰、磕等原因所致的软组织损伤,以肿胀、疼痛为主要症状。伤处多有疼痛、肿胀、出血或骨折、脱臼等,也包括一些内脏损伤。跌打损伤又分为闭合性跌打损伤和开放性跌打损伤。

所谓闭合性跌打损伤,简单地说就是外伤后,局部皮肤或黏膜完整,无裂口与外界相通,损伤时的出血积聚在组织内。闭合性跌打损伤,是软组织损伤的一种类型(相对开放性损伤而言)。如果肉皮破了就叫开放性损伤。但可合并深部组织及内脏的严重损伤,如内脏破裂和内出血。在此主要以软组织损伤为主。药物治疗有活血通络药,如狗皮膏、活血止痛散或活血止痛胶囊等;活血化瘀药,如接骨七厘片、伤科接骨片、云南白药等。

1. 狗皮膏

【药理作用】祛风散寒,活血止痛。

【适应证】用于风寒湿邪、气血瘀滞所致的弊病,症见四肢麻木、腰腿疼痛、筋脉拘挛,或跌打损伤、闪腰岔气、局部肿痛;或寒湿瘀滞所致的脘腹冷痛、行经腹痛、寒湿带下、积聚痞块。

【禁忌证】孕妇忌贴腰部和腹部。

【不良反应】尚不明确。

【注意事项】运动员慎用。

【药物相互作用】含处理方法。

【用法和用量】外用。用生姜擦净患处皮肤，将膏药加温软化，贴于患处或穴位。

【制剂与规格】15g * 2 张

2. 接骨七厘片

【药理作用】活血化瘀，接骨止痛。

【适应证】用于跌打损伤，续筋接骨，血瘀疼痛。

【禁忌证】孕妇忌服。

【不良反应】尚不明确。

【注意事项】尚不明确。

【药物相互作用】尚不明确。

【用法和用量】口服。一次 5 片，一日 2 次，温开水或黄酒送服。

【制剂与规格】每片相当于原药材量 0.3g

3. 云南白药气雾剂

【药理作用】活血散瘀，消肿止痛。

【适应证】用于跌打损伤，淤血肿痛，肌肉酸痛及风湿疼痛。

【禁忌证】孕妇禁用；对云南白药过敏者忌用。

【不良反应】极少数患者用药后导致过敏性药疹，出现全身奇痒，躯干及四肢等部位出现荨麻疹，停药即消失。

【注意事项】

(1)本品只限于外用，切勿喷入口、眼、鼻。

(2)皮肤过敏者停用。

(3)小儿、年老患者应在医师指导下使用。

(4)使用云南白药气雾剂保险液先振摇，喷嘴离皮肤 5 ~ 10cm，喷射时间应限制在 3 ~5 秒。

(5)皮肤受损者勿用。

(6)使用时勿近明火，切勿受热，应置于阴凉处保存。

(7)对酒精及本品过敏者禁用，过敏体质者慎用。

(8)本品性状发生改变时禁止使用。

(9)儿童必须在成人的监护下使用。

(10)请将本品放在儿童不能接触的地方。

(11)如正在使用其他药品，使用本品前请咨询医师或药师。

【药物相互作用】未进行该项实验且无可靠参考文献。如与其他药物同时使用可能会发生药物相互作用，详情请咨询医师或药师。

【用法和用量】外用，喷于伤患处。使用云南白药气雾剂，一日 3 ~5 次。凡遇较重闭合性跌打损伤者，先喷云南白药气雾剂保险液，若剧烈疼痛仍不缓解，间隔 1 ~ 2min 重复给药，一天使用不得超过 3 次。喷云南白药气雾剂保险液间隔 3min 后，再喷云南白药气雾剂。

【制剂与规格】

(1) 云南白药气雾剂每瓶重：①50g；②85g。

(2) 云南白药气雾剂保险液每瓶重：①30g；②60g；③ 100g。

三、补肾壮骨药

1. 仙灵骨葆胶囊

【药理作用】滋补肝肾，活血通络，强筋壮骨。

【适应证】用于肝肾不足淤血阻络所致骨质疏松症。

【禁忌证】孕妇禁用。

【不良反应】尚不明确。

【注意事项】

(1) 忌食生冷油腻食物。

(2) 感冒时不宜服用。

(3) 高血压、心脏病、糖尿病、肝病、肾病等慢性病严重者，应在医师指导下服用。

(4) 服药后症状无缓解应去医院就诊。

(5) 对仙灵骨葆胶囊过敏者禁用；过敏体质者慎用。

(6) 仙灵骨葆胶囊性状发生改变时禁止使用。

(7) 请将仙灵骨葆胶囊放在儿童不能接触的地方。

(8) 如正在使用其他药品，使用仙灵骨葆胶囊前请咨询医师或药师。

【药物相互作用】如与其他药物同时使用，可能会发生药物相互作用。详情请咨询医师或药师。

【用法和用量】口服。

一次 3 粒，一日 2 次，4 ~ 6 周为一个疗程。

【制剂与规格】仙灵骨葆胶囊：每粒装 0.5g。

第十章　心肺脑复苏用药

心搏骤停是指急性原因导致的心脏突然失去有效排血能力的病理状态，也意味着临床死亡的开始。针对心搏骤停所采取的一切抢救措施,称为“心肺复苏”。由于心肺复苏的最终目的是恢复病人的社会行为能力。因此,从70年代开始又把“心肺复苏”发展为“心肺脑复苏”。心搏骤停常是骤然发生,能否迅速准确的开始抢救是决定复苏成败的关键因素。无论何种原因所致的心搏骤停,现场抢救时的基础生命支持措施相同,即C(Circulation)胸外心脏按压建立人工循环;A(Airway)保持气道通畅;B(Breathing)人工呼吸。药物治疗的目的主要在于:①增加心肌血灌流量、脑血流量和提高脑灌注压和心肌灌注压。②减轻酸血症或电解质失衡。③提高室颤阈或心肌张力,为除颤创造条件,防止复发。

一、α受体和β受体激动剂

1. 盐酸肾上腺素

【药理作用】兼有α受体和β受体激动作用。α受体激动引起皮肤、黏膜、内脏血管收缩。β受体激动引起冠状血管扩张,骨骼肌、心肌兴奋,心率增快,支气管平滑肌、胃肠道平滑肌松弛。

【适应证】主要适用于因支气管痉挛所致严重呼吸困难,可迅速缓解药物等引起的过敏性休克,亦可用于延长浸润麻醉用药的作用时间。各种原因引起的心脏骤停进行心搏复苏的主要抢救用药。

【禁忌证】

(1)下列情况慎用:器质性脑病、心血管病、青光眼、帕金森氏病、噻嗪类引起的循环虚脱及低血压、精神神经疾病。

(2)用量过大或皮下注射时误入血管后,可引起血压突然上升而导致脑出血。

(3)每次局麻使用剂量不可超过300μg,否则可引起心悸、头痛、血压升高等。

(4)与其他拟交感药有交叉过敏反应。

(5)可透过胎盘。

(6)抗过敏休克时,须补充血容量。

【不良反应】

(1)心悸、头痛、血压升高、震颤、无力、眩晕、呕吐、四肢发凉。

(2)有时可有心律失常,严重者可由于心室颤动而致死。

(3)用药局部可有水肿、充血、炎症。

【注意事项】高血压、器质性心脏病、冠状动脉疾病、糖尿病、甲状腺功能亢进、洋地黄中毒、外伤性及出血性休克、心源性哮喘等患者禁用。运动员慎用。

【药物相互作用】

(1)α受体阻滞剂以及各种血管扩张药可对抗本品的加压作用。

(2)与全麻药合用,易产生心律失常,直至室颤。用于指、趾部局麻时,药液中不宜加用本品,以免肢端供血不足而坏死。

(3)与洋地黄、三环类抗抑郁药合用,可致心律失常。

(4)与麦角制剂合用,可致严重高血压和组织缺血。

(5)与利血平、胍乙啶合用,可致高血压和心动过速。

(6)与β受体阻滞剂合用,两者的β受体效应互相抵消,可出现血压异常升高、心动过缓和支气管收缩。

(7)与其他拟交感胺类药物合用,心血管作用加剧,易出现副作用。

(8)与硝酸酯类合用,本品的升压作用被抵消,硝酸酯类的抗心绞痛作用减弱。

【用法和用量】推荐标准剂量为1mg(0.02mg/kg)静注。若初量无效,每3~5min可重复注射1次,直至心搏恢复。常用量:皮下注射,1次0.25-1mg;极量:皮下注射,1次1mg。临床用于:

(1)抢救过敏性休克:如青霉素等引起的过敏性休克。由于本品具有兴奋心肌、升高血压、松弛支气管等作用,故可缓解过敏性休克的心跳微弱、血压下降、呼吸困难等症状。皮下注射或肌注0.5~1mg,也可用0.1~0.5mg缓慢静注(以0.9%氯化钠注射液稀释到10mL)。如疗效不好,可改用4~8mg静滴(溶于5%葡萄糖液500~1000mL)。

(2)抢救心搏骤停:可用于麻醉和手术中的意外、药物中毒或心脏传导阻滞等原因引起的心搏骤停。0.25~0.5mg,用10mL生理盐水稀释后静脉(或心内)注射,同时,进行心脏按压、人工呼吸、纠正酸中毒。

对电击引起的心搏骤停,亦可用本品配合电除颤仪或利多卡因等进行抢救。

(3)治疗支气管哮喘:效果迅速但不持久。皮下注射0.25~0.5mg,3~5min见效,但仅能维持1h。必要时每4h可重复注射一次。

(4)与局麻药合用:加少量(约1:200000~500000)于局麻药中(如普鲁卡因),在混合药液中,本品浓度为2~5μg/mL,总量不超过0.3mg,可减少局麻药的吸收而延长其药效,并减少其毒副作用,亦可减少手术部位的出血。

(5)制止鼻黏膜和齿龈出血:将浸有1:20000~1:1000溶液的纱布填塞出血处。

(6)治疗荨麻疹、枯草热、血清反应等:皮下注射1:1000溶液0.2~0.5mL,必要时再以上述剂量注射一次。

【制剂与规格】盐酸肾上腺素注射液:1mL:1mg。

二、纠正酸中毒药物

1. 碳酸氢钠

【药理作用】心跳呼吸停止必然导致乳酸酸中毒和呼吸性酸中毒，致使血 pH 明显降低；在心脏按压过程中，低灌流状态，使代谢性酸中毒进一步加剧，酸中毒使室颤阈值降低，心肌收缩力减弱，机体对心血管活性药物（如肾上腺素）反应差，只有纠正酸中毒，除颤才能成功。因此，积极合理地应用碳酸氢钠纠正酸中毒，无疑对提高复苏成功率有意义。但在应用碳酸氢钠的前提是保证有效的通气，尽管 $NaHCO_3$ 能有效地提高血液中的 pH，但 HCO^{-3} 不能通过血脑屏障，纠正脑脊液中的低 pH；而且输入的 HCO^{-3} 进一步缓冲 H^+ 后，可再离解成 CO_2，CO_2 可自由地通过血脑屏障，使脑组织和脑脊液的 PH 进一步降低，因此强调，在给 $NaHCO_3$ 液时，需作过度通气。

【适应证】

（1）治疗代谢性酸中毒：治疗轻至中度代谢性酸中毒，以口服为宜。重度代谢性酸中毒则应静脉滴注，如严重肾脏病、循环衰竭、心肺复苏、体外循环及严重的原发性乳酸性酸中毒、糖尿病酮症酸中毒等。

（2）碱化尿液：用于尿酸性肾结石的预防，减少磺胺类药物的肾毒性，以及急性溶血防止血红蛋白沉积在肾小管。

（3）作为制酸药，治疗胃酸过多引起的症状。

（4）静脉滴注对某些药物中毒有非特异性的治疗作用，如巴比妥类、水杨酸类药物及甲醇等中毒。但本品禁用于吞食强酸中毒时的洗胃，因本品与强酸反应产生大量二氧化碳，易导致急性胃扩张甚至胃破裂。

【禁忌证】禁用于吞食强酸中毒时的洗胃。

【不良反应】

（1）大量静脉注射时可出现心律失常、肌肉痉挛、疼痛、异常疲倦虚弱等，主要由于代谢性碱中毒引起低钾血症所致。

（2）剂量偏大或存在肾功能不全时，可出现水肿、精神症状、肌肉疼痛或抽搐、呼吸减慢、口内异味、异常疲倦虚弱等，主要由代谢性碱中毒所致。

（3）长期应用时可引起尿频、尿急、持续性头痛、食欲减退、恶心呕吐、异常疲倦虚弱等。

【注意事项】

（1）对诊断的干扰：对胃酸分泌试验或血、尿 pH 测定结果有明显影响。

（2）下列情况慎用：①少尿或无尿，因能增加钠负荷；②钠潴留并有水肿时，如肝硬化、充血性心力衰竭、肾功能不全、妊娠高血压综合征；③原发性高血压，因钠负荷增加可能加重病情。

(3)下列情况不作静脉内用药:①代谢性或呼吸性碱中毒;②因呕吐或持续胃肠负压吸引导致大量氯丢失,而极有可能发生代谢性碱中毒;③低钙血症时,因本品引起碱中毒可加重低钙血症表现。

【药物相互作用】

(1)合用肾上腺皮质激素(尤其是具有较强盐皮质激素作用者)、促肾上腺皮质激素、雄激素时,易发生高钠血症和水肿。

(2)与苯丙胺、奎尼丁合用,后两者经肾排泄减少,易出现毒性作用。

(3)与抗凝药如华法林和M胆碱酯酶药等合用,后者吸收减少。

(4)与含钙药物、乳及乳制品合用,可致乳-碱综合征。

(5)与西咪替丁、雷尼替丁等H2受体拮抗剂合用,后者的吸收减少。

(6)与排钾利尿药合用,增加发生低氯性碱中毒的危险性。

(7)本品可使尿液碱化,影响肾对麻黄碱的排泄,故合用时麻黄碱剂量应减小。

(8)钠负荷增加使肾脏排泄锂增多,故与锂制剂合用时,锂制剂的用量应酌情调整。

(9)碱化尿液能抑制乌洛托品转化成甲醛,从而抑制后者治疗作用,故不主张两药合用。

(10)本品碱化尿液可增加肾脏对水杨酸制剂的排泄。

【用法和用量】

1)代谢性酸中毒:静脉滴注,所需剂量按下式计算:补碱量(mmol)=(-2.3-实际测得的BE值)×0.25×体重(kg),或补碱量(mmol)=正常的CO_2 CP-实际测得的CO_2 CP(mmol)×0.25×体重(kg)。除非体内丢失碳酸氢盐,一般先给计算剂量的1/3~1/2,4~8h内滴注完毕。

(2)心肺复苏抢救时,首次1mmol/kg,以后根据血气分析结果调整用量(每1g碳酸氢钠相当于12mmol碳酸氢根)。

(3)碱化尿液,成人:静脉滴注,2~5mmol/kg,4~8h内滴注完毕。

(4)静脉用药还应注意下列问题:①静脉应用的浓度范围为1.5%(等渗)至8.4%;②应从小剂量开始,根据血中pH值、碳酸氢根浓度变化决定追加剂量;③短时期大量静脉输注可致严重碱中毒、低钾血症、低钙血症。当用量超过每分钟10mL高渗溶液时,可导致高钠血症、脑脊液压力下降甚至颅内出血,此在新生儿及2岁以下小儿更易发生。故以5%溶液输注时,速度不能超过每分钟8mmol钠。但在心肺复苏时因存在致命的酸中毒,应快速静脉输注。

【制剂与规格】碳酸氢钠注射液:250mL:12.5g。

三、抗心律失常药

1. 利多卡因

【药理作用】可降低心肌应激性、提高室颤阈、抑制心肌异位起搏点。对室性异位起搏点最有效,是目前治疗室性心律失常的首选药物。

【适应证】本品为局麻药及抗心律失常药。主要用于浸润麻醉、硬膜外麻醉表面麻醉(包括在胸腔镜检查或腹腔手术时作黏膜麻醉用)及神经传导阻滞。本品也可用于急性心肌梗死后室性早搏和室性心动过速,亦可用于洋地黄类中毒、心脏外科手术及心导管引起的室性心律失常。本品对室上性心律失常通常无效。

【禁忌证】

(1)对本品或其他局麻药过敏者禁用。

(2)阿-斯综合征(急性心源性脑缺血综合征)、预激综合征、严重心脏传导阻滞(包括窦房、房室及心室内传导阻滞)患者禁静脉给药。

【不良反应】

(1)本品可作用于中枢神经系统,引起嗜睡、感觉异常、肌肉震颤、惊厥、昏迷及呼吸抑制。

(2)可引起低血压及心动过缓。血药浓度过高,可引起心房传导速度减慢、房室传导阻滞以及抑制心肌收缩力和心输出量下降。

【注意事项】

(1)麻醉用时,防止误入血管,注意局麻药中毒症状的观察。

(2)肝肾功能障碍、肝血流量减低、充血性心力衰竭、严重心肌受损、低血容量及休克等患者慎用。

(3)对其他局麻药过敏者,可能对本品也过敏。

(4)本品严格掌握浓度和用药总量,超量可引起惊厥及心搏骤停。

(5)其体内代谢较普鲁卡因慢,有蓄积作用,可引起中毒而发生惊厥。

(6)用药期间应注意检查血压、监测心电图,并备有抢救设备;心电图 P-R 间期延长或 QRS 波增宽,出现其他心律失常或原有心律失常加重者应立即停药。

【药物相互作用】

(1)与西咪替丁以及与 β 受体阻滞剂(如普萘洛尔、美托洛尔等)合用,可使利多卡因经肝脏代谢受抑制,造成利多卡因血浓度增加,发生心脏和神经系统不良反应。应调整利多卡因剂量,并应心电图监护及监测利多卡因血药浓度。

(2)巴比妥类药物可促进利多卡因代谢,两药合用可引起心动过缓,窦性停搏。

(3)与普鲁卡因胺合用,可产生一过性谵妄及幻觉,但不影响本品血药浓度。

(4)异丙基肾上腺素因增加肝血流量,可使本品的总清除率升高;去甲肾上腺素因减少肝血流量,可使本品总清除率下降。

(5)与下列药品有配伍禁忌:苯巴比妥,硫喷妥钠,硝普钠,甘露醇,两性霉素B,氨苄西林,美索比妥,磺胺嘧啶钠。

【用法和用量】

(1)麻醉用。1)成人常用量:①表面麻醉:2% ~4%溶液一次不超过100mg。注射给药时一次量不超过4.5mg/kg(不用肾上腺素)或每7mg/kg(用1:200000浓度的肾上腺素)。②骶管阻滞用于分娩镇痛:用1.0%溶液,以200mg为限。③硬脊膜外阻滞:胸腰段用1.5% ~2.0%溶液,250~300mg。④浸润麻醉或静注区域阻滞:用0.25% ~0.5%溶液,50~300mg。⑤外周神经阻滞:臂丛(单侧)用1.5%溶液,250~300mg;牙科用2%溶液,20~100mg;. 肋间神经(每支)用1%溶液30mg,300mg为限;宫颈旁浸润用0.5% ~1.0%溶液,左右侧各100mg;椎旁脊神经阻滞(每支)用1.0%溶液30~50mg,300mg为限;阴部神经用0.5% ~1.0%溶液,左右侧各100mg。⑥交感神经节阻滞:颈星状神经用1.0%溶液,50mg;腰麻用1.0%溶液,50~100mg。⑦一次限量,不加肾上腺素为200mg(4mg/kg),加肾上腺素为300mg~350mg(6mg/kg);静注区域阻滞,极量4mg/kg;治疗用静注,第一次初量1~2mg/kg,极量4mg/kg,成人静滴每分钟以1mg为限;反复多次给药,间隔时间不得短于45~60min。2)小儿常用量随个体而异,一次给药总量不得超过4.0~4.5mg/kg,常用0.25% ~0.5%溶液,特殊情况才用1.0%溶液。

(2)抗心律失常。1)常用量:①静脉注射:1~1.5mg/kg体重(一般用50~100mg)作首次负荷量静注2~3min,必要时每5min后重复静脉注射1~2次,但1h之内的总量不得超过300mg。②静脉滴注:一般以5%葡萄糖注射液配成1~4mg/mL药液滴注或用输药泵给药。在用负荷量后可继续以每分钟1~4mg速度静滴维持,或以每分钟0.015~0.03mg/kg体重速度静脉滴注。老年人、心力衰竭、心源性休克、肝血流量减少、肝或肾功能障碍时应减少用量,以每分钟0.5~1mg静滴。即可用本品0.1%溶液静脉滴注,每小时不超过100mg。2)极量静脉注射:1h内最大负荷量4.5mg/kg体重(或300mg),最大维持量为每分钟4mg。

【制剂与规格】利多卡因注射液:5mL:0.1g。

四、加强心肌收缩力药

1. 氯化钙

【药理作用】钙离子能增强心肌收缩力,提高心肌自律性与加快传导速度,长期用来抢救心搏骤停,如心室停搏和电机械分离。但近年来研究显示,钙离子在缺血与再灌注损害中起重要作用,故不作为 CPR 中的常规用药。目前主要用于高钾或低钙引起的心搏骤停;或心跳已恢复,心肌收缩无力,血压不升时;或钙通道阻滞剂过量。

【适应证】

(1)治疗钙缺乏,急性血钙过低、碱中毒及甲状旁腺功能低下所致的手足搐搦症,维生素 D 缺乏症等。

(2)过敏性疾患。

(3)镁中毒时的解救。

(4)氟中毒的解救。

【禁忌证】注射宜缓慢。应用强心苷期间禁止静注本品。

【不良反应】静脉注射可有全身发热,静注过快可产生恶心、呕吐、心律失常甚至心跳停止。高钙血症早期可表现为便秘、嗜睡、持续头痛、食欲缺乏、口中有金属味、异常口干等,晚期征象表现为精神错乱,高血压,眼和皮肤对光敏感,恶心、呕吐。

【注意事项】

(1)氯化钙有强烈的刺激性,不宜皮下或肌肉注射;静脉注射时如漏出血管外,可引起组织坏死;一般情况下,本品不用于小儿。

(2)对诊断的干扰:可使血清淀粉酶增高,血清羟基皮质甾醇浓度短暂升高。

【药物相互作用】

(1)与雌激素同用,可增加对钙的吸收。

(2)与噻嗪类利尿药同用,增加肾脏对钙的重吸收,可致高钙血症。

【用法和用量】一般用 500mg 缓慢静注,必要时可在 10min 后重复一次。有洋地黄中毒者禁止使用。此外,因葡萄糖酸钙不容易游离,故起效慢。所以,复苏时若用钙剂,应选择是游离的钙,如氯化钙。

【制剂与规格】

(1)10mL 安瓿装,5 支/盒。

(2)20mL 安瓿装,5 支/盒。

第三篇 儿科合理用药

第一章 概述

第一节 儿童药物使用的特点

一、儿童药物代谢特点

儿童处于生长发育阶段，特别是婴幼儿时期，肝肾功能、中枢神经系统和内分泌系统的发育尚不健全，药物在其体内呈现的药动学和药效学与成人有较大差别；对许多药物的代谢、排泄和耐受性较差，药品不良反应（ADR）发生率比较高。因此，儿童用药应该引起社会更多的关注。

1. 小儿解剖生理特点

分为：①胎儿期：从受精卵形成至小儿出生为止；②新生儿期：自胎儿娩出时开始至满 28 天之前；③婴儿期：自胎儿娩出时开始至 1 周岁之前；④幼儿期：1 ~ 3 周岁；⑤学龄前期：3 ~ 6 周岁入小学前；⑥学龄期：6 周岁至青春期开始之前。儿科用药对象一般到青春前期为止。

2. 儿童药物体内代谢特点

药物吸收的速度和程度取决于药物的理化性质、机体情况和给药途径。新生儿胃酸浓度低，排空时间长，肠蠕动不规律，如青霉素等抗生素在成人胃内可被分解，但对新生儿则可很好地被吸收。新生儿肌肉量少，末梢神经不完善，肌肉给药则吸收不完全。经皮肤给药时，婴幼儿皮肤角质层薄，体表面积大，药物较成人更易透皮吸收。

药物分布的主要因素是脂肪含量、体液腔隙比例、药物与蛋白质结合程度等。婴幼儿脂肪含量较成人低，脂溶性药物不能充分与之结合，血浆中游离药物浓度增高。婴幼儿体液及细胞外液容量大，水溶性药物在细胞外液被稀释，血浆中游离药物浓度较成人低，而细胞内液浓度较高。婴幼儿的血浆蛋白结合率低，游离型药物较多，且体内存在较多的内源性蛋白结合物，因此，与血浆蛋白结合力强的药物能与胆红素竞争结合蛋白，使游离型胆红素浓度升高，出现高胆红素血症，甚至核黄疸。新生儿的血脑屏障不完善，多种药物均能通过，可以使之不良作用增多。

新生儿肝药酶系统不成熟，直到出生后8周此酶系统活性才达正常成人水平。新生儿还原硝基和偶氮的能力以及进行葡萄糖醛酸、甘氨酸、谷胱甘肽结合反应的能力很低，对依靠这些结合反应灭活的药物也特别敏感。儿童尤其是新生儿，肾血流量低，肾小管分泌酸能力低，尿液pH值高，影响碱性药物排泄。所以，在给药时应注意新生儿的月龄、药物剂量以及给药间隔。

二、药物治疗总体原则

1. 掌握小儿用药的特点：药物在组织内的分布因年龄而异；小儿对药物的反应因年龄而异；肝脏的解毒功能不足；肾脏的排泄功能不足；先天遗传因素。

2. 熟悉药物的选择：选择用药的主要依据是年龄、病种和病情，同时，要考虑小儿对药物的特殊反应和药物远期影响。小儿药物选择注意合理使用抗生素、激素、退热药；腹泻患儿不主张用止泻药；便秘一般不用泻药；孕期、哺乳期用药注意对小儿的影响；新生儿肝肾功能不成熟，注意毒副反应。

3. 了解给药方法：根据年龄、疾病及病情选择给药途径、剂型和给药次数，保证药效，减少对病儿的不良反应。主要有以下方法：

(1)口服法：最常用的首选方法。病情需要可用鼻饲。

(2)注射法：肌注、静注、静滴。新生儿肌注吸收不规则，吸收量较难预料，且易发生注射部位红肿、结节、疤痕、坏死等不良反应，应避免采用。

(3)外用药：以软膏居多，也可用水剂、混悬剂、粉剂等。注意小儿用手抓摸药物，误入眼、口引起意外。

(4)其他：雾化吸入常用；灌肠法采用不多，可用缓释栓剂；含剂、漱剂很少用于小龄儿，年长儿可采用。

4. 掌握小儿用药剂量计算方法。

三、剂量换算原则

小儿用药剂量较成人更须精确。可按以下方法计算：

1. 按体重计算：最常用、最基本的方法。计算每日或每次需用量：每日(次)剂量=患儿体重(kg)×每日(次)每千克体重所需量。体重以实测值为准。年长儿按体重计算，若超过成人量则以成人量为上限。

儿童体重计算法:1 岁以下儿童体重。

(1)1 ~6 个月儿童体重(g) = 0.6kg(出生时体重) + 月龄 ×600;

(2)7 ~12 个月儿童体重(g) = 0.6kg(出生时体重) + 月龄 ×500;

(3)1 岁以上儿童体重(kg) = 年龄 ×2 +8。

2. 按体表面积计算:较按年龄、体重计算更为准确,因其与基础代谢、肾小球滤过率等生理功能关系更为密切。计算公式如下:

(1)体重≤30kg 小儿:体表面积(m^2) = 体重(kg) ×0.035 +0.1;

(2)体重 >30kg 小儿:体表面积(m^2) = (体重 kg -30) ×0.02 +1.05。

3. 按年龄计算:剂量幅度大、不需十分精确的药物,如营养类药物等可按年龄计算,比较简单易行。

4. 从成人剂量折算:小儿剂量 = 成人剂量 × 小儿体重(kg)/50,或儿童体表面积(m^2)/1.73 × 成人剂量。此法仅用于资料不全、未提供小儿剂量的药物,所得剂量偏小,故不常用。

无论采用上述何种方法计算剂量,均须结合患儿具体情况进行调整,才能得出比较确切的药物用量。新生儿或小婴儿肾功能较差,一般药物剂量宜偏小;但对新生儿耐受较强的药物如苯巴比妥,则可适当增大用量;重症患儿用药剂量宜比轻症患儿大;须通过血脑屏障发挥作用的药物,如治疗化脓性脑膜炎的磺胺类药物或青霉素类药物剂量也应相应增大;用药目的不同,剂量也不同,如阿托品用于抢救中毒性休克时的剂量要比常规剂量大几倍到几十倍。

第二节 儿童用药有关的法律法规

目前我国儿童用药法规和管理方面尚存在一些不足。首先,我国现行的药品管理法律、法规,如《药品管理法》、《药品管理法实施办法》、《中药品种保护条例》、《药品注册管理办法》中,均没有专门针对具有特殊性的儿童用药开立章节,进行特殊规定。我国儿童用药研究相关的法律法规也有待完善。同时,针对儿童用药的不良反应监测和上市后评价体系也并不完善。当前的儿童用药实际上是按照成人用药进行管理的,忽视了一些儿童用药与成人用药不同的特性。其次,我国现有的监管体系没有为儿童用药的研发设立专门的分支机构。对于儿童用药的审评与监管,目前我国还未形成比较明晰的策略与思路。一些针对儿童用药监管策略,尚未形成惯例或常规,更未形成成文的政策。缺少了政策引导,给从事儿童用药研发的企业和机构的决策带来许多不确定性,不利于儿童用药产业的健康发展。

儿童专用药缺乏以及药品说明书中缺少儿童用药信息的问题,虽是一个世界范围的共性问题,但在儿童用药相关政策建设方面,美国、欧盟都有许多值得我们借鉴的经验。FDA 成立了专门的儿童用药评审委员会(PeRC),针对儿科用药的临床试验和上市前审评进行单独管理,还专门设立了"儿科优先目录",将每年处方量较大的药品列入目录,并对目录中药品的儿科信息进行审查和补充。在安全性监测方面,获得儿科独占权的药品必须在标签上公布免费电话收集不良事件信息,获得独占权 1 年后,药品持有者必须向儿科治疗办公室(OPT)报告所有不良事件信息。与美国类似,欧洲药品管理局(EMA)也发布了《儿科药品管理规章》、《针对儿童人群的药物临床研究指导原则》等一系列规章和指南。EMA《儿科药品管理规章》规定,申请新药以及新适应证必须提交"儿科研究计划"。通过儿科研究获得儿童用药数据的药品可获得 6 个月专利延长期或 1 年市场保护期。治疗罕见疾病的药品其市场独占期可延长至两年。此外,EMA 对失去专利保护的药品所进行的儿科用药研究提供政府资助,并为取得儿科应用上市许可的这类药品给予 10 年的市场保护期。我国国家食品药品监督管理局也在关注儿童用药相关政策的建设工作,并已经与法律、政策研究领域的学者和研究单位开展合作,共同对我国儿童用药领域相关政策开展系统性研究。

第二章　儿童常见疾病的合理用药

第一节　儿童呼吸系统疾病药物

一、急性上呼吸道感染

急性上呼吸道感染简称上感,俗称"感冒",是小儿最常见的疾病。90% 左右由病毒引起,细菌感染常继发于病毒感染之后,是小儿时期最常见的疾病。它主要侵犯鼻、鼻咽和咽部,导致急性鼻咽炎、急性咽炎、急性扁桃体炎等,常统称上呼吸道感染。

药物治疗主要有抗病毒药利巴韦林等。若病情重,又继发细菌感染,或有并发症可加用抗菌药物,常用药物青霉素类等。高热患儿可服解热镇痛剂,如对乙酰氨基酚等。

1. 利巴韦林(疗程 3 ~ 5 天)

【药理作用】广谱抗病毒药。能抑制肌苷酸 – 5 – 磷酸脱氢酶,阻断肌苷酸转化为鸟苷酸,从而抑制病毒的 RNA 和 DNA 合成,对 DNA 病毒和 RNA 病毒均有抑制复制作用。

【适应证】用于防治流感、副流感,甲、乙、丙型肝炎,麻疹、腮腺炎、水痘、单纯疱疹、带状疱疹、病毒性眼角膜炎、疱疹性口腔炎、小儿腺病毒肺炎。

【禁忌证】对本品过敏者。

【不良反应】最主要的毒性是溶血红蛋白,其他常见疲乏、乏力、胸痛、发热、流感症状。

【注意事项】严重贫血患者、肝功能异常者慎用;用药期间应定期监测血常规、肝功能及促甲状腺激素。静脉滴注用 5% 葡萄糖注射液或氯化钠注射液稀释成每 mL 含利巴韦林 1mg 的溶液。

【用法和用量】口服剂量:每日 10 ~ 20mg/kg,分 2 ~ 3 次。肌注或静滴剂量:每日 10 ~ 15mg/kg,分 2 次,缓慢肌注或静滴。若病情重又继发细菌感染,或有并发症,可加用抗菌药物。常用药物青霉素类。

2. 青霉素(疗程 3 ~ 5 天)

见外科用药。

3. 阿奇霉素

如患儿对青霉素类药过敏,可选用阿奇霉素。

【药理作用】本品为半合成的十五元大环内酯类抗生素。其作用机理是通过与细菌细胞核糖体 50s 亚单位结合,从而干扰其蛋白质的合成(不影响核酸的合成)。

【适应证】主要用于化脓性链球菌引起的急性咽炎、急性扁桃体炎。敏感细菌引起的鼻窦炎、中耳炎、急性支气管炎、慢性支气管炎急性发作;肺炎链球菌、流感嗜血杆菌所致的肺炎。对于支原体肺炎及军团菌肺炎,可做首选。尚可用于金黄色葡萄球菌皮肤及软组织感染、梅毒等。

【禁忌证】对阿齐霉素、红霉素或其他任何一种大环内酯类药物过敏者禁用。

【不良反应】常见不良反应有:①胃肠道反应:腹泻、恶心、腹痛、稀便、呕吐等;②皮肤反应:皮疹、瘙痒等;③其他反应:如厌食、阴道炎、头晕或呼吸困难等。

【注意事项】

(1)进食可影响阿奇霉素的吸收,故需在饭前 1h 或饭后 2h 口服。

(2)肝、肾功能不全者慎用。

【药物相互作用】

(1)地高辛:曾有报告,某些大环内酯类抗生素影响一些患者的地高辛肠内代谢。因此,对同时服用阿奇霉素和地高辛的患者,应注意其地高辛血药浓度有升高的可能性。

(2)西替利嗪:健康志愿者同时口服阿奇霉素和西替利嗪(20mg)5 天,稳态浓度下两者在药代动力学上无相互作用,亦未观察到 QT 间期的显著变化。

(3)与卡马西平、氟康唑、西咪替丁合用,未发现具有显著临床意义的药代动力学改变。

【用法和用量】口服。①中耳炎、支气管炎、肺炎:第一日,按体重 10mg/kg,顿服(一日最大量不超过 0.5g);第 2 ~5 日,每日按体重 5mg/kg,顿服(一日最大量不得超过 0.25g)。②治疗小儿咽炎、扁桃体炎:每日按体重 12mg/kg,顿服(一日最大量不超过 0.5g),连用 5 日。

4. 对乙酰氨基酚

见呼吸系统。

【用法和用量】口服:按体重每次 10 ~15mg/kg,或按体表面积每天 1.5g/m^2,分次服,每 4 ~6h1 次;12 岁以下小儿每 24h 不超过 5 次量,疗程不超过 5 天。栓剂直肠给药:3 ~12 岁小儿,一次 0.15 ~0.3g,一日 1 次。

二、急性支气管炎

急性支气管炎是指支气管黏膜发生炎症,多继发于上呼吸道感染之后,气管常同时受累,是儿童常见的呼吸道疾病,婴幼儿多见,且症状较重。

药物治疗:由于病原体多为病毒,一般不用抗生素;婴幼儿有发热、黄痰、白细胞增多时,须考虑细菌感染,可适当选用抗生素。常用青霉素类、头孢菌素类。青霉素过敏者可选用大环内酯类。一般不用镇咳药,以免抑制咳嗽反射,影响黏痰咳出。刺激性咳嗽可用复方甘草合剂,痰稠时可用黏痰溶解剂氨溴索,喘憋严重可使用支气管解痉药特布他林。

1. 复方甘草制剂

见呼吸系统用药。

【用法和用量】12 岁以上:复方甘草片:3 ~4 片/次,一日 3 ~4 次,口服或含化;复方甘草口服溶液:5 ~10mL/次,每日 3 次。3 ~5 岁:复方甘草片:1 片/次,一日 3 ~4 次,口服;复方甘草口服溶液:1 ~3mL/次,每日 3 次,服前摇匀。6 ~12 岁:复方甘草片:1 ~2 片/次,一日 3 ~4 次,口服;复方甘草口服溶液:3 ~5mL/次,每日 3 次,服前摇匀。

2. 氨溴索

见呼吸系统用药。

3. 特布他林

【药理作用】本品为选择性的 β2 -受体激动剂,舒张支气管平滑肌。

【适应证】适用于支气管哮喘,慢性支气管炎,肺气肿和其他伴有支气管痉挛的肺部疾病。

【禁忌证】对本品过敏者禁用。心肌功能严重损伤者禁用。

【不良反应】少数人可出现口干，鼻塞，轻度胸闷，嗜睡及手指震颤等。个别人可有心悸、头痛等症状。

【注意事项】少数病例有手指震颤、头痛、心悸及胃肠道障碍。口服5mg时，手指震颤发生率可达20%～33%。甲状腺功能亢进、冠心病、高血压、糖尿病患者慎用。

【药物相互作用】并用其他肾上腺素受体激动剂可使疗效增加，但不良反应也可能加重；并用茶碱类药可增加疗效，但心悸等不良反应也可能加重；非选择性β－阻滞剂可部分或全部抑制该药的作用。

【用法和用量】

(1)口服：给药剂量应个体化。儿童按体重一次0.065mg/kg(但一次总量不应超过1.25mg)，一日3次。

(2)雾化：体重>20kg：5mg(1小瓶，2mL)一次，24h内最多用4次。体重<20kg：2.5mg(半小瓶，1mL)一次，24h内最多用4次。如喷雾器中药液未一次用完，可在24h内使用。急性严重哮喘患者可酌情增加用量。

三、支气管哮喘

支气管哮喘是一种以嗜酸细胞、肥大细胞为主的气道变应原性慢性炎症性疾病。临床以反复发作性喘息、呼吸困难、胸闷或咳嗽为特点，常在夜间与清晨发作，症状可经治疗或自行缓解。应坚持长期、持续、规范、个体化的治疗原则：①发作期：快速缓解症状、抗炎、平喘；②缓解期：长期控制症状、抗炎、减低气道高反应性、避免触发因素、自我保健。

药物治疗以糖皮质激素为最有效抗炎药物。常用有3种：丙酸倍氯米松、氟替米松、布地奈德。吸入用药：具有较强的呼吸道抗炎作用，用于哮喘发作的预防。由于起效慢，因此，在哮喘急性发作时应与吸入β2激动剂或茶碱类合用。急性发作病情较重的患儿应尽早口服糖皮质激素，严重哮喘发作时应通过静脉给予氢化可的松或甲泼尼龙。β2激动剂可舒张气道平滑肌。吸入用药：短效β2激动剂，如沙丁胺醇和特布他林，通过气雾剂或干粉剂吸入，5～10min即可见效。多用于治疗哮喘急性发作，应按需使用。新一代长效β2激动剂沙美特罗和福莫特罗，适用于防治夜间和清晨哮喘发作和加剧。茶碱具有舒张支气管平滑肌、强心、利尿、扩张冠脉等作用，为常用平喘药。

氨茶碱

见呼吸系统用药。

【用法和用量】小儿常用量：

(1)口服:每次按体重 3 ~ 5mg/kg,一日 3 次。

(2)静脉注射:一次按体重 2 ~ 3mg/kg,以 5% ~ 25% 葡萄糖注射液稀释后缓慢注射。

(3)静脉滴注:①一般用量:一次 2 ~ 3mg/kg,用 5% 葡萄糖注射液稀释后滴注。②新生儿呼吸暂停:静脉滴注,负荷量 4 ~ 6mg/kg;12h 后给予维持量,一次 1.5mg ~ 2mg/kg,一日 2 ~ 3 次。

第二节　儿童消化系统疾病药物

一、小儿腹泻

小儿腹泻或称腹泻病,是一组由多病原、多因素引起的以大便次数增多和大便性状改变为特点的消化道综合征。这是我国婴幼儿最常见的疾病之一。6 个月 ~ 2 岁婴幼儿发病率高,一岁以内约占半数,是造成小儿营养不良、生长发育障碍的主要原因之一。小儿腹泻治疗方法:控制感染,微生态疗法,肠黏膜保护剂,避免使用止泻剂和补锌治疗等联合使用。

1. 控制感染:①水样腹泻患者多为病毒及非侵袭性细菌所致,一般不用抗生素。应合理使用液体疗法,选用微生态剂和黏膜保护剂。如伴有明显中毒症状不能用脱水解释者,尤其是对重症患儿、新生儿、小婴儿和衰弱患儿(免疫功能低下)应选用抗生素治疗。②黏液、脓血便患者多为侵袭性细菌感染,应根据临床特点,针对病原经验性选用抗菌药物,再根据大便细菌培养和药敏实验结果进行调整。常用氨苄西林、红霉素、头孢菌素等。金黄色葡萄球菌肠炎、伪膜性肠炎、真菌性肠炎应立即停用原使用的抗生素,根据症状可选用万古霉素、苯唑西林、甲硝唑或抗真菌药物治疗。

2. 微生态疗法:有助于恢复肠道正常菌群的生态平衡,抑制病原菌定植和侵袭,控制腹泻。常用双歧杆菌、嗜乳酸杆菌、蜡样芽孢杆菌等。

3. 肠黏膜保护剂:能吸附病原体和毒素,维持细胞的吸收和分泌功能,与肠道黏液糖蛋白相互作用可增强其屏障功能,阻止病原微生物的攻击。如蒙脱石散(蒙脱石散见消化系统用药)。用法:口服。儿童 1 岁以下,每日 1 袋,分 3 次服;1 ~ 2 岁,每日 1 ~ 2袋,分 3 次服;2 岁以上,每日 2 ~ 3 袋,分 3 次服。服用时将该药品倒入半杯温开水(约 50 毫升)中混匀快速服完。治疗急性腹泻时首次剂量应加倍。

4. 避免使用止泻剂:如洛哌丁醇,因为它抑制胃肠动力的作用,可以增加细菌繁殖和毒素的吸收,对于感染性腹泻有时是很危险的。

5. 补锌治疗:对于急性腹泻患儿,应每日给予口服锌元素 20mg(>6 月),疗程 10 ~14 天;6 个月以下婴儿每日服用 10mg 元素锌。

二、消化性溃疡

消化性溃疡是指胃和十二指肠的慢性溃疡,也可发生在与酸性胃液相接触的其他胃肠道部位。各年龄儿童均可发病,以学龄儿童多见。胃溃疡常发生于小婴儿,多为应激性溃疡;十二指肠溃疡多发生于年长儿。一般认为,胃酸和胃蛋白酶是侵袭胃和十二指肠黏膜的主要因素。

1. 抗酸药治疗:可通过各种机制降低胃酸(抗酸药)或抑制 H^+ 的产生和分泌(抑酸药)。如奥美拉唑,H_2 受体拮抗剂(如雷尼替丁),胃黏膜保护剂(如枸橼酸铋钾)可保护胃黏膜免受胃酸的损伤。

2. 抗幽门螺杆菌治疗:奥美拉唑 + 阿莫西林 + 克拉霉素。奥美拉唑 20mg,一日 1 ~2 次,每日晨起吞服或早晚各一次;阿莫西林 50mg/kg/d,分三次口服;克拉霉素 15 ~30mg/kg/d,分 2 次口服。或枸橼酸铋钾 4 ~6 周 + 阿莫西林 4 周 + 克拉霉素 2 周。

第三节 其他常见疾病药物

一、儿童免疫系统疾病

川崎病,又称皮肤黏膜淋巴结综合征,是一种以全身性中、小动脉炎性病变为主要病理改变的急性热性发疹性疾病。最严重的危害是冠状动脉损伤所引起的冠脉扩张和冠状动脉瘤的形成,是儿童期后天性心脏心脏病的主要病因之一。发病年龄以婴幼儿多见,80% 在 5 岁以下。常采用以下药物治疗:

1. 阿司匹林:具有抗炎、抗血小板作用,为治疗本病首选药。用法用量:口服。30 ~50mg/kg/d,分 2 ~3 次服用。热退后 3 天逐步减量;热退 2 周左右减至 3 ~5mg/kg/d,维持 6 ~8 周;如有冠状动脉病变时,应延长用药时间,直至冠状动脉恢复正常。

2. 丙种球蛋白静脉滴注:剂量为 2g/kg,于 8 ~12h 左右静脉缓慢输入,宜于发病早期(10 天以内)应用,可迅速退热。为预防或减轻冠状动脉病变发生,应同时给予阿司匹林,剂量同上。

3. 糖皮质激素:一般情况下不用。如合并全心炎,无法得到大剂量丙种球蛋白,及对丙种球蛋白静脉滴注治疗不反应,且病情难以控制时,可考虑与阿司匹林和双密达莫合并应用。常选用泼尼松:剂量 1 ~2mg/kg/d,热退后逐渐减量,用药 2 ~4 周。

4. 双密达莫:抗血小板集聚。除阿司匹林外可加用,剂量 3 ~ 5mg/kg/d,分 2 次服用。

5. 其他治疗:根据病情给予对症治疗。如补充液体、护肝、控制心力衰竭、纠正心率失常等。

二、儿童泌尿系统疾病

小儿肾病综合征是一组由多种原因引起的肾小球基膜通透性增加,导致血浆内大量蛋白质从尿中丢失的临床综合征。临床有以下四大特点:①大量蛋白尿;②低蛋白血症;③高脂血症;④明显水肿。以上第①、②两项为必备条件。药物治疗有以下方案。

1. 一般疗法

(1)休息。一般无须严格限制活动,严重水肿和高血压时需卧床休息。

(2)饮食。不宜长期禁盐,有水肿和高血压时给予无盐或低盐饮食。严重水肿时方可控制摄入量。蛋白质控制在 2g/kg/d 左右为宜。

(3)维生素与矿物质。大剂量激素应用期间需补充维生素 D 和钙剂。

2. 利尿

当水肿较重,有胸、腹水且呼吸困难,或因感染暂不能服用激素者,可先给予利尿剂以改善全身情况。

(1)氢氯噻嗪:1 ~ 2mg/kg/d,分 2 ~ 3 次口服。

(2)螺内脂或氨苯蝶啶:3 ~ 5mg/kg/d。

(3)呋塞米。用药期间应注意监测水、电解质,血糖、血钾等。

3. 糖皮质激素治疗

(1)短程疗法:适用于初发的单纯性肾病。泼尼松:每日 2mg/kg,最大量每日 60mg/d,分 3 ~ 4 次口服,4 周后不管尿蛋白是否转阴,均改为 1.5mg/kg,隔日晨顿服,共 4 周。总疗程 8 周,然后骤然停药。

(2)中、长期疗法:泼尼松:每日 1.5 ~ 2.0mg/kg,最大量 60mg/d,分 3 ~ 4 次口服,尿蛋白转阴后巩固 2 周,一般不超过 6 ~ 8 周。则改为 2mg/kg,隔日晨顿服,继服 4 周。再以后每 2 ~ 4 周减量一次,直至停药。总疗程 6 个月为中程疗法;9 个月为长程疗法。

(3)激素疗效判断。1)激素敏感:激素治疗 8 周内尿蛋白转阴,水肿消退。2)部分敏感:治疗 8 周内水肿消失,但尿蛋白仍"+"~"++"。3)激素耐药:治疗 8 周尿蛋白仍"++"以上。4)激素依赖:对激素敏感,用药即缓解,但减量或停药 2 周内复发,恢复用量或再次用药又可缓解并重复 2 ~ 3 次者。

复发和反复:尿蛋白已转阴,停用激素 2 周以上,尿蛋白又≥"++"为复发;如在激素用药过程中出现上述变化为反复。

频复发和频反复:指半年以内复发或反复≥2 次,1 年内≥3 次。

4. 长期激素治疗的副作用

长期超生理剂量使用糖皮质激素可见以下副作用:①代谢紊乱。可见明显库欣貌,肌肉萎缩无力,伤口愈合不良,蛋白质营养不良,高血糖,水钠潴留骨质疏松等。②消化性溃疡和精神欣快感,兴奋、失眠甚至呈精神病、癫痫发作等;还可发生白内障、无菌性股骨头坏死,高凝状态生长停滞。③急性肾上腺皮质功能不全。④易发生感染或诱发结核灶的活动。长期激素治疗的副作用处理方法如下:

(1)抗凝治疗。1)肝素:1mg/kg/d,加入 10 % 葡萄糖注射液 50 ~ 100mL 中静滴,每日一次,2 ~ 4 次为一个疗程。2)潘生丁:5 ~ 10mg/kg/d,分三次饭后服用,6 个月为一个疗程。3)尿激酶:3u ~ 6u/d,加入 10 % GS100 ~ 200mL 中静滴,1 ~ 2 周为一个疗程。

(2)在激素治疗过程中每日给予维生素 D400u 及适量钙剂。

5. 复发或反复的治疗

(1)延长激素治疗时间。在疗程结束后继续用泼尼松 2.5mg 或 5mg(或按 0.25mg/kg)隔日口服来预防复发,用药时间可长达 1.5 ~2 年。

(2)免疫抑制剂。1)环磷酰胺:在经泼尼松治疗、尿蛋白转阴后,即加用环磷酰胺;每日 2mg/kg,分 2 ~3 次口服或晨顿服。复发者连用 8 周,激素依赖者连用 12 周,总剂量 <300mg/kg。2)苯丁酸氮芥:每日 0.2mg/kg,分 2 ~3 次口服,连用 8 周。用药期间每 1 ~2 周查一次血象。

6. 皮质激素耐药的治疗

(1)继续诱导缓解。1)延长泼尼松诱导期:即泼尼松每日 1.2 ~2mg/kg,用药至 10 ~12 周,然后才改隔日晨顿服,部分病例在 8 周后可获缓解。2)甲基泼尼松冲击疗法:每次 15 ~30mg/kg,加入 10% 葡萄糖溶液中快速滴注(1 ~2h),每日或隔日 1 次,3 次为 1 疗程,可用 1 ~2 个疗程。3)环磷酰胺:一般剂量 2 ~2.5mg/kg/d,分 3 次口服,疗程 8 ~12 周,总量不超过 200mg/kg。或用环磷酰胺冲击疗法:环磷酰胺 0.5 ~ 0.75mg/m^2 加入适量生理盐水或葡萄糖液静滴(1h),随即给予 2000mL/m^2 液体滴注,每月 1 次,连用 6 ~8 次。副作用有:白细胞减少,脱发,肝功能损害,出血性膀胱炎等,病情需要者可小剂量、短疗程,间断用药,避免青春期前和青春期用药。4)环孢素 A:每日 5 ~7mg/kg,分 3 次口服,维持血液浓度在 200 ~300μg/mL,疗程 3 ~6 月。

三、儿童神经系统疾病

小儿癫痫俗称“羊儿风”,是小儿时期常见的神经系统慢性疾病,患病率为 3‰ ~

6‰。癫痫是由多种病因导致的脑细胞群异常的同步放电,引起突然的发作性的一过性的脑功能障碍。临床表现多样,可有意识改变或丧失,肢体抽动,感觉异常,特殊行为等。按其发作情况分为:①全面性发作(又可分为强直-阵挛性发作、强直发作、阵挛发作、失神发作、肌阵挛发作、痉挛发作、失张力发作);②局灶性发作(又可分为局灶性运动性发作,局灶性感觉性发作,局灶性自主神经性发作,局灶性精神性发作)。儿科常用的抗癫痫药有卡马西平、丙戊酸钠等。

1. 卡马西平

见神经系统用药。

【用法和用量】口服。

(1)每日 10~20mg/kg,维持血药浓度应在 4~12μg/mL 之间。

(2)12 个月以下,100~200mg/天。

(3)1~5 岁,200~400mg/天。

(4)6~10 岁,400~600mg/天。

(5)11~15 岁,600~1000mg/天。分次服用。

推荐:4 岁或 4 岁以下儿童,初始剂量在 20~60mg/天,然后隔日增加 20~60mg。4 岁以上儿童,初始剂量可 100mg/天,然后每周增加 100mg。

2. 丙戊酸钠

见神经系统用药。

第三章　儿童激素、抗生素药物使用原则

第一节　激素类药物

一、使用原则

“激素类药物”一般情况下在没有特别指定时,是“肾上腺糖皮质激素类药物”的简称。糖皮质激素类药物在临床广泛使用,主要用于抗炎、抗毒、抗休克和免疫抑制,其应用涉及临床多个专科。

儿童长期应用糖皮质激素更应严格掌握适应证和妥当选用治疗方法。应根据年

龄、体重(体表面积更佳)、疾病严重程度和患儿对治疗的反应确定糖皮质激素治疗方案。更应注意密切观察不良反应,以避免或降低糖皮质激素对患儿生长和发育的影响。

1. 用药目的明确:药物的应用目的必须符合药物的药理作用。使用激素的目的主要是利用其抗炎、免疫抑制、抗毒和抗休克作用。

2. 用药指征明确:任何疾病只有存在用药指征时才能使用药物治疗。由于激素作用广泛,药理活性强,一定要严禁无指征用药,以免产生严重不良后果。

3. 用药剂量适宜:临床上一般将激素的治疗剂量划分为小剂量、中剂量、大剂量、超大剂量和冲击剂量。在有明确用药指征的前提下,激素剂量的选择取决于疾病威胁生命或器官的危险程度,危险度越高,激素用量也越大。

4. 疗程安排妥当:不同疾病应用激素治疗的目的不同,疗程也不一样,原则上时间越短越好。

5. 正确地减量与停药:激素的减量与停药是巩固疗效的关键。停药前应逐渐减量,不宜骤停,以免引起停药反应和反跳现象。

6. 采取措施减少不良反应:尽可能小剂量、短疗程使用激素,这是预防不良反应发生的最佳方式。

二、种类

按作用时间分类:可分为短效、中效与长效三类。短效药物如氢化可的松和可的松,作用时间多在8~12h;中效药物如泼尼松、泼尼松龙、甲泼尼龙,作用时间多在12~36h;长效药物如地塞米松、倍他米松,作用时间多在36~54h。

三、用药案例分析

患儿,女,9岁。发热、食欲减退1周,体温37℃~38℃。在村卫生室注射药物,含地塞米松5 mg,体温仍有波动。治疗半个月后,病情未见好转,患者还出现满月脸、多毛、向心性肥胖、四肢消瘦、皮肤菲薄。后在某市医院诊断为肝脓肿,治疗两个月痊愈。

用药案例分析:分析本案例用药是否合理?

1. 本案例把激素当成普通退热药应用,致使感染扩散,病情加重或延误,给以后的治疗增加了困难。本例中患者为儿童,还出现了医源性肾上腺皮质功能亢进综合征。

2. 医源性肾上腺皮质功能亢进综合征,又称为类肾上腺皮质功能亢进综合征,表现为满月脸、水牛背、向心性肥胖等,这是由于过量应用激素引起的脂质和水盐代谢紊乱。停药后症状可自行消失或减轻。但是糖皮质激素对儿童的影响是显而易见的,一方面，糖皮质激素可以抑制骨细胞的活力，促进骨中胶原和骨基质的分解，骨质形成发生障碍；同时，糖皮质激素可以增加钙、磷的排泄，可以造成儿童的骨质疏松，易引起骨折。另一方面，糖皮质激素抑制生长激素的分泌和造成负氮平衡，影响儿童的生长和发育。多数患自身免疫性疾病的儿童在使用标准大剂量激素（如泼尼松每日1mg/kg）治疗后，立即停止长高。

第二节 抗生素类药物

一、使用原则

1. 诊断为细菌性感染的患儿，方有指征应用抗菌药物。

2. 尽早查清感染病原，根据病原菌种类及细菌药物敏感试验结果选用抗菌药物。

3. 按照药物的抗菌特点及其体内过程特点选择抗菌药物。

4. 根据儿童生长发育各个阶段和器官功能状态选择抗菌药物。

5. 抗菌药物治疗方案应综合患儿生理状况、病情、病原菌种类及抗菌药物特点制定，包括抗菌药物的品种选择、剂量、给药次数、给药途径、疗程及联合用药等。

二、种类

（一）抗菌药物种类

抗菌药物有以下种类：①β 内酰胺类（包括：青霉素类、头孢菌素类、碳青霉烯类、酶抑制剂）；②大环内酯类；③氨基糖苷类；④氟喹诺酮类；⑤磺胺类；⑥其他抗生素类；⑦抗真菌药。在儿科临床上青霉素类和头孢菌素类最为常用。

1. 青霉素类：常用的有窄谱，作用于单兰阳性球菌的青霉素 G、青霉素 V 等和耐酶的苯唑西林、氯唑西林等；广谱有氨苄西林、阿莫西林、呋苄西林等。

2. 头孢菌素类：常用的一代有头孢唑林等；二代有头孢呋辛、头孢克洛、头孢替安等；三代有头孢噻肟、头孢曲松、头孢他啶、头孢克肟颗粒等；四代有头孢吡肟（特殊使用级）等。

3. 酶抑制剂：有美洛西林舒巴坦、阿莫西林克拉维酸钾、头孢哌酮舒巴坦、哌拉西林舒巴坦、哌拉西林他唑巴坦、阿莫西林舒巴坦等。

4. 碳青霉烯类（特殊使用级）：有亚胺培南－西司他定、美罗培南。

5. 大环内酯类：红霉素、阿奇霉素。

6. 氨基糖苷类：庆大霉素、阿米卡星。

7. 氟喹诺酮类:环丙沙星、左氧氟沙星。

8. 磺胺类:复方磺胺甲恶唑。

9. 其他抗生素类:克林霉素、磷霉素、万古霉素(特殊使用级)。

10. 抗真菌药:氟康唑、伏立康唑。

(二)不合理使用抗菌药物案例

1. 无适应证用药

案例1:患儿,男,6岁。临床诊断:上呼吸道感染。

【处方】0.9%氯化钠注射液100 mL,头孢曲松1.0 g,静脉滴注,1次/天。

【用药分析】上呼吸道感染大多由病毒所致,病程有自限性,抗生素对病毒感染是无效的,根本不需使用抗菌药物,只需对症治疗。只有少数患者为细菌性感染或在病毒感染基础上继发细菌性感染时才予以抗菌治疗。即使发生细菌感染,在小儿也主要以流感嗜血杆菌、链球菌为主,治疗以氨苄青霉素、阿莫西林或第1代头孢为首选,而不宜选用第3代头孢。青霉素过敏可选用大环内酯类或克林霉素。

2. 选药不当

案例2:新生儿,20天。临床诊断:流行性脑膜炎。

【处方】0.9%氯化钠注射液50 mL,头孢曲松0.3 g,静脉滴注,1次/天;复方新诺明0.1 g,口服,2次/天。

【用药分析】头孢曲松、磺胺类药易透过血－脑脊液屏障,在脑膜中血药浓度高,适用于脑膜炎的治疗。但由于两者血浆蛋白结合力高,在新生儿体内与胆红素竞争蛋白结合,使游离胆红素明显升高,胆红素透过血－脑脊液屏障进入中枢引起胆红素脑病。应停用上述药物,对新生儿脑膜炎的治疗宜选用头孢噻肟。

3. 重复用药

案例3:患儿,男,1月。临床诊断:肺炎。

【处方】0.9%氯化钠注射液30mL,呋布西林钠0.2g,青霉素钠30万u。Sig:ivgtt,bid×2d。

【用药分析】

1. 呋布西林钠、青霉素钠均为青霉素类抗生素,作用机制相同,均系通过干扰细菌细胞壁的合成而产生抗菌作用,且作用机制相同的抗菌药物不宜联用,因为这种联合应用的疗效不一定比单用好,反而会增加药物的毒性反应,甚至因共同竞争作用靶位而出现拮抗现象。

2. 肺炎抗感染疗程2天,偏短,症状、体征改善后,应改为口服青霉素类序贯法,用3～5天为妥。

第三节 退热剂类药物

一、使用原则

发热是儿科最常见的临床症状之一。高热可引起机体代谢障碍和各系统功能紊乱,小儿神经系统发育不够完善,尤其是5岁以下患儿在发热时易发生惊厥,从而对小儿造成不良后果。故对小儿发热,尤其是高热应及时予以退热处理,避免机体的过度消耗和重要器官的损害。退热药使用原则:①发热过高(38℃~38.5℃以上);②既往有高热惊厥史;③热度虽不高,但因伴有头痛、失眠、精神兴奋等症状,妨碍了小儿的休息及疾病恢复时;④未能满意地控制的长期发热或高热;⑤新生儿体温调节功能不稳定,原则上不宜采用药物降温,3个月以内婴儿发热应慎用退热药,在物理降温无效的情况下,可选择外用的栓剂,减少副作用。

二、退热剂的种类

1. 非甾体类抗炎药

(1)对乙酰氨基酚:是一种常用和安全的退热药。儿童用药剂量为每公斤体重10~15mg,4~6h一次。疗程不超过5天。

(2)布洛芬:适合于感染性疾病所致高热患儿使用。剂量为每公斤体重5~10mg,每68h一次。疗程不超过5天。

2. 中成药的退热药:柴胡注射液、小儿柴桂颗粒、羚羊角口服液。

第四节 营养类药物

一、使用原则

营养支持对危重患儿有重要价值,但应用不当或监测不及时,有可能导致明显的并发症。使用原则:①营养支持应有适宜的适应证;②应针对患儿的疾病与营养状况,选择合适的营养治疗方案;③根据营养药物的临床治疗效果调整治疗方案,同时,及时发现、预防和处理可能的并发症,根据不同的原因,采取不同的措施。

二、营养类药物种类

营养药分为肠内营养药和肠外营养药两大类。在儿科临床上运用的主要是肠外营养药：

(1)氨基酸：用于小儿的有小儿用氨基酸注射液(18AA－Ⅰ,18AA－Ⅱ)、小儿复方氨基酸(15AA)。

(2)脂肪乳：用于小儿的有20%脂肪乳、中/长链脂肪乳、30%脂肪乳。

(3)维生素：常用水溶性维生素有注射用水溶性维生素，内含9种水溶性维生素；常用的脂溶性维生素有注射用脂溶性维生素，内含4种脂溶性维生素。

第四章　儿童禁用和慎用的药物

“禁用”是禁止使用。如对青霉素过敏者，应禁用青霉素。凡属禁用的药品，绝对不能使用。因此，患者应遵医嘱或使用说明书上说明的“慎用”、“忌用”和“禁用”来用药。

“慎用”是指可以使用，但需密切注意有无不良反应。一般药物慎用的对象多见于老人、小儿、孕妇及心脏、肝、肾等功能低下者，这些人由于机体生理或病理特点，可在使用某种药物时加重该药的不良反应。此时应及时停药。

一、抗感染药物

1. 磺胺药：可与胆红素竞争在血浆蛋白的结合部位，而新生儿的乙酰转移酶系统未发育完善，磺胺游离血浓度增高，以致增加了核黄疸发生的危险。新生儿及2个月以下婴儿应禁用。

2. 四环素：在任何骨组织中形成稳定的钙化合物，导致恒齿黄染、牙釉质发育不良和骨生长抑制，8岁以下小儿禁用。

3. 氯霉素：灰婴综合征。

4. 喹诺酮类：软骨损害(动物)，18岁以下的儿童禁用。

5. 头孢唑林钠：早产儿及1个月以下新生儿不推荐使用本品。

6. 阿奇霉素：特别是静脉用阿奇霉素，由于目前尚缺乏临床安全性资料，2岁以下儿童禁用。

7. 阿米卡星：氨基糖苷在儿科中应慎用，尤其早产儿及新生儿的肾脏组织尚未发育完全,使本类药物的半衰期延长,药物易在体内蓄积产生毒性反应。

8. 头孢曲松钠:新生儿(出生体重小于2kg者)的用药安全尚不确定。有黄疸的新生儿或有黄疸严重倾向的新生儿应慎用或避免使用本品。

9. 头孢克肟:早产儿、新生儿不宜使用。

10. 克拉霉素:1个月以下儿童不宜使用。

12. 头孢噻肟钠:婴儿不宜作肌内注射。

13. 磷霉素钠:对新生儿的安全性尚缺乏资料,应慎用。

14. 利福平:本品在5岁以下小儿应用的安全性尚未确立,婴儿慎用。

15. 乙胺丁醇:13岁以下儿童缺乏临床资料,由于在幼儿中不易监测视力变化,故本品不推荐用于13岁以下小儿。

16. 奈替米星:新生儿避免应用,如确有指征应用时,给药方案必须在血药浓度监测下进行调整方可应用;否则,不宜使用。

17. 复方酮康唑乳膏:小儿禁用。

18. 甲苯咪唑:2岁以下婴幼儿禁用。

二、感冒药

氨金黄敏颗粒、小儿氨酚烷胺颗粒、小儿复方氨酚烷胺片,新生儿及1岁以下婴幼儿禁用。氨酚烷胺那敏胶囊,5岁以下儿童不推荐使用。因制剂中含有金刚烷胺,使用不当可能损伤中枢神经系统,甚至对婴幼儿的肝肾等器官也有损伤,不宜使用。小儿氨酚黄那敏:新生儿或早产儿禁用。

三、镇咳药

复方可待因口服液:早产儿和新生儿禁用。

四、消化系统

1. 奥美拉唑:婴儿禁用。
2. 雷尼替丁:8岁以下儿童禁用。
3. 复方地芬诺酯:2岁以下小儿禁用。
4. 洛哌丁胺:5岁以下儿童不宜使用。
5. 西咪替丁:幼儿容易出现中枢神经系统毒性反应,故而应该慎用。
6. 酚酞:幼儿慎用,婴儿禁用。

五、退热药

阿司匹林、安乃近、复方氨基比林:婴幼儿禁用;尼美舒利:12 岁以下儿童禁用。

六、泌尿系统

1. 布美他尼、呋塞米:在新生儿的半衰期明显延长,用药间隔应延长。
2. 氢氯噻嗪:慎用于有黄疸的婴儿,因本类药可使血胆红素升高。

七、激素及有关药物

1. 地塞米松:小儿使用须十分慎重。
2. 氟氢可的松:儿童慎用。
3. 哈西奈德:一岁以内儿童尽量不使用。
4. 甲泼尼龙:儿童慎用。
5. 泼尼松:儿童慎用。
6. 氢化可的松:儿童慎用。
7. 氢化可的松琥珀酸钠:小儿如长期使用肾上腺皮质激素,须十分谨慎。
8. 苯丙酸诺龙注射液:儿童长期应用可严重影响生长,可致早熟,儿童慎用。
9. 阿卡波糖:18 岁以下儿童不用。
10. 吡格列酮:不宜用于儿童。
11. 罗格列酮:不推荐儿童患者使用。
12. 瑞格列奈:12 岁以下儿童禁用。
13. 胰岛素注射液:儿童易产生低血糖,血糖波动幅度较大,调整剂量应 0.5 ~1 单位,逐步减少或增加;青春期少年适当增加剂量,青春期后再逐渐减少。
14. 丙硫氧嘧啶:小儿用药过程中,应注意观察,避免出现甲状腺功能减低。
15. 甲巯咪唑:儿童注意调节用量,用药过程中酌情加用甲状腺片,避免出现甲状腺功能减低。
16. 左甲状腺素钠:在甲状腺替代治疗期间,必须严密监护,避免造成过低或过高的甲状腺功能,以免对胎儿及婴儿造成不良影响。
17. 阿仑膦酸钠:儿童慎用。

第四篇 外科合理用药

第一章 各种外伤合理用药

外伤常见病很多,主要有扭伤、挫伤、刺伤、动物咬伤、烧伤、烫伤以及创口感染等,治疗包括局部与全身治疗。各类药物包括:创伤急救药、局部外用药、止血药、抗菌药物、血清制剂、镇静镇痛药、水电解质酸碱平衡以及营养支持用药等。本章主要内容为外伤一般治疗中的用药原则和方法,以及相关药物的介绍。

第一节 创 伤

一、治疗原则

创伤是指机械力作用于人体所造成的损伤。可分为开放性创伤,如刺伤;闭合性创伤,如扭伤、挫伤、骨折等。还可以按致伤部位或原因分类。伤后常出现炎症和免疫反应,失血、疼痛和精神紧张,还会引起神经内分泌系统、内脏功能等变化,需要经过组织修复和创伤愈合过程。创伤并发症包括感染、休克、脂肪栓塞综合征、应激性溃疡、凝血功能障碍、器官功能障碍等。

治疗基本原则是:先救命,后治伤。

1. 急救:主要包括心跳、呼吸骤停、窒息、大出血、张力性气胸和休克等的处理。给予复苏、通气、止血、包扎、骨折固定、安全转运等。

2. 进一步救治:判断伤情、呼吸循环支持、镇静止痛和心理治疗,手术治疗等。

(1)局部治疗:一般包括清创、缝合、引流、换药等基本处理。闭合性创伤常用冷敷、热敷、包扎制动等。

(2)全身治疗:包括抗感染、体液调整、营养支持、止痛等。

二、用药方法

1. 清创止血：术中可使用3%过氧化氢溶液及灭菌盐水冲洗创腔。止血药物局部可选用云南白药，全身可选用维生素 K_1；闭合性创伤出血可服用云南白药等。

2. 抗感染

(1)以下情况可预防性使用抗菌药物：①污染较重、失活组织和凝血块较多的开放性创伤，尤其是火器伤和爆炸伤；②颌面、胃肠道和会阴部损伤；③组织缺氧时间长；④机体抵抗力差，有免疫抑制或缺陷者。

(2)确定预防性使用抗菌药物时，应根据污染或感染的可能致病菌，选择有较高组织穿透力的杀菌剂。皮肤软组织感染主要病原菌为 G^+ 葡萄球菌，可选青霉素类、头孢唑啉、头孢氨苄；涉及消化、泌尿生殖道可针对 G^- 杆菌选头孢呋辛；抗厌氧菌可加用甲硝唑。

3. 体液调整：严重创伤应纠正脱水、血钾异常、低血钙、酸碱失衡等。

4. 营养支持：以口服为主。严重创伤分解代谢加速，胃肠功能降低或不能进食，供给营养主要为满足热量消耗和纠正负氮平衡，同时，需补给必要的维生素和微量元素。

5. 其他：开放性创伤必要时应注射破伤风抗毒素，在伤后12h内应用可起到预防作用；剧痛且无昏迷和瘫痪的伤员可皮下或肌注哌替啶；镇静可使用地西泮。

第二节　烧伤

烧伤通常指热烧伤，因热液（水、汤、油等）、蒸汽、高温气体、炽热金属液体或固体（钢水、钢锭等）所引起的组织损害。临床上将热液、蒸汽所致烧伤称为烫伤。

一、治疗原则

（一）烧伤的早期处理

1. 轻度烧伤的早期处理：(1)一般处理：疼痛较明显者，给予止痛药物，口服或静脉补液，如无禁忌，可酌情进食。使用抗生素或破伤风抗毒素等；(2)创面初期处理：灭菌注射用水或消毒液冲洗创面；(3)包扎疗法；(4)暴露疗法。

2. 中、重度烧伤的早期处理：(1)了解病史、判断伤情；(2)简单清创、保障呼吸；(3)防治休克、抗感染、镇静止痛等。

(二)烧伤创面的处理、全身性感染的防治、常见内脏并发症的防治等。

二、用药方法

1. 早期补液方案:为防治休克应给予充分补液治疗,现场不具备输液条件者,可口服含盐饮料。胶体(血浆)和电解质液(平衡盐液)的比例为0.5:1,广泛深度烧伤者其比例可改1:1。

2. 镇静止痛:疼痛和烦躁可加重休克,可给予地西泮等。

3. 全身性感染的防治:包括全身支持治疗、及时消除和杜绝感染源、合理使用抗生素等。抗生素的应用和选择:小面积浅度烧伤可不使用全身性抗生素,必要时仅用3~5天。大面积深度烧伤可早期静脉应用广谱杀菌剂,如哌拉西林、甲硝唑、头孢菌素。有G^-杆菌如绿脓杆菌,可选择羧苄西林;严重病人使用头孢他啶1~2g,一日三次;氨基糖苷类如丁胺卡那0.4g,每天给药。从静脉滴注,并留取标本进行细菌学检测,再予调整。

4. 电烧伤在进行正确的现场急救后,给予液体复苏,补充碳酸氢钠以碱化尿液;还可用甘露醇利尿脱水。因伤口常较深,常规注射破伤风抗毒素。早期全身应用较大剂量的抗生素(可选青霉素)。注意防治厌氧菌感染,可加用甲硝唑。

第三节　动物咬蜇伤

一、蜂蜇伤

被黄蜂、蜜蜂蜇伤后,一般只在蜇伤的部位出现红肿、疼痛,数小时后可自行消退。如果被成群的蜂蜇伤后,可出现头晕、恶心、呕吐、昏迷甚至死亡。

诊断要点:被蜂蜇伤史,可伴或不伴全身症状;全身症状严重者可出现休克或急性肾衰竭。

(一)药物治疗

1. 伤口处理:如创口内有折断的蜂刺,可用消毒的针或小刀挑出。

2. 局部冷敷止痛:根据蜂的种类,黄蜂的毒液为碱性,伤口可用酸性物如食醋、3%硼酸、1%醋酸等冲洗,以中和毒液。蜜蜂的毒液为酸性,伤口可用苏打水、氨水、肥皂水及碱水等冲洗。

3. 轻症者:氯苯那敏 10mg 或异丙嗪 25～50mg,肌内注射。

4. 重症伴有休克者:见过敏性休克的处理。

5. 治疗并发症:出现急性肾衰竭,可给予透析治疗。

（二）注意事项

1. 预防为主。野外作业时注意暴露部位的防护。

2. 患者被成群的蜂蜇伤后,可伴有全身症状如休克或肾衰竭等,建议对症处理后及早转上级医院。

二、犬(猫)咬伤

犬咬伤在城乡地区都常见。犬咬伤后除可引起局部软组织受伤外,还可传播狂犬病毒。人的狂犬病主要还是通过犬咬伤传播的(占 90% 以上)。另外,犬咬伤后的伤口还可能继发细菌感染。猫咬伤的处理基本上和犬咬伤相同。

诊断要点:有被犬咬伤或抓伤史。

（一）药物治疗

1. 伤口处理:被犬咬伤后,立即用肥皂水或清水彻底冲洗伤口至少 4min;也可用大量过氧化氢冲洗。然后用 2% 碘酒或 75% 酒精涂擦伤口做消毒处理。

2. 伤口较深、污染严重者应酌情注射破伤风抗毒素。

3. 应用抗菌药物预防感染。

4. 被犬咬伤后应进行狂犬病免疫处理。

(1)狂犬病免疫球蛋白的用法:及时彻底清创后,于受伤部位用本品总剂量的 1/2 作皮下浸润注射,余下 1/2 进行肌内注射(头部咬伤者可注射于背部肌肉)。用量:注射剂量按 20 单位/kg 计算,一次注射。如所需总剂量大于 10mL,可在 1～2 日内分次注射。随后即可进行狂犬病疫苗注射,但两种制品的注射部位和器具要严格分开。

(2)狂犬病疫苗的注射程序:狂犬病疫苗的接种程序为:一般咬伤者于伤后 24h 内、第 3 天、第 7 天、第 14 天、第 28 天各注射狂犬病疫苗 1 个剂量(儿童用量相同)。1 年内再次被动物致伤者,应于 24h 内、第 3 天各接种一个剂量疫苗。在 3 年内再次被动物致伤,应于 24h 内、第 3 天、第 7 天各接种一个剂量疫苗。超过 3 年应接种全程疫苗。

（二）注意事项

注射抗狂犬病血清可发生过敏反应,表现为血清病,严重者可发生过敏性休克。因此,使用抗血清须特别注意防止过敏反应。注射前需做过敏试验。

1. 过敏试验

(1)氯化钠注射液将抗血清稀释10倍(0.1mL抗血清加0.9mL0.9%氯化钠注射液),在上臂三角肌、大腿外侧皮内注射0.05mL,观察30min。注射部位无明显反应者,即为阴性,可在严密观察下直接注射抗血清。

(2)如注射部位出现皮丘增大、红肿、浸润,特别是形似伪足或有痒感者,为阳性反应,必须用脱敏注射。

(3)如注射局部反应特别严重,或伴有全身症状(如荨麻疹、鼻咽刺痒、喷嚏等),为强阳性反应,则应采用脱敏注射,并做好抢救准备,一旦发生过敏性休克,立即抢救。

(4)无过敏史者或过敏反应阴性者,也并非没有发生过敏性休克的可能。为慎重起见,可先注射小量于皮下进行试验,观察30min,无异常反应,再将全量注射于皮下或肌内。

2. 脱敏注射法。在一般情况下,可用氯化钠注射液将抗血清稀释10倍。分小量数次作皮下注射,每次注射后观察20~30min。第1次可注射1mL,观察无发绀、气喘或显著呼吸短促、脉搏加速时,即可第2次注射2mL。如注射量达到4mL仍无反应,可缓慢地将全量注入。

3. 过敏性休克。见“过敏性休克”部分相关向容。

4. 血清病。主要症状为荨麻疹、发热、淋巴结肿大、局部水肿,偶有蛋白尿、呕吐、关节痛,注射部位可出现红斑、瘙痒及水肿。一般系在注射后7~14天发病,称为延缓型。亦有在注射后2~4天发病,称为加速型。对血清病应对症治疗,可使用钙剂或抗组织胺药物,一般数日至数十日即可痊愈。

蛇咬伤见急性中毒用药。

第二章 感染性疾病用药以及围术期抗菌药物的使用

第一节 常见外科浅表性感染

一、外科浅表性感染

外科浅表性感染主要为皮肤及软组织感染,包括毛囊炎、疖、痈、淋巴管炎、急性蜂窝织炎、烧伤创面感染、手术后切口感染及褥疮感染等。毛囊炎、疖、痈及创面感染的最常见病原菌为金葡菌；淋巴管炎及急性蜂窝织炎主要由化脓性链球菌引起；褥疮感染常为需氧菌与厌氧菌的混合感染。皮肤、软组织感染病灶广泛并伴发热等全身症状，或有并发症者，属复杂性皮肤、软组织感染；不伴以上情况者为单纯性皮肤、软组织感染。

(一)治疗与用药原则

1. 皮肤、软组织感染中病灶小而表浅、数量少者如脓疱病，只需局部用药。病灶广泛，并伴发热等全身症状时宜同时全身应用抗菌药物。轻症感染患者可口服给药，严重感染患者可静脉给药。

2. 局部用药以消毒防腐剂（如碘附）为主，少数情况下亦可用某些主要供局部应用的抗菌药物，如莫匹罗星等。

3. 轻症患者可针对常见病原菌进行经验治疗。全身感染征象显著的患者，应做创面脓液培养，并同时做血培养，获知病原菌后进行药敏试验，必要时据此调整用药。

4. 有脓肿形成时须及时切开引流。

(二)皮肤、软组织感染的病原治疗（见表4－1）

表4－1　病原治疗参考表——皮肤、软组织感染的病原治疗

感染	主要病原菌	宜选药物	可选药物
疖，痈	金葡菌（甲氧西林敏感株）	苯唑西林或氯唑西林	第一代头孢菌素，克林霉素，红霉素，复方磺胺甲噁唑
淋巴管炎 急性蜂窝织炎 丹毒	化脓性链球菌	青霉素，阿莫西林	第一代头孢菌素，红霉素，克林霉素
创面 手术后切口感染 褥疮感染	金葡菌（甲氧西林敏感株）	苯唑西林或氯唑西林	第一代或第二代头孢菌素，磷霉素，克林霉素
	金葡菌（甲氧西林耐药株）	万古霉素或去甲万古霉素	磷霉素，复方磺胺甲噁唑
	大肠埃希菌，肺炎克雷伯菌等肠杆菌科细菌	氨苄西林/舒巴坦，阿莫西林/克拉维酸	氟喹诺酮类，第二代或第三代头孢菌素

续表 4-1

感染	主要病原菌	宜选药物	可选药物
创面 手术后切口感染 褥疮感染	消化链球菌等革兰阳性厌氧菌	青霉素,克林霉素,阿莫西林	甲硝唑
	脆弱拟杆菌	甲硝唑	克林霉素,氨苄西林/舒巴坦,阿莫西林/克拉维酸

二、常见浅部组织感染的治疗

(一)疖

疖是单个毛囊及其所属皮脂腺的急性化脓性感染,常扩展到皮下组织。皮肤不清洁易发生疖,多个疖同时或反复发生在身体各部称疖病。致病菌大多为金黄色葡萄球菌和表皮葡萄球菌。

以局部治疗为主。对于早期未溃破的炎性结节可用热敷、紫外线照射或超短波等物理疗法,亦可外涂碘酊、鱼石脂软膏或金黄膏。对全身症状明显,面部疖或并发急性淋巴管炎和淋巴结炎者,应静脉给予抗生素治疗。可选苯唑西林、头孢唑啉或者克林霉素。已有脓头时,可在其顶部点涂苯酚;有波动时,应及时切开引流。对未成熟的疖,不应挤压,以免引起感染扩散。

(二)痈

痈是多个相邻的毛囊及其所属皮脂腺或汗腺的急性化脓性感染,或有多个疖融合而成。及时治疗疖可防止感染扩散。致病菌大多为金黄色葡萄球菌。

治疗与用药方法:

1. 全身治疗:适当休息和加强营养。必要时用镇痛药。抗菌药可选用复方磺胺甲噁唑或苯唑西林、红霉素、头孢唑林等。如有糖尿病,应根据病情同时给予胰岛素及控制饮食等。

2. 局部治疗:早期可用50%硫酸镁或70%酒精湿敷,或蒲公英等鲜草捣烂外敷,促进炎症消退,减轻疼痛。已有溃破者,因皮下组织感染的蔓延大于皮肤病变区,引流液不通畅,需及时作切开引流,但唇痈不宜采用。手术时机以痈区中央有皮下坏死,软化时为宜,不宜过早或过迟。原则是广泛切开引流,清除坏死组织,尽量保留切口周围皮片。一般用“+”字或者“++”字形切口,有时也可作“||||”形。切口不应超过正常皮肤,但要深达深筋膜,尽量剪去所有坏死组织,伤口内用纱布或碘仿纱布填塞止血。每日换药,注意将纱布填入伤口内每个角落,掀起边缘皮瓣,以利引流。伤口内用生肌膏,促进肉芽组织生长;也可直接做痈切除术,待肉芽组织健康时,可考虑植皮,以

缩短疗程。

(三)急性蜂窝织炎

急性蜂窝织炎是皮下、筋膜下、肌间隙或深部蜂窝组织的一种急性弥漫性化脓性感染。特点是病变不易局限,扩散迅速,与正常组织无明显界限。致病菌主要是溶血性链球菌,其次为金黄色葡萄球菌,也可为厌氧菌。

治疗与用药原则是适当休息,局部用热敷、中药外敷或理疗。也可作紫外线或超短波治疗。适当加强营养。必要时给止痛退热药物。应用磺胺药、头孢一代,必要时联合甲硝唑等。如经上述处理仍不能控制其扩散者,应作广泛的多处切开引流。口底及颌下的急性蜂窝织炎,经短期积极的抗炎治疗无效时,即应及早切开减压,以免喉头水肿,压迫气管而窒息死亡。手术中有时会发生喉头痉挛,应提高警惕,并做好急救准备。对捻发音性蜂窝织炎应及早作广泛切开引流,切除坏死组织,伤口用3%过氧化氢溶液冲洗和湿敷。

(四)急性淋巴管炎

急性淋巴管炎是指致病菌从损伤破裂的皮肤或黏膜侵入,或从其他感染性病灶(如疖、足癣等处)侵入,经组织的淋巴间隙进入淋巴管内,引起淋巴管及其周围的急性炎症。

治疗与用药原则:对原发病灶进行处理,如治疗扁桃体炎、龋齿、手指感染及足癣感染等。应用抗生素,休息和抬高患肢,均有利于早期愈合。急性淋巴结炎已形成脓肿的,应作切开引流。致病菌常为金黄色葡萄球菌和溶血性链球菌,可选用苯唑西林、头孢一代等。

(五)丹毒

丹毒是由乙型溶血性链球菌感染引起的皮肤和皮下组织内的淋巴管及周围软组织的急性炎症。小腿丹毒多由足癣诱发,面部丹毒多由挖鼻等诱发。反复发作或治疗不彻底可引起慢性丹毒。皮损为略高出皮面的水肿性鲜红斑片,边缘清楚,表面光滑,严重者可出现水疱或大疱,皮温高,伴疼痛和触痛。常有畏寒、发热等全身症状,高热时体温可达40℃。局部淋巴结肿大。

治疗与用药方法:

1. 首选青霉素G治疗。一日640万~960万单位,分2次静脉滴注,连续治疗至少2周。皮损消退3~5天后停用,以免复发。如青霉素过敏,可选用其他抗菌药物,如左氧氟沙星0.5g,一日一次;复方磺胺甲噁唑0.96g,一日二次。抗菌药物应足量和足疗程。

2. 卧床休息,抬高患肢。可用冷湿敷,避免热刺激。局部及周围组织皮肤用50%硫酸镁湿敷或碘酊涂搽。本病需与类丹毒和蜂窝组织炎相鉴别。应同时治疗足癣,避免挖鼻。

三、外科浅表性感染常用抗菌药物

1. 青霉素

【药理作用】通过干扰细菌细胞壁的合成，对繁殖期细菌起杀灭作用。青霉素钠、钾不耐酸，口服吸收差，不宜用于口服。对溶血性链球菌等链球菌属、肺炎链球菌和不产青霉素酶的葡萄球菌具有良好抗菌作用。对肠球菌有中等度抗菌作用。淋病奈瑟菌、脑膜炎奈瑟菌、白喉棒状杆菌、炭疽芽孢杆菌、牛型放线菌、念珠状链杆菌、李斯特菌、钩端螺旋体和梅毒螺旋体对本品敏感。本品对流感嗜血杆菌和百日咳鲍特菌亦具一定抗菌活性，其他革兰阴性需氧或兼性厌氧菌对本品敏感性差。本品对梭状芽孢杆菌属、消化链球菌厌氧菌以及产黑色素拟杆菌等具良好抗菌作用，对脆弱拟杆菌的抗菌作用差。

【适应证】用于敏感菌或敏感病原体所致的感染。溶血性链球菌引起的咽炎、扁桃体炎、猩红热、心内膜炎、丹毒、蜂窝织炎、产褥热等。肺炎球菌引起的肺炎、中耳炎、脑膜炎、菌血症等。梭状芽孢杆菌引起的破伤风、气性坏疽等。对革兰阳性杆菌（白喉杆菌）、螺旋体、放线菌及部分拟杆菌有抗菌作用。

【禁忌证】对本品或其他青霉素类药过敏者禁用。

【不良反应】常见过敏反应，包括严重的过敏性休克和血清病型反应、白细胞减少、药疹、接触性皮炎、哮喘发作等。毒性反应少见。肌内注射部位可发生周围神经炎。鞘内注射超过2万单位或静脉大剂量滴注可引起抽搐、肌肉阵挛、昏睡等。也可致短暂的精神失常，停药或降低剂量可恢复。二重感染。可出现耐青霉素金黄色葡萄球菌、革兰阴性杆菌或念珠菌感染。

【注意事项】

（1）首先详细询问过敏史。有过敏史者一般不宜做皮试。

（2）用前要按规定方法进行皮试（浓度为500IU/mL，皮内注射0.05～0.1mL）。

（3）一旦出现过敏性休克症状，应立即肌内注射0.1%的肾上腺素0.5～1mL。临床表现无改善者，半小时后重复1次，同时，配合其他对症治疗。

（4）不宜鞘内注射。

（5）重度肾功能损害者应调整剂量或延长给药间隔。

（6）大剂量给药时，应考虑到带入的钠离子或钾离子，可引起高钠血症或高钾血症。青霉素钠100万单位含钠离子1.7mmol（39mg）；青霉素G钾100万单位含钾离子1.5mmol（65mg）。

（7）本品水溶液不稳定，易水解，因此，注射液应新鲜配制，必须保存时，应置冰箱冷藏,24h 内用完。

【药物相互作用】

(1)与丙磺舒(一次 0.5g,一日 3 次口服)、阿司匹林、吲哚美辛和磺胺类药物合用,可减少青霉素类药物的排泄,可使青霉素类血药浓度升高,作用增强,但毒性反应也可能增加。

(2)与四环素类、红霉素、氯霉素、磺胺类等抑菌药合用,可能降低本品抗菌作用。

(3)与华法林合用,可加强抗凝血作用。

(4)同时服用避孕药,可能影响避孕效果。

【用法和用量】

(1)肌内注射:①成人,一日 80 万 ~320 万单位,分 3 ~4 次给药。②儿童,一日 3 万 ~ 5 万单位/kg,分 2 ~4 次给予。

(2)静脉滴注:适用于重病感染。①成人,一日 200 万 ~2000 万单位,分 2 ~4 次静脉滴注。给药速度不能超过每分钟 50 万单位。②儿童,一日 5 万 ~20 万单位/kg,分 2 ~4 次静脉滴注。1)感染性心内膜炎:推荐剂量 1000 万 ~2000 万单位,连续或每 4h 分次静脉滴注,疗程 4 周。2)化脓性脑膜炎:一日 20 万 ~30 万单位/k,疗程 4 日。3)气性坏疽:一次 100 万 ~200 万单位,每 2 ~3h 一次。4)梅毒:推荐剂量 200 万 ~400 万单位,每 4h1 次,共 10 ~14 日。

【制剂和规格】

(1)注射用青霉素钠:①0.48g:80 万 IU;②0.69g:100 万 IU;③2.4g:400 万 IU。(2)注射用青霉素钾:0.25g:40 万 IU。

2. 苯唑西林

【药理作用】本品是耐酸和耐青霉素酶青霉素。苯唑西林对产青霉素酶葡萄球菌具有良好抗菌活性,对各种链球菌及不产青霉素酶的葡萄球菌抗菌活性则不如青霉素。通过抑制细菌细胞壁合成而发挥杀菌作用。

【适应证】主要用于产酶的金黄色葡萄球菌和表皮葡萄球菌所致的各种感染,如败血症、心内膜炎、肺炎、皮肤和软组织感染,但对耐甲氧西林金黄色葡萄球菌(MRSA)感染无效。对中枢感染不适用。

【禁忌证】对本品或其他青霉素类过敏者。

【不良反应】过敏反应可见药疹、药物热、过敏性休克。大剂量应用可出现神经系统反应,如抽搐、痉挛、神志不清、头痛等。偶见中性粒细胞减少,对特异体质者可致出血倾向。个别人氨基转移酶升高。静脉给药可见静脉炎。少数人可发生白色念珠菌继发感染。

【注意事项】同青霉素。

(1)新生儿,肝、肾功能严重损害者,有过敏性疾病史者慎用。

(2)严重肾功能不全者应减少给药剂量。

(3)用药过量出现中枢神经系统不良反应,应及时停药并给予对症和支持治疗。

【药物相互作用】

(1)丙磺舒阻滞本品的排泄,血药浓度升高,使作用维持较长。

(2)与西索米星或奈替米星合用,可增强其抗金黄色葡萄球菌的作用。

(3)与庆大霉素或氨苄西林合用,可相互增强对肠球菌的抗菌作用。

【用法和用量】

(1)静脉滴注:①成人,一次 1 ~ 2g,必要时可用到 3g,溶于 100mL 输液内滴注 0.5 ~ 1h,一日 3 ~ 4 次。②儿童,每日用量 50 ~ 100mg/kg,分次给予。

(2)肌内注射:一次 1g,一日 3 ~ 4 次。

【制剂和规格】注射用苯唑西林钠:①0.5g;②1.0g。

3. 头孢唑林

【药理作用】为半合成的第一代头孢菌素。对葡萄球菌(包括产酶菌株)、链球菌(肠球菌除外)、肺炎链球菌、大肠杆菌、奇异变形杆菌、克雷伯杆菌、流感嗜血杆菌以及产气肠杆菌等有抗菌作用。

【适应证】用于敏感菌所致的呼吸道、泌尿生殖系统、皮肤软组织、骨和关节、胆道等感染,也可用于心内膜炎、败血症、咽和耳部感染。

【禁忌证】对本品或其他头孢菌素类药过敏者,对青霉素类药有过敏性休克史者。

【不良反应】常见皮疹、红斑、药物热、支气管痉挛等过敏反应,偶见过敏性休克。胃肠道反应有恶心、呕吐、食欲减退、腹痛、腹泻、味觉障碍等症状,偶见假膜性肠炎。用药后可出现暂时性肝功能异常。少数患者可能出现血红蛋白降低、血小板减少、中性粒细胞减少、嗜酸粒细胞增多,偶见溶血性贫血。对肾脏有影响,少数患者可出现尿素氮、肌酸、肌酸酐值升高。在实验动物中可引起肾小管损害。

【注意事项】

(1)青霉素过敏者慎用,使用本药前须进行皮试。肝、肾功能不全者、有胃肠道疾病史者慎用。

(2)肌内注射偶可引起局部疼痛,静脉注射少数患者可引起静脉炎。

(3)长期用药也可引起二重感染。

(4)有的供肌内注射的注射剂内含利多卡因,不可用于静脉注射。

【药物相互作用】

(1)与庆大霉素或阿米卡星合用,对某些敏感菌株有协同抗菌作用。

(2)与丙磺舒合用,可抑制本品在肾脏的排泄,使血药浓度升高约 30%。

(3)与肾毒性药物(如强效能利尿药、氨基糖苷类、抗肿瘤药等)合用,可增加肾毒性。

(4)与华法林合用可增加出血的危险。

【用法和用量】肌内或静脉注射。

(1)成人:①革兰阳性菌所致轻度感染:一次0.5g,一日2~3次。②中度或重症感染:一次0.5~1g,一日3~4次。③极重感染:一次1~1.5g,一日4次。④泌尿系感染:一次19,一日2次。

(2)儿童:一日量为20 ~40mg/kg,分3~4次给予;重症可用到一日100mg/kg。新生儿一次不超过20mg/kg,一日2次。

【制剂和规格】注射用头孢唑林钠:①0.5g;②1.0g;③2.0g;④3.0g。

4.头孢氨苄

【药理作用】本品为半合成的第一代口服头孢菌素。对金黄色葡萄球菌(包括耐青霉素菌株)、溶血性链球菌、肺炎球菌、大肠杆菌、奇异变形杆菌、克雷伯杆菌(肺炎杆菌)、流感嗜血杆菌、卡他球菌等有抗菌作用。葡萄球菌的部分菌株、粪链球菌、吲哚阳性变形杆菌、肠杆菌属对本品耐药。对铜绿假单胞菌无抗菌作用。本品口服吸收良好。

【适应证】用于上述敏感菌所致的呼吸道、泌尿道、皮肤和软组织、生殖器官(包括前列腺)等部位的感染,也常用于中耳炎。

【禁忌证】对头孢菌素过敏者禁用,有青霉素过敏性休克史者禁用。

【不良反应】服药后常见胃肠道反应,如恶心、腹泻、食欲缺乏等。少见皮疹、荨麻疹、红斑、药物热等过敏反应,偶见过敏性休克。用药后可出现暂时性肝功能异常。少数患者可能出现血红蛋白降低、血小板减少、中性粒细胞减少、嗜酸粒细胞增多,偶见溶血性贫血。对肾脏有影响,少数患者可出现尿素氮、肌酸、肌酸酐值升高。

【注意事项】

(1)对青霉素过敏或过敏体质者慎用,使用本药前须进行皮试。有胃肠道疾病史、肝肾功能不全者慎用,6岁以下儿童慎用。

(2)肾功能严重损害者应酌减用量。

【药物相互作用】同头孢唑林。

【用法和用量】口服。

(1)成人:一次250~500mg,一日3~4次,空腹服用。

(2)儿童:一日25~50mg/kg,分3~4次服用。

【制剂和规格】

(1)头孢氨苄片:①0.125g;②0.25g。

(2)头孢氨苄胶囊:①0.125g;②0.25g。

(3)头孢氨苄颗粒:①50mg;②125mg。

第二节　常见外科特殊感染的药物治疗原则和方法

一、破伤风的药物治疗

破伤风是由破伤风杆菌侵入人体伤口，生长繁殖，产生毒素所引起的一种特异性感染。破伤风杆菌广泛存在于泥土和人畜粪便中，是一种革兰阳性厌氧芽孢杆菌。破伤风杆菌及其毒素不能侵入正常的皮肤和黏膜，故破伤风都发生在伤后。一切开放性损伤，如火器伤、开放性骨折、烧伤；甚至细小的伤口，如木刺伤或锈钉刺伤，均有可能发生破伤风。当伤口窄深、缺血、坏死组织多，引流不畅，并混有其他需氧化脓菌感染而造成伤口周部缺氧时，破伤风便容易发生。泥土内含有氯化钙能促使组织坏死，有利于厌氧菌繁殖，故带泥土的锈钉或木刺的刺伤容易引起破伤风。破伤风的潜伏期平均为 6 ~ 10 日，也有短于 24h 或长达 20 ~ 30 日的。

（一）诊断要点

1. 开放性外伤（特别是创口深、污染严重者）有感染破伤风的危险。

2. 典型临床表现为：先有乏力、头晕、头痛、嚼肌紧张酸胀、烦躁不安等前驱症状；接着出现典型的肌肉强烈收缩，最初是嚼肌，以后顺次为面肌、颈项肌、背腹肌、四肢肌群、膈肌和肋间肌。病人具有独特的“苦笑”面容，之后出现“角弓反张”。光线、声响、震动等均能诱发全身肌群的强烈收缩。

3. 破伤风应与化脓性脑膜炎、狂犬病、子痫、癔症等相鉴别。

（二）药物治疗

1. 治疗原则。破伤风是可以预防的，因此，应及时使用破伤风抗毒素与破伤风类毒素疫苗进行预防。已出现破伤风或其可疑症状时，应在进行外科处理及其他疗法的同时，及时使用抗毒素治疗。

2. 凡已接受过破伤风类毒素免疫注射者，应在受伤后再注射一次类毒素加强免疫，不必注射抗毒素。未接受过类毒素免疫或免疫史不清者，须注射抗毒素预防，但也应同时开始类毒素预防，以获得持久免疫。

3. 破伤风抗毒素的使用方法

（1）用法：注射前必须先做过敏试验并详细询问既往过敏史。凡本人及其直系亲属曾有支气管哮喘、花粉症、湿疹或血管神经性水肿等病史，或对某种物质过敏，或本人过去曾注射马血清制剂者，均须特别提防过敏反应的发生。1）过敏试验：用氯化钠注射液将抗毒素稀释 10 倍（0.1mL 抗毒素加 0.9mL0.9% 氯化钠注射液），在前臂内侧皮内注射0.05mL，观察30min：注射部位无明显反应者为阴性，可在严密观察下直接注射抗毒素；如注射部位出现皮丘增大、红肿、浸润，特别是形似伪足或有痒感者，为阳性反应，必须采用脱敏法进行注射。如局部反应特别严重或伴全身症状，如荨麻疹、鼻咽刺痒、喷嚏等，则为强阳性反应，应避免使用抗毒素。如必须使用时应采用脱敏注射，并做好抢救准备，一旦发生过敏性休克，立即抢救。无过敏史者或过敏反应阴性者，也并非没有发生过敏性休克的可能。为慎重起见，可先注射小量于皮下进行试验，观察30min，无异常反应，再将全量注射于皮下或肌内。2）常规用法：皮下注射应在上臂三角肌附着处。同时，注射类毒素时，注射部位须分开。肌内注射应在上臂三角肌中部或臀大肌外上部。只有经过皮下或肌内注射未发生反应者方可作静脉注射。静脉注射应缓慢，开始每分钟不超过1mL，以后每分钟不宜超过4mL。一次静脉注射不宜超过40mL。儿童每公斤不超过0.8mL，亦可加入葡萄糖注射液、氯化钠注射液等静脉点滴。静脉注射前将安瓿在温水中加热到接近体温，注射中发生异常反应，应立即停止。3）脱敏注射：在一般情况下，可用氯化钠注射液将抗毒素稀释10倍，分小量数次作皮下注射，每次注射后观察30min。第一次可注射10倍稀释的抗毒素0.2mL，观察无发绀、气喘、显著呼吸短促、脉搏加速时，即可第二次注射0.4mL，如仍无反应则可注射第三次0.8mL，如仍无反应即可将安瓿中未稀释的全量作皮下或肌内注射。有过敏史或过敏试验强阳性者，应将第一次注射量和以后的递增量适当减少，分多次注射，以免发生剧烈反应。

（2）用量：1）预防用量：1次皮下或肌内注射1500～3000单位，儿童与成人用量相同；伤势严重者可增加用量1～2倍。经5～6日，如破伤风感染危险未消除，应重复注射。2）治疗用量：第1次肌内或静脉注射，50 000～200 000单位，儿童与成人剂量相同；以后视病情决定注射剂量与间隔时间，同时，还可以将适量的抗毒素注射于伤口周围的组织内。初生儿破伤风，24h内分次肌内或静脉注射20 000～100 000IU。

（3）不良反应：1）过敏性休克：可在注射中或注射后数分钟至数十分钟内突然发生。患者突然表现沉郁或烦躁、脸色苍白或潮红、胸闷或气喘、出冷汗、恶心或腹痛、脉搏细速、血压下降，重者神志不清、虚脱，如不及时抢救可以迅速死亡。轻者注射肾上腺素后即时缓解；重者需输液输氧，使用升压药维持血压，并使用抗过敏药物及肾上腺皮质激素等进行抢救。2）血清病：主要症状及治疗参见“犬（猫）咬伤”中的相关内容介绍。

4. 使用抗菌药物：大剂量青霉素可抑制破伤风杆菌。

5. 局部处理：伤口要彻底清创。

6. 对症处理：镇静、全身营养支持治疗。

【注意事项】

1. 门诊病人注射抗毒素后，须观察30min才可离开。

2. 注意破伤风过敏反应。

第三节　外科围术期抗菌药物的使用原则和方法

一、外科围术期预防用药概述

（一）外科手术预防用药目的：预防手术后切口感染，以及清洁－污染或污染手术后手术部位感染及术后可能发生的全身性感染。

（二）外科手术预防用药基本原则：根据手术野有否污染或污染可能，决定是否预防用抗菌药物。

1. 清洁手术（Ⅰ类切口）：手术野为人体无菌部位，局部无炎症、无损伤，也不涉及呼吸道、消化道、泌尿生殖道等人体与外界相通的器官。手术野无污染，通常不需预防用抗菌药物，仅在下列情况时可考虑预防用药：①手术范围大、时间长、污染机会增加；②手术涉及重要脏器，一旦发生感染将造成严重后果者，如头颅手术、心脏手术、眼内手术等；③异物植入手术，如人工心瓣膜植入、永久性心脏起搏器放置、人工关节置换等；④高龄或免疫缺陷者等高危人群。

2. 清洁－污染手术（Ⅱ类切口）：上、下呼吸道，上、下消化道，泌尿生殖道手术，或经以上器官的手术，如经口咽部大手术、经阴道子宫切除术、经直肠前列腺手术，以及开放性骨折或创伤手术。由于手术部位存在大量人体寄殖菌群，手术时可能污染手术野引致感染，故此类手术需预防用抗菌药物。

3. 污染手术（Ⅲ类切口）：由于胃肠道、尿路、胆道体液大量溢出或开放性创伤未经扩创等已造成手术野严重污染的手术。此类手术需预防用抗菌药物。

4. 严重污染－感染手术（Ⅳ类切口）：术前已存在细菌性感染的手术，如腹腔脏器穿孔腹膜炎、脓肿切除术、气性坏疽截肢术等，属抗菌药物治疗性应用，不属预防应用范畴。

二、外科预防用抗菌药物的选择及给药方法

抗菌药物的选择视预防目的而定。为预防术后切口感染，应针对金黄色葡萄球菌（以下简称金葡菌）选用药物。预防手术部位感染或全身性感染，则需依据手术野污染或可能的污染菌种类选用，如结肠或直肠手术前应选用对大肠埃希菌和脆弱拟杆菌有效的抗菌药物。选用的抗菌药物必须是疗效肯定、安全、使用方便及价格相对较低的品种。

给药方法：接受清洁手术者，在术前 0.5～2h 内给药，或麻醉开始时给药，使手术

切口暴露时局部组织中已达到足以杀灭手术过程中入侵切口细菌的药物浓度。如果手术时间超过3h,或失血量大(>1500mL),可手术中给予第2剂。抗菌药物的有效覆盖时间应包括整个手术过程和手术结束后4h,总的预防用药时间不超过24h,个别情况可延长至48h。手术时间较短(<2h)的清洁手术,术前用药一次即可。接受清洁-污染手术者的手术时预防用药时间亦为24h,必要时延长至48h。污染手术可依据患者情况酌量延长。对手术前已形成感染者,抗菌药物使用时间应按治疗性应用而定,见表4-2。

表4-2　常见手术预防用抗菌药物表

手术名称	抗菌药物选择
颅脑手术	第一、二代头孢菌素,头孢曲松
颈部外科(含甲状腺)手术	第一代头孢菌素
经口咽部黏膜切口的大手术	第一代头孢菌素;可加用甲硝唑
乳腺手术	第一代头孢菌素
周围血管外科手术	第一、二代头孢菌素
腹外疝手术	第一代头孢菌素
胃十二指肠手术	第一、二代头孢菌素
阑尾手术	第二代头孢菌素或头孢噻肟;可加用甲硝唑
结、直肠手术	第二代头孢菌素或头孢曲松或头孢噻肟;可加用甲硝唑
肝胆系统手术	第二代头孢菌素,有反复感染史者可选头孢曲松或头孢哌酮或头孢哌酮/舒巴坦
胸外科手术(食管、肺)	第一、二代头孢菌素,头孢曲松
心脏大血管手术	第一、二代头孢菌素
泌尿外科手术	第一、二代头孢菌素,环丙沙星
一般骨科手术	第一代头孢菌素
应用人工植入物的骨科手术(骨折内固定术、脊柱融合术、关节置换术)	第一、二代头孢菌素,头孢曲松
妇科手术	第一、二代头孢菌素或头孢曲松或头孢噻肟;涉及阴道时可加用甲硝唑
剖宫产	第一代头孢菌素(结扎脐带后给药)

注:1. Ⅰ类切口手术常用预防抗菌药物为头孢唑啉或头孢拉定。

2. Ⅰ类切口手术常用预防抗菌药物单次使用剂量:头孢唑啉 1~2g;头孢拉定 1~2g;头孢呋辛 1.5g;头孢曲松 1~2g;甲硝唑 0.5g。

3. 对β-内酰胺类抗菌药物过敏者,可选用克林霉素预防葡萄球菌、链球菌感染;可选用氨曲南预防革兰阴性杆菌感染。必要时可联合使用。

4. 耐甲氧西林葡萄球菌检出率高的医疗机构,如进行人工材料植入手术(如人工心脏瓣膜置换、永久性心脏起搏器置入、人工关节置换等),也可选用万古霉素或去甲万古霉素预防感染。

第三章　常见营养制剂的合理使用

疾病引起营养素的摄入不足或对其需求量的增加以及机体代谢改变等都可能影响病人的营养状况。约50%的住院病人有不同程度的营养不良,营养不良可导致器官的功能障碍、对手术和创伤的耐受能力降低、组织修复能力和免疫功能低下,使并发症明显增加。因此,对这些病人进行必要的营养支持具有十分重要的意义。

一、外科病人的代谢状况

(一)饥饿状态下的代谢变化

禁食24h后,肝糖原首先被耗尽,人体将通过分解内脏和肌肉的蛋白质进行葡萄糖异生供给能量,禁食早期机体每日消耗蛋白质约75~100g。随后,机体分解脂肪增加,逐渐适应酮体作为主要能源,并且减少对能量的需求,从而使蛋白质的消耗减少。如果能量长期补充不足,将使机体持续消耗机体大量蛋白质,导致心、肝、肺、肾和消化道等重要器官以及免疫的功能障碍。因此,该时期营养支持的原则是补充机体所需的能量和各种营养素。

(二)应激状态下的代谢变化

创伤和感染时,儿茶酚胺分泌增加和胰岛素拮抗现象,使机体处于高代谢率和分解代谢状态。此时,机体利用葡萄糖的能力下降;骨骼肌蛋白的分解加速,以提供糖异生和蛋白质合成的必需氨基酸,使机体处于负氮平衡;脂肪动员加快,机体以脂肪氧化作为其重要的能量来源。这一分解阶段的长短因应激反应的程度不同,可持续1~4周。由于应激代谢反应不同于饥饿状态,因此,此时的营养疗法被称之为代谢支持。代谢支持的目的是为维护和支持各器官的结构和功能,调节各种代谢通路,改善营养物质的限制性代谢状态。

二、外科病人的营养需求

1. 非蛋白质热量：非蛋白质热量主要指由葡萄糖和脂肪所提供的热量，其中由脂肪提供的热量应占总热量的 30% ~50%。病人的基础能量消耗（BEE）可根据公式计算：

男性 BEE =（66 +13.7 ×体重 +5 ×身高 -6.8 ×年龄）×4.18kJ

女性 BEE =（665.1 +9.6 ×体重 +1.7 ×身高 -4.7 ×年龄）×4.18kJ

实际能量消耗 = BEE + 校正系数，见表 4 -3

表 4 -3　能量的临床校正系数

影响因素	能量增加量
体温每升高 1℃（ >37℃）	+12%
感染	+10% ~30%
大手术 / 创伤	+10% ~30%
成人呼吸窘迫综合征	+20%
烧伤	+50% ~150%

2. 蛋白质：营养支持补充的氮源包括食物蛋白质及其水解产物和氨基酸。人体每日需补充氮 0.16 ~0.23g/kg（1g 氮 =6.25g 蛋白质）。补充的非蛋白质热量与氮量之比为 418 ~627kJ（100 ~150kcal）：1g。

3. 其他营养素：包括电解质、微量元素和维生素等。

三、营养途径的选择

应根据病人的代谢特点、消化道等内脏器官的功能、并发症、医生的经验、设备条件和费用等诸多因素进行营养途径的选择。应掌握的原则为：若消化道功能良好，首选肠内营养。若胃肠道功能部分受损或仅靠肠内营养无法满足要求的，可采用肠内营养联合肠外营养。若因疾病状态，不能给予肠内营养的，可选用全胃肠外营养（TPN）。

四、肠内营养

肠内营养符合生理现象，对于维护肠黏膜的结构和功能，以及防止肠道细菌异位，具有重要作用。此外，还具有并发症少、应用方便、费用低等优点。

（一）肠内营养的膳食

1. 匀浆膳：按照配方将食物粉碎和混匀制成匀浆饮食，用于消化功能良好的病人。

由于其流动性差，因此，主要用于口服或大口径的鼻饲。

2. 配方膳：按照标准化配方生产的配方膳食产品，营养成分完全，不含乳糖，氮源为酪蛋白和大豆蛋白。该类膳食容易调制，流动性好，用于消化的功能良好病人口服或小口径的鼻饲。

3. 要素膳：主要以氨基酸或蛋白水解物－短肽为氮源，以低聚糖、糊精和少量脂肪为热源。由于其几乎无需消化酶的消化即可被吸收。

（二）输入的途径与方法

口服最佳。对于不能经口进食的，采用管饲。管饲的输注方式包括间歇性输注和连续性输注。应根据循序渐进的原则和病人的反馈来调整膳食输注的速率、浓度和总量。

（三）并发症及防治

1. 误吸：采取床头抬高30°，避免夜间用，检查胃充盈度及残留量等措施。

2. 腹泻：常见。新鲜配制、减低浓度、放慢速度、加收敛药物、补血清蛋白可控制。严重者应停用。

3. 水、电解质失衡：供给无溶质水，加强监护复查可防治。

4. 血糖紊乱：停药后低血糖易发生；不能耐受高糖的加用胰岛素。

五、胃肠外营养

胃肠外营养是指经过静脉途径补充人体所需要的营养素的方式，也被称为静脉应用或人工胃肠。

1. 适应证：①不能进食＞7天；②重症营养不良；③短肠综合征；④消化道瘘；⑤消化道梗阻；⑥急性胰腺炎；⑦多发性内脏损伤；⑧大面积烧伤；⑨严重感染；⑩肝肾衰竭。

2. 途径：对应用时间不超过2周和营养需求量不大者，可采用周围静脉输注；对于长期应用或者营养需求量大者，应采用中心静脉输注。

3. 营养液及输注方式：分别输注及全合一输注两种，后者是指在无菌条件下，将各类营养液注到特制容器中混匀后输注。其优点是混匀后能被机体更好地利用，减少污染及渗透压。

4. 并发症及防治

（1）导管并发症：①中心静脉导管操作失误可导致气胸等；②经外周静脉输入高渗液体可造成静脉炎；③细菌可经过侵入性的操作进入血管，出现导管相关的败血症等。

（2）代谢并发症：由于输入营养素的总量、比例和速率的失调，以及机体的代谢异常等诸多因素可造成多种代谢并发症。①输注葡萄糖浓度过高，速度过快，或糖尿病等使糖耐量下降，造成高血糖及高渗非酮性昏迷。输注速度控制在0.5g/kg.h，采用脂肪和葡萄糖双能源供能，可减少葡萄糖的用量。可适当地补充胰岛素。②高脂血症。多见于脂肪乳输注过快、肝功能不全和脂代谢异常的病人。控制滴速是关键，尤其是存在肝肾功能不全或严重感染等脂代谢异常的病人。③电解质和酸碱失衡。是由于治疗过程中未能及时的检测和调整所致，补充不足可造成微量元素和维生素的缺乏。

(3)消化系统并发症：非蛋白质热量输入过多和长期的胃肠外营养导致的胃肠道刺激分泌减少，可造成肝功能异常、肝脂肪变、胆汁淤积及胆石症。长期胃肠外营养和谷氨酰胺的缺乏，可造成胃粘膜萎缩、肠道屏障破坏、细菌易位和肠源性感染。因此，适度的补充热量和谷氨酰胺，以及尽早转为肠内营养，可防止该类并发症的发生。

六、常用药

复方氨基酸注射液(18AA)

【药理作用】本品含有合成人体蛋白质所需的18种必需和非必需氨基酸，能维持营养不良患者的正氮平衡。必需氨基酸是合成蛋白质和其他生物活性物质的底物。在疾病时自身合成不足，需额外供给。

【适应证】

(1)不能进食、进食不足或不愿进食；

(2)营养不良(指营养不足)；

(3)肝肾功能基本正常的低蛋白血症者；

(4)大面积烧伤、创伤、高分解代谢、蛋白丢失负氮平衡者；

(5)改善外科手术前、后患者的营养状态。

【禁忌证】严重氮质血症，严重肝功能不全，肝性脑病昏迷或有向肝性脑病昏迷发展，严重肾衰竭或尿毒症，对氨基酸有代谢障碍等的患者，以及对本品过敏者。

【不良反应】

(1)滴速过快可引起恶心、呕吐、发热及头痛，也可能导致血栓性静脉炎。

(2)长期大量输注可导致胆汁淤积、黄疸。

(3)偶尔引起发疹样过敏反应肝功能损害等，此时应中止给药。

【注意事项】

(1)本品须缓慢输入。

(2)包装破损或药液变色浑浊等不能使用。

(3)用药时一次用完，剩余药液切勿再用。

(4)本制剂中含有抗氧化剂，偶可引起过敏反应。

(5)本品对孕妇安全性的评价尚不明确，必须权衡利弊后，方可决定是否应用。哺乳期妇女应避免使用。

(6)对于高龄患者,由于生理功能减退,应用本品应减小剂量,或减慢给药速度。

【药物相互作用】尚不明确。

【用法和用量】需缓慢静脉滴注。合理配伍前提下,可与葡萄糖注射液、脂肪乳注射液及其他营养要素按照适当的比例混合后,经中心或周围静脉连续输注,根据年龄、病情、症状、体重等决定用量。一般一日按体重输入氮 0.1 ~ 0.2g/kg 较适宜,非蛋白质热卡与氮之比约为(120 ~ 150)∶1。应同时给予足够的能量、适量的电解质、维生素及微量元素。

【制剂和规格】复方氨基酸注射液(18AA):①250mL∶12.5g(总氨基酸);②500mL∶25g(总氨基酸);③250mL,30g(总氨基酸)

第四章　某些特殊疾病的药物治疗方法

第一节　治疗甲状腺疾病药物

一、甲状腺功能亢进症

甲状腺功能亢进症是合成和分泌甲状腺激素增加所导致的以神经、循环、消化等系统兴奋性增高和代谢亢进为主要表现的病症,简称甲亢。

(一)诊断要点

有神经、循环、消化等系统兴奋性增高和代谢亢进的临床表现,血中甲状腺激素高于正常。

(二)药物治疗

初发甲亢,无手术适应证及肝功能、血常规正常者,可用抗甲状腺药物治疗。开始剂量为甲巯咪唑每日 30mg,或丙硫氧嘧啶每日 300mg,分 2 ~ 3 次服用。据症状体征,尤其是甲状腺功能化验结果,逐渐减少药量,至维持剂量:甲巯咪唑每日 2.5mg、丙硫氧嘧啶每日 25mg,建议总疗程达 1 年半到 2 年;期间有病情波动者,疗程相应延长。

用药过程中可能出现的不良反应有:①常见有白细胞减少和肝功能受损,应在治疗的前三个月密切观测血常规和肝功能。白细胞低于 $4\times10^9/L$,药物减量,升白细胞处理,并密切观测白细胞计数;白细胞低于 $3\times10^9/L$,停用抗甲状腺药物,并即予保护性隔离,升白细胞处理。肝功能受损、转氨酶升高,予保肝药治疗,必要时停用抗甲状腺药物。②皮疹等过敏反应。采用抗过敏对症治疗,必要时减量或停药。③治疗过程中可能会出现甲状腺功能减退。必要时可加用甲状腺片,每日 20 ~ 40mg。

(三)注意事项

配合药物治疗,患者应禁食含碘食物。注意休息、加强营养。心悸明显时,加用普萘洛尔 10mg,6 ~ 8h 一次。

二、甲状腺切除手术后的治疗

切除手术、抗甲状腺药物及放射性碘[131]是治疗甲亢的主要方法。对于有手术指征的患者,甲状腺切除手术仍是治疗甲亢的常用而有效疗法。在经过充分、完善的术前准备后进行手术是减少手术后并发症的关键。

甲状腺切除手术后主要并发症与相关药物治疗方法

1. 术后呼吸困难和窒息:原因有出血、喉头水肿、气管塌陷、喉返神经损伤等。处理包括清除血肿、控制喉头水肿、气管插管或切开等。喉头水肿处置:轻症无需治疗,中度应嘱其不要说话,可采用皮质激素蒸汽吸入,静脉滴注氢化可的松 300mg/d。严重者应紧急作气管切开。

2. 喉返神经和喉上神经损伤:主要以预防为主。

3. 甲状旁腺功能减退:严重低血钙、手足抽搐时,应静脉注射钙剂,采用 10% 葡萄糖酸钙 10mL 于 4 ~ 5min 注入,可重复使用。若病人能进食,可同时口服及静脉注射钙剂,并同时服用维生素 D_2 或维生素 D_3,每日 5 万 ~ 10 万 IU。定期检测血清钙浓度,以调节钙剂的用量。

4. 甲状腺危象:是甲亢手术危及生命的并发症之一。在采用术前碘剂准备后,该并发症的发生率显著下降。临床表现为因甲状腺过量释放而引起的肾上腺能兴奋现象。

治疗重点是降低血液循环中甲状腺素浓度,控制心肺功能失调,预防和治疗并发病。包括:

(1)一般治疗:使用镇静剂,物理或药物降温,预防使用抗生素,充分供氧、补充能量,维持水、电解质及酸碱平衡。镇静剂可选用苯巴比妥钠 100mg,或冬眠合剂二号半量,肌内注射,6 ~ 8h 一次。

(2)应用抗甲状腺药物:一般首选丙硫氧嘧啶,每次 200 ~ 300mg,每 6h 口服一次。神志不清者可以鼻饲注入。

(3)应用碘剂:口服卢戈溶液。首次60滴,以后每4~6h40~60滴;病情危重者可用卢戈液2mL或碘化钠1g,加入10%葡萄糖500mL中滴注。一般应于抗甲状腺药物使用后一小时应用为宜;病情危重时,二者可同时使用。

(4)降低周围组织对甲状腺素的反应:应用肾上腺素β受体阻滞剂。可用普萘洛尔口服,每次20~80mg,每4~6h一次。危急病例可用普萘洛尔5mg,溶于葡萄糖中静脉滴注,总剂量限于每6h4~8mg,但应监控血压及心电图。还可用利血平1~2mg,肌内注射;或胍乙啶10~20mg,口服。

(5)肾上腺皮质激素的应用:一般用氢化可的松300mg,于24h内静脉滴注。

三、甲状腺功能减退症

甲状腺功能减退症是甲状腺合成和分泌甲状腺激素减少,或组织利用不足导致的全身代谢减退综合征,简称甲减。其治疗主要是替代治疗,多数患者为终身替代。

(一)诊断要点

1. 成人型甲减:成年起病,有神经、循环、消化等系统兴奋性减退和低代谢的临床表现,血中甲状腺激素低于正常。

2. 呆小病:起病于胎儿或新生儿,除成人型表现外,尚有智力低下和特殊面容,血中甲状腺激素低于正常。

(二)药物治疗

1. 服用甲状腺片进行替代治疗:成人开始为一日10~20mg,逐渐增加,维持量一般为一日40~80mg。

2. 不良反应:

(1)长期过量可引起甲状腺功能亢进症的临床表现,如心悸、手震颤、多汗,体重减轻,神经兴奋性升高和失眠。应据症状调整剂量。

(2)老年和心脏病患者可发生心绞痛和心肌梗死,病程长、病情重的甲状腺功能减退或黏液性水肿患者均应谨慎对待,开始用小剂量,以后缓慢增加,直至生理替代剂量。

(3)伴有垂体前叶功能减退或肾上腺皮质功能不全患者,应先用肾上腺皮质类固醇药物,待肾上腺皮质功能恢复正常后再用本类药。由于本品T^3和T^4的含量和两者的比例不恒定,在治疗中应根据临床症状及实验室检查调整剂量。

第二节　良性前列腺增生

良性前列腺增生(Benign Prostate Hyperplasia,BPH)是引起中老年男性排尿障碍最常见的良性疾病。BPH的发生须具备两个条件即年龄的增长和有功能的睾丸。BPH通常发生在40岁以后,表现为前列腺间质和腺体成分的增生,随着年龄的增长,临床上逐渐出现前列腺肥大,膀胱刺激症状、排尿梗阻症状及相关并发症。

一、诊断要点

1. 临床表现

(1)尿频、尿急、排尿等待,费力,尿线变细,间断,尿不干净,夜尿次数多。

(2)随着疾病的进展,可能会出现急性尿潴留、反复血尿、复发性尿路感染、结石产生以及肾功能损害等并发症。

2. 体征:直肠指诊:前列腺不同程度的增大,临床上分为Ⅰ、Ⅱ、Ⅲ度,中央沟变浅或消失,质地韧,同时,可以了解肛门括约肌张力情况。尿潴留时耻骨上膀胱区叩浊。

3. 辅助检查

(1)尿常规:可以确定是否有血尿、泌尿感染、蛋白尿及尿糖等。

(2)血清PSA:血清PSA可以作为一项危险因素预测BPH的临床进展,也是鉴别前列腺癌的重要指标。

(3)超声检查:超声检查可以了解前列腺形态、大小、有无异常回声、突入膀胱的程度,以及残余尿量。经直肠超声(TRUS)还可以精确测定前列腺体积(计算公式为0.52×前后径×左右径×上下径)。

(4)尿流率检查:主要参考两个指标:最大尿流率和平均尿流率,其中最大尿流率更为重要。尿量在150~200mL时进行检查较为准确。

二、主要药物

1. 药物治疗:适用于轻、中度症状的BPH患者。

特拉唑嗪2mg,每晚1次,长期服用。建议开始先服用1mg,每晚1次,如没有明显副作用再改为2mg,每晚1次。服药后48h即可出现症状改善。特拉唑嗪常见副作用包括头晕、头痛、无力、困倦、直立性低血压、逆行射精等。直立性低血压更容易发生于老年及高血压患者中。

2. 注意事项

(1)国际前列腺症状评分(I－PSS)表是目前国际公认的判断BPH患者症状严重程度的最佳手段,轻度症状:0～7分;中度症状:8～19分;重度症状:20～35分。可在诊断中酌情使用。

(2)轻度症状的BPH患者可采取观察等待,即对患者进行定期随访、教育、生活方式指导等非药物和非手术措施。重度BPH患者,或下尿路症状已明显影响生活质量者,则需选择手术治疗,尤其是药物治疗效果不佳或拒绝接受药物治疗的患者,可以考虑外科治疗。

第五篇　妇产科合理用药

第一章　妊娠期、哺乳期药物治疗原则

第一节　妊娠期、哺乳期用药特点和药物治疗总体原则

妊娠是胚胎和胎儿在母体内发育成长的过程。卵子和精子结合的过程称为受精。卵子受精是妊娠的开始,胎儿及其附属物(胎盘、胎膜、脐带、羊水)自母体排出是妊娠的终止。

妊娠期妇女服药率较高。据统计,妊娠期妇女在妊娠期间曾服用过至少一种药物者占 90%,至少 10 种者占 4%。因此,妊娠期妇女用药不当则有可能影响胎儿发育甚至发生畸形。

一、妊娠期母体药物代谢动力学变化

1. 药物的吸收:恶心、呕吐等早孕反应可使药物吸收减少;妊娠期胃排空延迟、小肠蠕动减弱,药物吸收延缓,血药浓度达峰值时间延迟。

2. 药物的分布:妊娠期母体血容量增加,血浆蛋白稀释,游离型药物浓度增加,从而增加了药物经胎盘向胎儿输送的比例。妊娠期母体各器官血流量不同,可能影响药物在各器官的分布。

3. 药物的消除:妊娠期肝脏酶活性改变,可增强或抑制药物代谢;肾脏排泄能力增加,使多种药物的清除率增加。

二、胎儿的药物代谢动力学特点

1. 药物的吸收:大多数药物经胎盘转运至胎儿循环再到胎儿组织;也有一些药物经羊膜转运进入羊水后而被胎儿吞饮,随羊水进入胃肠道并被吸收入血,或经胎儿皮

肤吸收;从胎儿尿中排出的药物也可因胎儿吞饮羊水重新进入胎儿体内。形成羊水—肠道循环。药物进入胎体发生药物反应一般比母体晚,而且药物浓度也比较低。

2. 药物的分布:药物在胎儿体内的分布与胎儿血循环的分布一致,较易集中在肝、脑等血液供应丰富的组织。药物进入脐静脉后,有60%血流进入肝脏,故肝内药物分布较多。胎儿的血脑屏障功能较差,药物易进入其中枢神经系统而较易受影响。胎儿血浆蛋白含量较母体为低,可使进入组织的自由型药物增多。

3. 药物的代谢:胎儿的肝脏是代谢药物的主要器官,在肝中有催化氧化、还原和水解反应的酶类,胎儿肝脏酶含量也比成人低,对药物的代谢能力不足,故对某些通过这一结合而解毒的药物,如水杨酸盐,易产生中毒。

4. 药物的排泄:胎儿的肾小球滤过率甚低,药物及其降解产物排泄延缓;胆道的排泄能力也较弱,更易延长药物及代谢产物在胎儿体内的停滞时间。某些经过代谢后降低了原有脂溶性的药物(如地西泮等)不易通过胎盘屏障,而使转运到母体血中的速度降低,以致在胎儿体内积蓄。

三、药物对胎儿的影响

妊娠期间,药物可以通过影响母体的内分泌、代谢等间接影响胚胎,也可以通过胎盘屏障直接影响胎儿。

药物对胎儿的影响大致可见以下几个时期:

1. 妊娠前期:从女性发育成熟到卵子受精时期。在此时期,使用药物一般比较安全,但在体内半衰期很长的药物可能会影响胚胎正常生长。

2. 受精第1日至第14日:即受精卵发育到胚细胞形成时期。在此阶段,如果药物导致大量胚囊细胞受损会导致胚胎死亡;如果仅少量细胞受损,则不会影响其他细胞最终分化发育成为正常个体。

3. 受精第15日至妊娠3个月左右:药物的致畸作用大多发生在该期。在此时期,胎儿生长发育极其活跃,首先心脏、脑开始分化发育,继而眼、四肢、性腺与生殖器官等开始分化发育。由于各种器官、躯干、四肢在这段很短的时间内迅速分化,所以,极易受到包括药物毒性在内的各种致畸因素影响,容易发生畸形。

4. 妊娠3个月至分娩:妊娠3月后胎儿主要器官基本分化完成并继续迅速生长发育。在此妊娠期妇女用药后,如通过胎盘进入胎儿体内,可能影响胎儿组织器官的发育和功能。

四、孕期用药的基本原则

原则上孕期最好不用药。但如有用药的必要,则应注意以下八项原则:

1. 用药必须有明确指征和适应证，权衡利弊用药，如非必需，应尽量不用药物治疗。尤其是在妊娠期的头 3 个月。

2. 在医生或药师的指导下使用药物治疗。应尽量使用已经明确对胚胎或胎儿无害的药物；谨慎对待新药，且尽可能低剂量、短期使用药物。最好选择单一用药，避免联合用药。如孕妇病情危重需要使用，则慎重权衡利弊后，方可考虑使用。

3. 月经过期应及早求诊，尽量避免因早孕反应而误用药物。妊娠中、晚期根据具体情况严格选用药物。

4. 用药必须注意孕周，严格掌握药物剂量、持续时间。坚持合理用药，病情控制后及时停药。

5. 孕期用药最好能监测血药浓度，调整剂量。

6. 禁止在孕期使用试验性用药，包括妊娠试验用药。

7. 妊娠期不推荐使用中药。因为中药对胚胎和胎儿生长发育的影响，目前尚无严格要求的实验研究和临床研究资料。

8. 仔细阅读药品说明书中孕期用药注意项。

五、哺乳期安全用药基本原则

药物必须经过血乳屏障才能从母体血液循环进入乳汁，其受母体血药浓度、药物的分子量、脂溶性、蛋白结合率、口服生物利用度、解离度以及乳血药物浓度比等多种因素影响。乳汁中的药量很少超过母体摄入量的 1% ~2%，此量一般不会给乳儿带来危险，但有可能造成一定危害。由于新生儿和婴幼儿各器官系统功能不健全，容易发生药物不良反应。因此，哺乳期用药安全不容忽视，应注意以下八项基本原则：

(1) 明确指征，权衡对母亲和乳儿的利弊。

(2) 在医师或药师指示下调整药物剂量和服药间隔，以降低乳汁中的药物浓度。

(3) 选择进入乳汁药物浓度最低，对乳儿影响最小的药物。

(4) 尽量使用短效、低剂量药物以减少蓄积，调整哺乳时间以避开药物的峰浓度。

(5) 必要时监测乳儿血药浓度。

(6) 尽量选择已经明确哺乳期药物危害的药物。

(7) 当乳母必须用药，但不能确定药物对新生儿是否安全时，可暂停哺乳。

(8) 仔细阅读药品说明书中药物对哺乳的影响。

第二节　孕妇用药分级

美国食品药品管理局（FDA）总结动物实验和临床用药经验，根据药物对妊娠期胎儿发育的影响程度,将药物分为A、B、C、D、X五级,为妊娠期安全用药提供参考。根据美国食品药品管理局(FDA)颁布的药物对胎儿的危险性而进行危害等级的分类标准如下:

A级:在有对照组的研究中,妊娠3个月的妇女未见到对胎儿危害的迹象(并且也没有对其后6个月的危害性的证据),可能对胎儿的影响甚微。

B级:在动物繁殖性研究中(并未进行孕妇的对照研究),未见到对胎儿的影响。在动物繁殖性研究中表现有不良反应,这些不良反应并未在妊娠3个月的妇女得到证实(也没有对其后6个月的危害性的证据)。

C级:动物的研究证明它有对胎儿的不良反应(致畸或杀死胚胎),但并未在对照组的妇女进行研究,或没有在妇女和动物并行地进行研究。本类药物只有在权衡了解对孕妇的好处大于对胎儿的危害之后,方可应用。

D级:有对胎儿的危害性的明确证据,尽管有危害性,但孕妇用药后有绝对的好处(例如孕妇受到死亡的威胁或患有严重的疾病,因此需用它,如应用其他药物虽然安全但无效)。

X级:动物或人的研究表明它可使胎儿异常。或根据经验认为在人,或在人及在动物,是有危害性的。在孕妇应用这类药物显然是无益的。本类药物禁用于妊娠或将妊娠的患者。

第三节　妊娠期及哺乳期禁用和慎用的药物

从妊娠3个月后至出生前,已经形成的胎儿器官继续迅速生长发育。妊娠期妇女用药后,如通过胎盘进入胎儿体内,可能影响胎儿组织器官的发育和功能。实验研究表明,胎儿在药效学方面,即胎儿对药物的反应,与新生儿或儿童并无差异,但在药物代谢动力学方面有其特点,因而容易受到药物的影响。下列药物应尽量避免或减少使用,以免畸胎的发生。

1. 抗微生物药:链霉素可引起先天性耳聋,骨骼发育畸形。四环素类引起胎儿牙齿变色,牙釉再生不良,抑制胎儿骨骼生长。氯霉素可致新生儿再生障碍性贫血或胎儿死亡。卡那霉素可致耳聋。呋喃妥因引起胎儿发生溶血性贫血。庆大霉素可造成胎儿耳损伤,甚至引起先天性肾血管畸形和多囊肾。磺胺类可致高胆红素血症。利福平可致胎儿畸形等。

2. 解热镇痛药:阿司匹林可致胎儿畸形;对乙酰氨基酸可引起胎儿肾损伤;吲哚美辛可引起唇裂、腭裂甚至导致婴儿死亡;哌替啶可致新生儿窒息;吗啡在分娩前一周服用,可致新生儿痉挛、兴奋。

3. 维生素类:指维生素A、维生素D、维生素K、维生素B_6等。大量服用维生素D可致胎儿高钙血症和智能发育迟缓;大量服用维生素K可引起胎儿高胆红素血症、核黄疸,大量服用维生素B_6可使新生儿产生维生素B_6依赖症、抽搐。

4. 镇静和抗精神药:苯巴比妥、苯妥英钠、地西泮、氯丙嗪、氟哌啶醇、氯氮䓬、丙咪嗪、氯丙咪嗪等。巴比妥类药会影响胎儿脑发育。

5. 激素类:乙烯雌酚、炔诺酮、甲睾酮、肾上腺皮质激素、口服避孕药等。乙炔诺酮可能使女胎男性化;泼尼松和可的松可致胎儿唇裂、腭裂;孕酮、睾丸酮可引起胎儿外生殖器畸形。

6. 降压利尿药:利血平、普萘洛尔、双氢克尿噻等。

7. 降血糖药:甲苯磺丁脲、氯磺丙脲等。甲苯磺丁脲可引起胎儿死亡。

8. 抗疟药:氯喹、奎宁等。

9. 抗组胺药:苯海拉明抑制新生儿呼吸,西咪替丁引起性功能异常。

10. 抗肿瘤药:环磷酰胺可使肢端缺陷、外鼻、腭畸形;甲氨蝶呤引起额骨发育不全、流产,出生后生长迟缓;丝裂霉素可致胎儿腭、骨、脑畸形。

第二章 产科常见疾病的合理用药

产科常见疾病的合理用药

一、妊娠高血压疾病概述

妊娠期高血压疾病包括妊娠期高血压、先兆子痫、子痫、妊娠合并慢性高血压以及慢性高血压并发先兆子痫。其中,妊娠期高血压、先兆子痫和子痫系妊娠诱发高血压,即过去所谓的"妊娠高血压综合征"。妊娠期高血压通常在妊娠20周以后发生,以高血压、蛋白尿和(或)水肿为主要表现的临床症候群,严重时可出现抽搐、昏迷,产后12周内症状全部消失。其病理基础为全身小动脉痉挛,导致外周循环阻力增加,引起动脉血压升高,严重时可造成各重要脏器的缺血缺氧,使之功能下降,表现为少尿、肝酶升高、抽搐昏迷和胎盘早剥等。妊娠高血压疾病是妊娠期特有的疾病,严重威胁母儿生命安全。

（一）分类

1. 妊娠期高血压

（1）Bp≥140/90mmHg（妊娠 20 周以后首次出现）。

（2）无蛋白尿。

（3）血压于产后 12 周恢复正常。

（4）只能在产后最后确诊。

（5）可有其他先兆子痫表现，如上腹不适或血小板减少症。

2. 先兆子痫

（1）轻度：①Bp≥140/90mmHg（妊娠 20 周以后首次出现）。②尿蛋白≥0. 3g/24h 或（+）。

（2）重度：①Bp≥160/110mmHg。②尿蛋白≥2. 0g/24h 或持续（++）以上。③血肌酐 >1. 2mg/dl 或较前升高。④血小板 <100000/mm^3，或出现微血管溶血性贫血（乳酸脱氢酶升高）。⑤肝酶显著升高。⑥持续性头痛或脑功能或视觉障碍。⑦持续性上腹不适。

3. 子痫：先兆子痫基础上发生抽搐。

4. 慢性高血压并发先兆子痫

（1）高血压孕妇妊娠 20 周前无蛋白尿，孕 20 周以后出现尿蛋白≥300mg/24h 或（+）。

（2）高血压孕妇妊娠 20 周前有蛋白尿，孕 20 周后尿蛋白突然增多或血压突然增高，或出现血小板 <100000/mm3。

5. 妊娠合并慢性高血压：妊娠前或妊娠 20 周前 Bp≥140/90mmHg，或妊娠 20 周后 Bp≥140/90mmHg，但持续至产后 12 周未恢复。

（1）病史：患者是否具有高危因素或临床症状。

（2）高血压：收缩压≥140mmHg 或舒张压≥90mmHg，间隔 6h 以上，血压升高 2 次。

（3）尿蛋白：24h 尿蛋白定量≥300mg 或至少相隔 6h 的 2 次随机尿液检查中尿蛋白定性为（+）。

（4）水肿：孕妇体重突然增加≥0. 9kg/周或 2. 7kg/月。

（5）辅助检查：血红蛋白浓度、血细胞比容、红细胞计数、血液黏稠度、凝血功能。

（6）肝肾功能、尿常规、尿比重、尿蛋白、心电图、眼底检查等、腹部 B 超。

（二）基本药物治疗

药物治疗妊娠高血压的治疗目标是使血压下降或接近正常范围。

1. 硫酸镁

【药理作用】硫酸镁注射后,镁离子能抑制中枢神经系统,减少神经肌肉接头乙酰胆碱的释放,并降低运动终板神经元对乙酰胆碱的敏感性,产生镇静、解除或降低横纹肌收缩作用,也能降低颅内压,对子痫有预防和治疗作用。本品尚可抑制子宫平滑肌细胞的动作电位,使宫缩频率减少,强度减弱,故可用于治疗早产。本品静脉注射起效快,作用持续约30min;肌内注射后约20min起效,作用持续3~4h,治疗先兆子痫和子痫的有效血镁浓度为2.5mmol/L,治疗早产的有效血镁浓度为2.1~2.9mmol/L,个体差异较大。肌内注射或静脉注射后主要经肾脏排泄,排泄速度与血镁浓度和肾小球滤过率有关,有相当大的比例在近端小管被重吸收。少量药物可分泌入乳汁。

【适应证】

(1)抗惊厥和肌肉痉挛作用,用于妊娠高血压综合征,治疗先兆子痫和子痫。

(2)用于低镁血症的预防及治疗,尤其是急性低镁血症伴肌肉痉挛、手足搐搦等症状。

【禁忌证】对本品过敏、严重心功能不全(心脏传导阻滞、心肌损害等)、严重肾功能不全者(肌酐清除率20mL/min)禁用。

【不良反应】静脉注射硫酸镁常引起潮热、出汗、口干等症状,快速静脉注射时可引起恶心、呕吐、心慌、头晕,个别出现眼球震颤,减慢注射速度症状可消失。静脉滴注过快也可引起血压下降,呼吸骤停。也有出现暂时性肌腱反射消失、心悸、胸闷的报道。部分孕妇用药后可出现肺水肿。

【注意事项】

(1)肾功能不全慎用本品注射液,低血压、呼吸衰竭者慎用;

(2)用药前后及用药中应注意检测:心电图、肾功能、血镁浓度、膝腱反射检查、测定呼吸频率、尿量,用药时应监测血压,孕妇用药后应检测胎儿心率。

【药物相互作用】

(1)本品不能与硫酸多黏菌素B、硫酸链霉素、葡萄糖酸盐、盐酸多巴酚丁胺、盐酸普鲁卡因、四环素、青霉素和乙氧萘青霉素配伍使用。

(3)保钾利尿药可增加血清、淋巴细胞和肌肉中的镁和钾,合用时易致高镁血症和高钾血症。

(4)与双氢吡啶类钙通道阻滞药(如硝苯地平)合用,可导致降压作用和神经肌肉阻滞效应增强。

(5)可加强氯氮䓬、氯丙嗪的中枢抑制作用。

(6)与氨基糖苷类抗生素(如庆大霉素)合用可增加神经肌肉阻滞作用。应避免两者合用;如必须应用,应考虑到其相互影响可能导致呼吸抑制,并备好人工呼吸设施。

(7)与土霉素、诺氟沙星等合用,可形成不吸收性复合物,降低后者的吸收水平,使后者血药浓度降低。

(8)可降低地高辛、异烟肼等药的作用。

(9)同时,静脉注射钙剂,可拮抗本品对抗抽搐的疗效。

(10)本品可降低缩宫素刺激子宫作用。

【用法和用量】

(1)轻度妊娠高血压综合征:以1.5~2g/h的速度静脉滴注,一日15g。

(2)中重度妊娠高血压综合征、先兆子痫、子痫:首次剂量为2.5~4g,以25%葡萄糖注射液20mL稀释,缓慢注入(不低于5min),极量为4g。以后用静脉滴注维持,滴速约为2g/h或0.03g/kg·h,一日总量不超过30g。用于先兆子痫和子痫,也可将1~2g硫酸镁配成10%~20%注射液,推注速度不超过0.15/min。

【制剂与规格】注射液:①10mL:1g;②20mL:2g;③10mL:2.5g。

2. 硝苯地平口见抗高血压药。

3. 酚妥拉明

【药理作用】本药为α肾上腺素受体阻滞药,对α^1和α^2受体均有作用,拮抗儿茶酚胺效应,用于诊治嗜铬细胞瘤,静脉注射能使血管舒张,血压下降,静脉和小静脉扩张明显,舒张小动脉使肺动脉压下降,外周血管阻力降低,使心排出量增加,改善休克状态时的内脏血液灌注,解除微循环障碍。

【适应证】预防和治疗嗜铬细胞瘤所致的高血压危象;治疗外周血管痉挛性疾病,如雷诺综合征、血栓闭塞性脉管炎及冻伤后遗症;用于感染中毒性休克;预防静脉或静脉外注射去甲肾上腺素后出现的皮肤坏死和腐烂。

【禁忌证】低血压、严重动脉硬化、心绞痛、心脏器质性损害、肝(肾)功能不全等患者禁用。

【不良反应】常见鼻塞、恶心、呕吐。静脉给药时有时可引起严重心动过速、心律失常、直立性低血压,因此,须缓慢注射或静脉滴注。

【注意事项】

(1)冠状动脉供血不足者、精神病患者、糖尿病患者慎用。

(2)老年人慎用;妊娠妇女只有在必须使用时方可在妊娠期使用;哺乳期妇女要选择停药或者暂停哺乳。

(3)酚妥拉明试验时,在给药前、静注给药后3min内每30秒,以后7min内每分钟测1次血压;或在肌内注射后30~40min内每5min测1次血压。

【药物相互作用】

(1)抗高血压药(利血平等)、镇静催眠药(苯巴比妥等)可加强本品的降压作用。

(2)抗组胺药与本品有协同作用。

(3)与纳洛酮合用,可及时改善呼吸衰竭导致的心脑功能低下,减少并发症,提高治愈率。

(4)与多巴胺合用治疗伴有强烈血管收缩的休克患者,可以提高疗效。

(5)东莨菪碱与本品有协同作用,合用时可增强α受体阻断作用。

(6)与胍乙啶合用,直立性低血压或心动过缓的发生率增高。

(7)与强心苷合用时,可使其毒性反应增强。

(8)普萘洛尔可阻滞本品降压和增加心率的效应。

(9)与拟交感胺类药合用,可使后者的周围血管收缩作用抵消或减弱。

【用法和用量】静脉注射或静脉滴注。血管痉挛性疾病:肌内或静脉注射,每次5～10mg,20～30min后可按需要重复给药。嗜铬细胞瘤手术:术前1～2h静脉注射5mg,术时静脉注射5mg或静脉滴注0.5～1mg/min,以防手术时出现高血压危象。防止皮肤坏死:在含去甲肾上腺素溶液每1000mL中加入本药10mg静脉滴注,可预防单用去甲肾上腺素静滴外溢导致的皮肤坏死。心力衰竭:静脉滴注0.17～0.4mg/min,减轻心脏负荷。

【制剂与规格】甲磺酸酚妥拉明注射液:①1mL:5mg;②1mL:10mg。

4. 硝普钠见抗高血压药。

5. 地西泮见镇静催眠药。

(三)临床案例分析

【案例】经产妇,35岁,因停经36+6周,发现血压高1月入院。平素月经规则,末次月经2009年6月6日,预产期2010年3月13日,停经40天。自测尿HCG阳性,B超示早期妊娠,孕早期无恶心、呕吐等早孕反应,妊娠4个月始感胎动,胎动正常活跃至今,妊娠1个月时阴道血性分泌物2～3天,自服保胎治疗好转(具体不详)。1个月前产检,发现血压高(141/97mmHg),尿蛋白(－),予以口服硝苯地平片10mg,一日3次。2010年2月19日再次产检,血压182/110mmHg,尿蛋白(＋＋＋)。患者既往体健,否认高血压、糖尿病等疾病史,立即收入院。入院查体:体温36.8℃,脉搏88次/分,呼吸20次/分,血压159/103mmHg,心肺听诊无异常。专科检查:腹部以椭圆形隆起,宫高40cm,腹围109cm,胎心音150次/分,律齐,规则,骨盆测量未见异常;内诊:宫颈管长2.0cm,质软,中位,宫口未开,水囊未及,羊水清亮,量少,头先露。B超:BPD:83cm,ROA,FL:63cm,胎盘I－II级,胎心见。尿常规示:尿蛋白(＋＋＋),NST评分9分。产妇入院后完善相关检查。如血常规:白细胞计数10.69＊109/L,BG:"B"型,乙肝表面抗体阳性(＋)。TP、HIV均无异常。2010年2月20日,患者诉感觉头痛,无腹痛,胎动正常。查体:体温36.8℃,脉搏82次/分,呼吸20次/分,血压154/103mmHg。

【诊断】妊娠高血压综合征。

【药物治疗】给予以下处理：继续口服硝苯地平片 10mg，1 日 3 次；20% 甘露醇 125mL 静脉点滴；25% 硫酸镁 20mL 加入 5% 葡萄糖 100mL 静脉点滴，30min 滴毕；25% 硫酸镁 60mL 加入 5% 葡萄糖 500mL 静脉点滴，每小时 1.5g(10h 滴毕)，观察血压及病情变化。2010 年 2 月 21 日，病人诉头痛症状已缓解。查体：体温 36.4℃，脉搏 92 次/分，呼吸 20 次/分，血压 134/83mmHg。于 2010 年 2 月 21 日在连硬外麻下行剖宫产术，于上午 10:28 手术娩出一男婴，体重 2.7kg，阿氏评分 9 分。术后进行子宫收缩、解痉、抗感染等处理。

【案例分析】子痫的治疗原则：解痉、降压、镇静、合理扩容，必要时利尿、密切监测母胎状态并适时终止妊娠。

二、产后出血

胎儿娩出后 24h 内阴道出血量超过 500mL，称为产后出血。多发生在产后 2h 内，其中以胎儿娩出后至胎盘娩出前出血量较多，是产妇死亡的主要原因之一。

产后出血的主要临床表现为产后阴道大量出血，在 24h 内流血量超过 500mL。产妇发生出血性休克，易发生感染。常见的原因有：宫缩乏力、胎盘因素、软产道损伤和凝血功能障碍。

宫缩乏力可以因为全身性疾病引起，包括肝肾疾病、心脏病、呼吸系统病症以及发热等。还可由于产科因素所致，如因宫缩乏力，产程延长，胎盘剥离延缓，出血多为间断性，血色暗红。

软产道损伤性出血常见于会阴组织弹性较差的产妇，急产或胎儿娩出过快也容易造成阴道壁或会阴组织的裂伤，巨大儿、阴道助产、产钳术也是软产道损伤的常见原因。胎儿娩出后即发生出血，多为持续性出血，血液颜色鲜红，可自凝，与宫缩无关。检查产道可发现损伤部位。

胎盘剥离不全或剥离后胎盘留置于宫腔，胎盘嵌顿于子宫下段，胎盘植入宫壁，这些都能影响子宫收缩，造成不同程度的出血。

凝血功能障碍也会导致产后出血。孕前或妊娠期已有易于出血倾向，例如妊娠期血小板减少，死胎或胎盘早剥所致凝血活酶释放，使纤维蛋白原过度消耗。胎儿娩出后子宫大量出血或少量持续不断出血，血液不凝。羊水栓塞和重度子痫前期都可分别激活外源性和内源性凝血系统，导致凝血物质大量消耗。

（一）诊断要点

1. 胎儿娩出后 24h 内失血量达到或超过 500mL，或者产后 2h 内阴道出血达到或超过 400mL。

2. 应仔细检查子宫收缩情况。软产道有无损伤，胎盘剥离是否完整，有无凝血功能障碍发生。检查凝血功能,包括纤维蛋白原、凝血酶原时间、部分凝血活酶时间,以及血红蛋白浓度和血小板数量。

(二)基本药物治疗

迅速寻找原因,针对原因对症处理,加强宫缩,积极抗休克治疗及预防感染。

1. 缩宫素

【药理作用】本品为多肽类激素子宫收缩药,能直接兴奋子宫平滑肌,加强子宫收缩力和收缩频率,其收缩强度取决于用药剂量及子宫所处的生理状态。小剂量缩宫素(2～5IU)加强子宫(特别是妊娠末期子宫)的节律性收缩,其收缩性质与正常分娩相似,使子宫底部产生节律性收缩,对子宫颈则产生松弛作用,可促使胎儿顺利娩出。大剂量缩宫素(5～10IU)使子宫产生持续强直性收缩,不利于胎儿娩出。肌肉注射后3～5min起效,作用持续30～60min;静脉滴注立即起效,15～60min内子宫收缩的频率与强度逐渐增加,然后稳定,于滴注完毕后20min其效应逐渐减退。半衰期为1～6min。

【适应证】用于引产、催产、产后及流产后因宫缩无力或缩复不良引起的子宫出血;了解胎盘储备功能(催产素激惹试验)。

【禁忌证】对本品过敏者,明显头盆不称及胎位异常者,脐带先露或脱垂者,严重的妊娠高血压综合征患者,出现胎儿窘迫者,宫缩过强者,产前出血(包括胎盘早剥)者,子宫收缩乏力长期用药无效者,产道受阻者,多胎妊娠者,子宫过大(包括羊水过多)者,骨盆狭窄或畸形者,完全性前置胎盘者,需要立即手术的产科急症患者。

【不良反应】偶有过敏、恶心、呕吐、室性期前收缩、心率增快或心律失常,大剂量可引起高血压或水滞留。

【注意事项】

(1)下列情况慎用:心脏病、临界性头盆不称、曾有宫腔内感染史、宫颈曾经手术治疗、宫颈癌、早产、胎头未衔接、超过35岁的孕妇、多胎经产妇,部分前置胎盘者、胎先露异常者。

(2)本品用于引产或催产时,应在医院监护条件下,稀释后静脉滴注给药,不可肌内注射。因肌内注射时用量难以调节,可造成子宫收缩过强及胎儿窘迫。必须严密监护,并遵照正确使用方法。

(3)遇子宫收缩乏力时,给药时间不宜超过6～8h。

(4)当出现宫缩过强或胎儿窘迫时必须立即停药。

(5)不能同时多途径给药及并用多种宫缩药,有引起子宫破裂和宫颈撕裂的危险。

【药物相互作用】

(1)与麦角制剂、麦角新碱合用时,不增加子宫收缩作用。

(2)与肾上腺素、硫喷妥钠、乙醚、氟烷、吗啡等同用时,会减弱子宫收缩作用。恩氟烷浓度大于1.5%、氟烷浓度大于1%吸入全麻时,子宫对本品的效应减弱。恩氟烷浓度大于3%可使本品的效应消失,并可导致子宫出血。

(3)环丙烷等碳氢化合物吸入全麻时,使用本品可导致产妇出现低血压、窦性心动过缓和房室节律失常。

【用法和用量】

(1)引产或催产:一次2.5~5IU,用氯化钠注射液稀释至每1mL中含有0.01IU。静脉滴注开始时每分钟不超过0.001~0.002IU,每15~30min增加0.001~0.002IU,直至宫缩与正常分娩时相似,最快每分钟不超过0.02IU,通常为每分钟0.002~0.005IU。

(2)产后出血:每分钟静脉滴注0.02~0.04IU,胎盘排出后可肌内注射5~10IU。

【制剂与规格】注射液:①0.5mL:2.5IU;②1mL:5IU;③1mL:10IU。

2. 麦角新碱

【药理作用】本品为子宫收缩药,直接作用于子宫平滑肌,作用强而持久。大剂量可使子宫肌强直收缩,能使胎盘种植处子宫肌内血管受到压迫而止血。肌注后吸收快而安全。肌内注射2~3min,宫缩开始,作用持续3h;静脉注射立即见效,作用持续约45min,节律性的收缩可持续达3h。本品在肝内代谢,经肾脏随尿液排出。

【适应证】用于预防和治疗产后或流产后由于子宫收缩无力,或缩复不良造成的子宫出血;也用于子宫复旧不全,加速子宫复原。

【禁忌证】禁用于催产及引产,胎盘未剥离娩出前禁用,否则可使胎盘嵌留宫腔内。

【不良反应】可能突然发生严重高血压,尤其在妊娠高血压综合征时或用过其他血管收缩药时要注意。在用氯丙嗪后,症状有所改善甚至消失。静脉给药时,可出现头痛、头晕、耳鸣、腹痛、恶心、呕吐、胸痛、心悸、呼吸困难、心率过缓,故不宜以静脉注射作为常规使用。

如使用不当,可能发生麦角样中毒,表现为持久腹泻,手足和下肢皮肤苍白、发冷,脉搏弱,持续呕吐,惊厥。

【注意事项】

(1)下列情况慎用:冠心病、血管痉挛、肝功能损害,严重的高血压、妊娠高血压综合征、低血钙、闭塞性周围血管病、肾功能损害、脓毒症患者。

(2)本品不得用量过大或延长用药时间,超量时可发生麦角样中毒及麦角性坏疽。

(3)本品能经乳汁排出,可使婴儿出现麦角样毒性反应,又可能抑制泌乳,哺乳期应用时应权衡利弊。

(4)麦角制剂间显示交叉过敏反应,患者不能耐受其他麦角制剂,同样也不能耐受本品。

【药物相互作用】

(1)本品与缩宫素和其他麦角制剂有协同作用,故不宜联用。

(2)本品不得与血管收缩药(包括局麻药中的肾上腺素)同用。

(3)本品不宜与升压药合用,否则会使血压升高,引起剧烈头痛,有出现严重高血压甚至脑血管破裂的危险。

(4)用药期间禁止吸烟过多,以免引起血管收缩或痉挛。

【用法和用量】肌内或静脉注射:1 次 0.2 ~0.5mg,必要时每隔 2 ~4h 重复给药,但最多限定 5 次。静脉注射时需稀释后缓慢注入,至少 1min。

【制剂与规格】注射液:①1mL∶0.2mg;②2mL∶0.5mg。

3. 垂体后叶素

【药理作用】本品含有催产素和加压素,小剂量可增强子宫的节律性收缩,大剂量能引起强直性收缩,使子宫肌层内血管受压迫而起止血作用,作用较麦角新碱快而维持时间短(约 0.5h),常与麦角合用(其作用可持续 1h 以上)。所含加压素有抗利尿和升压作用。肌内注射吸收良好,3 ~5min 开始起效,可维持 20 ~30min;静脉注射或静脉滴注起效更快,但维持时间很短。本品的半衰期为 20min,在肝和肾脏中被分解。

【适应证】产科催产、产后出血、产后子宫复原不全、肺出血、胃肠道出血。对尿崩症有减少排尿量的作用。

【禁忌证】对本品过敏者;妊娠高血压综合征、高血压、冠状动脉疾病、心力衰竭、肺源性心脏病患者;骨盆过窄、胎位不下、产道阻碍及剖宫产史的妊娠期妇女

【不良反应】可引起血压升高、尿量减少、尿急。如出现面色苍白、出汗、心悸、胸闷、腹痛、荨麻疹、支气管哮喘、过敏性休克等,应立即停药。

【注意事项】

(1)因对子宫颈有强烈的兴奋作用,还有升压作用,故不宜用于引产或催产。

(2)静脉滴注时应注意药物浓度及滴速,一般为每分钟 20 滴。滴速过快或静脉推注均易引起腹痛或腹泻。

(3)用于产后出血时,应在胎盘娩出后给药。

【药物相互作用】

(1)与麦角制剂合用,可延长本品的作用,增强子宫收缩作用。

(2)本药含有缩宫素,与肾上腺素、硫喷妥钠、乙醚、氟烷、吗啡等同用时,会减弱子宫收缩作用。

【用法和用量】

(1)催产:以 5 ~10IU 加入 5% 葡萄糖注射液 500mL 稀释后缓慢滴注,严密观察宫缩情况,并根据宫缩情况调整滴速。

(2)产后出血:必须在胎儿和胎盘均已娩出后再肌内注射 10IU。作预防性应用,

可在胎儿前肩娩出后即予10IU。一般一次静脉滴注5~10IU,加入5%葡萄糖注射液500mL内缓慢滴入,一次极量为20IU,一日给药次数酌情决定。

【制剂与规格】注射液:①1mL:5IU;②1mL:10IU。

第三章 妇科常见疾病的合理用药

第一节 妇科感染疾病合理用药

一、非特异性外阴炎

非特异性外阴炎指由非特异性细菌(如葡萄球菌、大肠埃希菌、链球菌、阴道嗜血杆菌、阴道棒状杆菌等)感染,或由粪便、尿液、阴道分泌物或其他物理、化学因素刺激下引起的外阴皮肤黏膜炎症。主要是由于外阴受到阴道炎、子宫颈炎的炎性白带和宫颈癌分泌物;月经血或产后恶露;糖尿病患者的糖尿;粪瘘、尿瘘患者的粪尿的长期刺激所致。其次,穿紧身化纤内裤、经期使用不适当卫生巾,局部透气性差,外阴皮肤经常湿润刺激引起感染而致外阴炎。

(一)诊断要点

1. 有糖尿病、尿瘘、粪瘘等病史。

2. 典型的外阴瘙痒、疼痛、灼热症状及外阴皮肤感染等表现。

3. 阴道分泌物查真菌、滴虫及衣原体等,查尿糖及血糖,以排除相关疾病。

4. 阴道分泌物镜检可找到一般病原菌,无滴虫、真菌。

(二)基本药物治疗

1. 对症处理,消除病因:保持外阴部的清洁、干燥、避免搔抓。不穿化纤材料的内裤,急性期应注意休息,禁止性生活。

2. 局部药物治疗:红霉素软膏一日2次涂于患处。

红霉素

【药理作用】属大环内酯类,本品系抑菌药,但在高浓度时对高度敏感的细菌也具杀菌作用。本品透过细菌细胞膜,与细菌核糖体50s亚基可逆性结合,阻断转肽作用和信使核糖核酸(t-RNA)的位移,使细菌蛋白质合成受到抑制,从而起抗菌作用。本品仅对分裂活跃的细菌有效。药物吸收后除脑脊液和脑组织外，广泛分布于各组织和体液中，可进入胎儿血循环和母乳中。本品在肝脏内代谢，主要从胆汁排出，并进行肠肝循环。半衰期为1.4～2h。

【适应证】常用于治疗革兰阳性菌（包括金黄色葡萄球菌、肺炎球菌和其他链球菌属）引起的各种感染，如扁桃体炎、肺炎、猩红热、丹毒和眼耳鼻喉科感染等，临床上常用红霉素作为青霉素过敏者的替代药物。对于军团菌肺炎和支原体肺炎，可作为首选药。

【禁忌证】对本品及其他大环内酯类药过敏者。

【不良反应】常见胃肠道反应。用药后出现腹泻、恶心、呕吐、食欲减退等症状，偶见乏力、黄疸及肝功能异常等肝毒性，可见药物热、皮疹、嗜酸性粒细胞增多等过敏反应。

【注意事项】

(1)下列患者慎用：肝、肾功能不全者，重症肌无力患者（可能加重症状）、哺乳期妇女。

(2)部分患者静脉给药后偶有静脉炎，滴注速度宜缓慢。

(3)本品为抑菌性药物，应按一定的时间间隔给药，以保持体内药物浓度，以利于作用发挥。

(4)本品在酸性输液中破坏降效，一般不应与低pH值的葡萄糖输液配伍。注射液配制应在5%～10%葡萄糖输液500mL中，添加维生素C注射液（抗坏血酸1g）或5%碳酸氢钠注射液0.5mL，使pH值升高到6左右，再加红霉素乳糖酸盐，则有助于稳定。

(5)本品（除酯化物外）宜空腹（餐前1h或餐后3～4h）服用，以获得较高血药浓度。口服时应整片吞服，以免使药物受胃酸破坏而发生降效。

【药物相互作用】

(1)与β－内酰胺药联用可使两者抗菌活性均降低。

(2)本品与氯霉素、林可霉素类药物有拮抗作用。

(3)可阻挠性激素的肠肝循环，与避孕药同服，使避孕药药效降低。

(4)可清除肠道中使地高辛灭活的菌群，因而导致地高辛肠肝循环，使地高辛血药浓度升高而发生毒性反应。与地高辛合用，需进行临床与心电图监测。

(5)红霉素为肝药酶抑制剂，如与卡马西丁、丙戊酸钠、氨茶碱、环孢素、洛伐他汀、咪达唑仑、三唑仑等药合用，可抑制后者的代谢，导致血药浓度升高，毒性增强。

(6)与华法林合用可增加出血的危险性。必须合用时，华法林的剂量宜适当调整。

(7)禁止与抗组胺药特非那定、阿司咪唑及促胃肠动力药西沙比利合用，可出现QT间期延长及严重心律失常。

【用法和用量】

(1)口服:推荐剂量为一次250mg,每6h1次;或一次500mg,每12h1次。最大剂量为一日4g。当一日剂量超过1g时,不建议一日2次的服用方法。

(2)静脉滴注:一日1~2g,分3~4次滴注。一日最高剂量不能超过4g。

【制剂与规格】

(1)红霉素肠溶片:①0.1g:10万IU;②0.125mg:12.5万IU;③0.25g:25万IU。

(2)注射用乳糖酸红霉素:①0.25g:25万IU;②0.3g:30万IU。

(3)红霉素软膏:1%。

二、滴虫性阴道炎

滴虫性阴道炎是阴道毛滴虫感染引起的阴道炎症,是妇科常见阴道炎之一,可由性交直接传染,也可经浴池、盆具、游泳池、衣物及污染的器械等间接传播。滴虫性阴道炎患者的阴道pH值升高,一般在5.0~6.5。

(一)诊断要点

1. 临床表现:有尿道炎病史,尿频、尿急、尿痛及排尿后尿道灼热感和疼痛。外阴痛痒,部位主要为阴道口及外阴,可伴外阴灼热、疼痛、性交痛等。阴道分泌物增多,呈稀薄脓性、黄绿色、泡沫状、有臭味。

2. 妇科检查:检查见阴道黏膜萎缩,皱襞消失,有充血红肿,常有散在红色斑点或呈草霉状,严重者也可形成溃疡。

3. 辅助检查:阴道分泌物悬滴检查或分泌物培养找到滴虫即可确诊。

(二)基本药物治疗

治疗首选全身用药,并且需同时治疗性伴侣。主要治疗药物为甲硝唑。

甲硝唑

【药理作用】本品为硝基咪唑衍生物,对大多数厌氧菌具有良好抗菌作用,抑制细菌脱氧核糖核酸的合成,干扰细菌的生长、繁殖,最终导致细菌死亡。本品对缺氧环境下生长的细胞和厌氧微生物有杀灭作用,其杀菌浓度稍高于抑菌浓度,有较强的杀灭滴虫的作用。

【适应证】治疗阴道毛滴虫感染的首选药物:厌氧菌引起的产后盆腔炎、败血症和骨髓炎等治疗;也可与抗菌药合用防止妇科手术、胃肠外科手术时的厌氧菌感染。用于治疗肠道和肠外阿米巴病(如阿米巴痢疾)、小袋虫病和皮肤利什曼病、麦地那龙线虫感染、贾第虫病等。

【禁忌证】对本品与其他咪唑类药物过敏或有过敏史者;活动性中枢神经疾病患者;血液病患者;孕妇及哺乳期妇女禁用。

【不良反应】常见胃肠道反应，包括恶心、呕吐、腹泻、腹部不适、腹部绞痛、食欲减退、味觉改变、口腔金属味等，通常不影响治疗；可有头痛、眩晕、晕厥，共济失调、失眠等神经系统症状；高剂量可引起癫痫发作及周围神经病变；部分患者可出现皮疹、瘙痒、荨麻疹等过敏症状。口腔局部用药时，引起的口干、口涩、上唇麻木等，停药后多可消失。

【注意事项】

(1)肝功能不全者慎用。

(2)本品与庆大霉素、氨苄西林属配伍禁忌(可有溶液混浊、变黄)。

(3)本品的代谢产物可使尿液呈深红色，应与血尿相鉴别。

(4)本品可干扰天门冬氨酸氨基转移酶、丙氨酸氨基转移酶、乳酸脱氢酶(LDH)、三酰甘油等检验结果，使其值降至零。

(5)本品在乳汁中的浓度与血药浓度相当，故哺乳期妇女禁用。疗程结束后24－48h方可重新哺乳。

(6)重复一个疗程之前，应检查白细胞计数及分类。

(7)念珠菌感染者应用本品，其症状会加重，需同时给予抗真菌治疗。

(8)厌氧菌感染合并肾衰竭者，给药间隔时间应由8h延长至12h。

【药物相互作用】

(1)与西咪替丁等抑制肝微粒体酶活性的药物同用，可减缓本品的代谢及排泄，延长本品的半衰期。

(2)抑制华法林和其他口服抗凝药的代谢，加强其作用，引起凝血酶原时间延长。

(3)甲氧氯普胺可减轻本品的胃肠道症状。

(4)与土霉素合用可干扰本品清除阴道滴虫的作用。

(5)与糖皮质激素合用，可加速甲硝唑从体内排泄，使血药浓度下降31%。

(6)苯妥英钠、苯巴比妥等肝药酶诱导剂，可加速本品代谢，使血药浓度下降。

(7)本品可引起体内乙醛蓄积，干扰乙醇的氧化过程，故治疗期间及停药后3日内，应避免接触含酒精饮品。

【用法和用量】

1. 口服：

(1)滴虫病：一次0.2g，一日4次，疗程7日。可同时使用栓剂。

(2)肠道阿米巴病：一次0.4g～0.6g，一日3次，疗程7日。

(3)肠道外阿米巴病：一次0.6g～0.8g，一日3次，疗程20日。

(4)贾第虫病：一次0.4g，一日3次，疗程5～10日。

(5)麦地那龙线虫病：一次0.2g，一日3次，疗程7日。

(6)小袋虫病：一次0.2g，一日2次，疗程5日。

(7)皮肤利什曼病:一次 0.2g,一日 4 次,疗程 10 日;间隔 10 日后重复一个疗程。

(8)厌氧菌感染:一次 0.5g,一日 3 次,疗程不低于 7 日;一日最大剂量不宜超过 4g。

(9)肠道感染:一次 0.5g,一日 3 次。

2. 静脉滴注　厌氧菌感染,首次剂量为 15mg/kg,继以 7.5mg/kg 维持,一次最大剂量不超过 1g,每 6 ~8h1 次,疗程不少于 7 日。

【制剂与规格】

(1)片剂:0.2g。

(2)注射液:①250mL:0.25g;②250mL:0.5g。

(3)栓剂:①0.5g;②1.0g。

(三)临床案例分析

【案例】已婚妇女,28 岁,因外阴瘙痒严重、阴道分泌物增多近 7 天,入院就诊。妇科检查:大阴唇皮肤有抓痕,外阴黏膜充血,阴道黏膜有散在出血点,分泌物呈凝乳状,伴有稀薄脓性、黄绿色、泡沫状、稍有臭味的白带。宫颈充血,子宫前倾,正常大小,活动良好,无明显压痛。双附件区未扪及明显包块或肿物。行阴道分泌物涂片检查可见滴虫。

【诊断】滴虫性阴道炎。

【药物治疗】首选甲硝唑。给予甲硝唑片,一次 0.2g,一日 4 次;同时,加用甲硝唑栓 0.5g,每晚一粒,连用 7 日。性伴侣同时治疗。

三、外阴阴道念珠菌病

外阴阴道念珠菌病是常见的外阴阴道炎症,80% ~90% 的病原体为白色念珠菌,10% ~20% 为光滑念珠菌、近平滑念珠菌、热带念珠菌等其他念珠菌。酸性环境适宜念珠菌的生长,有念珠菌感染的阴道 PH 多在 4.0 ~4.7,通常 <4.5。常见诱因有妊娠、糖尿病、大量应用免疫抑制药、长期服用雌激素或避孕药、长期应用广谱抗生素等。此外穿紧身化纤内裤、气候潮湿、过度冲洗阴道、经常使用卫生棉条、不良卫生习惯及肥胖等也可诱发。外阴阴道念珠菌病主要为内源性感染,部分患者可通过性交直接传染,或通过接触感染的衣物间接传染。

(一)诊断要点

1. 临床表现:外阴瘙痒、阴道灼痛,可伴有尿频、尿痛及性交痛。部分患者阴道分泌物增多。分泌物特征为白色稠厚呈凝乳或豆渣样。

2. 妇科检查:外阴局部水肿,可见红斑,常伴有抓痕,小阴唇内侧及阴道黏膜表面附有白色块状物或被凝乳状物覆盖,擦后露出红肿黏膜面,急性期可见糜烂及浅表溃疡。

3. 辅助检查:从分泌物中找到白色念珠菌的芽孢和假菌丝即可确诊。

(二)基本药物治疗

主要选择局部或全身应用抗真菌药。妊娠期以局部治疗为主,禁用口服唑类药,可选择制霉菌素栓剂、硝酸咪康唑栓剂等局部用药。治疗后应在月经前复查阴道分泌物。

1. 氟康唑

【药理作用】本品为三唑类抗真菌药,通过高度选择抑制真菌的细胞色素 P450,从而抑制真菌细胞膜麦角固醇的生物合成,损伤真菌细胞膜和改变其通透性,使细胞内重要物质漏失,从而抑制真菌生长或使真菌死亡。对新型隐球菌、白色念珠菌及其他念珠菌、黄曲菌、烟曲菌、皮炎芽生菌、粗球孢子菌、荚膜组织胞浆菌等有抗菌作用。本品口服吸收完全,空腹服用后约可吸收给药量的 90% ,1 ~2h 血药浓度达到峰值,

【适应证】治疗口咽部和食管感染,非侵入性肺及支气管感染,念珠菌尿症等黏膜念珠菌病;也用于治疗念珠菌败血症,播散性念珠菌病,以及其他非浅表性念珠菌感染,(包括腹膜、心内膜、肺部、尿路感染等),念珠菌外阴阴道炎。用于治疗脑膜炎以外的新型隐球菌病及两性霉素 B 联合氟胞嘧啶初治后的维持治疗。预防真菌感染的发生,常见于恶性肿瘤、免疫抑制、骨髓移植、接受细胞毒类药化疗或放疗的患者。

【禁忌证】对本品或其他咪唑类药物有过敏史者禁用。

【不良反应】常见胃肠道反应,表现为恶心、呕吐、腹痛或腹泻等。可见头痛、头昏神经系统症状,皮疹等过敏反应;偶可发生严重的剥脱性皮炎,渗出性多形性红斑。

【注意事项】

(1)肝、肾功能损害者慎用。

(2)由于本品主要自肾排出,因此,治疗中需定期检查肾功能。用于肾功能减退患者需减量。

(3)本品目前在免疫缺陷者中的长期预防用药,已导致念珠菌属等对氟康唑等咪唑类抗真菌药耐药性的增加。

(4)应定期检查肝功能。如出现持续异常,或肝毒性临床症状时均需立即停药。

(5)本品对胚胎的危害性尚未肯定,给孕妇用药前慎重考虑本品的利弊。哺乳期妇女慎用。

(6)本品应用疗程应视感染部位及个体治疗反应而定。一般治疗应持续至真菌感染的临床表现及实验室检查指标显示真菌感染消失为止。隐球菌脑膜炎或反复发作口咽部念珠菌病的艾滋病患者,需用本品长期维持治疗,以防止复发。

【药物相互作用】

(1)与氢氯噻嗪合用,可升高本品的血药浓度。

(2)与甲苯磺丁脲、氯磺丁脲和格列吡嗪等磺酰脲类降糖药合用,可使降糖药的血药浓度升高,从而发生低血糖症,故两者联用时,需监测血糖,并减少降糖药的剂量。

(3)大剂量与环孢素合用,可使后者的血药浓度升高,增加致毒性反应发生的危险性,故两者联用时应谨慎。

(4)与炔雌醇或炔诺酮等口服避孕药合用,可使这些药的血药浓度总平均值升高。

(5)与华法林及双香豆素类抗凝药合用,可增强后者的抗凝作用,延长凝血时间。

(6)与肝毒性药合用,可使肝毒性的发生率增加。

(7)与异烟肼和利福平合用,可使本品的血药浓度降低,并可导致治疗失败或感染复发,故与这些药联用应谨慎。

【用法和用量】口服。

(1)播散性念珠菌病:常用剂量为第 1 日 400mg,以后一日 200mg,一日 1 次,连用 4 周,症状缓解后至少持续 2 周。根据临床症状,可将日剂量增至 400mg。

(2)口咽部念珠菌病:首剂量 200mg,以后一次 100mg,一日 1 次,疗程至少 2 周。

(3)食管念珠菌病:首剂量 200mg,以后一次 100mg,一日 1 次,持续至少 3 周,症状缓解后至少持续 2 周。根据疗效情况,可将剂量增至一次 400mg,一日 1 次。

(4)阴道念珠菌病:单剂 150mg。严重的阴道念珠菌病 72h 后可再服一次。

(5)预防念珠菌病:有预防用药指征者,一次 200 ~ 400mg,一日 1 次。

【制剂与规格】片剂(胶囊):①50mg;②100mg;③150mg;④200mg。

2. 制霉素

【药理作用】本品为多烯类抗真菌药,具有广谱抗真菌作用。可与真菌细胞膜上的麦角固醇结合,使细胞膜的通透性发生改变,导致重要的细胞内物质外漏,从而发挥抗真菌作用。对念珠菌属的抗菌活性强,新型隐球菌、曲霉菌、毛癣菌、球孢子菌、荚膜组织胞浆菌、皮炎芽生菌、皮肤癣菌等对本品敏感。本品对治疗全身真菌感染无效。

【适应证】治疗口腔、消化道、阴道和体表的真菌或滴虫感染。

【禁忌证】对本品过敏的患者禁用,5 岁以下儿童不推荐使用。

【不良反应】口服较大剂量可出现胃肠道反应,如腹泻、恶心、呕吐、上腹疼痛等;减量或停药后症状可迅速消失。外用偶可引起刺激。阴道给药偶有白带增多。

【注意事项】本品对深部霉菌病无效,阴道和体表感染时使用方有效。孕妇及哺乳期妇女慎用。

【用法和用量】

(1)口服:1 次 50 万 ~ 100 万 IU,1 日 3 ~ 4 次,连用 7 ~ 10 天。

(2)处用:局部用栓剂、软膏。

【制剂与规格】制霉素片:①10 万 IU;②25 万 IU;③50 万 IU。

3. 咪康唑

【药理作用】本品为广谱抗真菌药。其作用机制是抑制真菌细胞膜麦角固醇的生物合成，以及影响其代谢过程，对皮肤癣菌、念珠菌等有抗菌作用，对某些革兰阳性球菌也有一定疗效。

【适应证】用于念珠菌属所引起的腹膜炎、肺炎等严重感染；可治疗深部真菌病；对五官、阴道、皮肤等部位的真菌感染也有效。

【禁忌证】对本品过敏者。

【不良反应】偶见水疱、烧灼感、充血、瘙痒或其他皮肤刺激症状。少数患者可发生皮疹、荨麻疹等过敏反应。

【注意事项】

(1)避免接触眼睛和其他黏膜。

(2)妊娠及哺乳期妇女、有心律失常者、过敏体质者慎用。

(3)治疗念珠菌病，应避免密封包扎，否则可促使致病菌生长。

【药物相互作用】如正在使用其他药品，使用本品前请咨询医师或药师。

【用法和用量】

(1)皮肤感染：外用，涂搽于洗净的患处，早晚 1 次，症状消失后(通常需 2－5 周)应继续用药 10 日，以防复发。

(2)指(趾)甲感染：尽量剪尽患甲，将本品涂擦于患处，一日 1 次，患甲松动后(约需 2～3 周)应继续用药至新甲开始生长，确见疗效一般需 7 个月左右。

【制剂与规格】硝酸咪康唑乳膏：20g∶0.4g(2%)。

四、急性子宫颈炎

子宫颈炎是最常见的妇科炎症疾病，有急性与慢性之分，尤以慢性子宫颈炎多见。急性宫颈炎多发生于感染性流产、产褥感染、淋病、分娩或手术损伤宫颈、阴道异物并发感染，炎性部位在子宫颈外口周围及子宫颈管。其主要致病菌为淋病奈瑟菌及沙眼衣原体，也可由葡萄球菌、链球菌、肠球菌引起。常见的急性宫颈炎是前者所致。其临床特点是子宫颈管或宫颈管棉拭子标本上肉眼见到脓性或黏液脓性分泌物，用棉拭子擦拭宫颈管时，容易诱发宫颈管内出血。

(一)诊断要点

1. 有产褥感染、流产后感染或阴道内异物残留病史，淋菌性宫颈炎。

2. 阴道分泌物增多，可呈黏液脓性或血性分泌物，常伴有外阴瘙痒及灼热感；伴有腰酸及下腹坠痛；有下泌尿道症状，如尿急、尿频、尿痛。

3. 妇科检查见宫颈充血、水肿、黏膜外翻，有脓性分泌物从宫颈管流出，宫颈触痛，质脆，触之易出血。

4. 若为淋病奈瑟菌感染，因尿道旁腺、前庭大腺受累，可见尿道口、阴道口黏膜充血、水肿以及多量脓性分泌物。

5. 擦去宫颈表面分泌物后，用小棉拭子插入宫颈管内、取出，肉眼看到白色棉拭子上有黄色黏液脓性分泌物。

6. 将宫颈管分泌物涂片作革兰染色，光镜下平均每个视野有 10 个以上多形核白细胞。

（二）基本药物治疗

主要针对病原体进行治疗。单纯急性淋菌性宫颈炎常用的药物有第三代头孢菌素、喹诺酮类。衣原体感染常用的药物有红霉素类及喹诺酮类。

1. 头孢曲松

【药理作用】本品为半合成的第三代注射用。头孢菌素，通过影响细菌细胞壁的生物合成，导致细菌细胞溶菌死亡，从而起到抗菌作用。本品对革兰阳性菌有中度的抗菌作用，对革兰氏阴性杆菌特别是肠杆菌属有强大抗菌活性，主要敏感菌有金黄色葡萄球菌、链球菌属、肺炎链球菌、嗜血杆菌属、奈瑟菌属、大肠杆菌、肺炎克雷伯杆菌、沙雷杆菌、各型变形杆菌、枸橼酸杆菌、伤寒杆菌、痢疾杆菌、消化球菌、消化链球菌、梭状芽孢杆菌、铜绿假单胞菌等。产酶金黄色葡萄球菌，耐氨苄青霉素的流感嗜血杆菌，耐第一代头孢菌素和庆大霉素的一些革兰阴性菌常对本品敏感。粪链球菌和耐甲氧西林的葡萄球菌对本品均耐药。

【适应证】用于敏感菌所致的肺炎、支气管炎、腹膜炎、胸膜炎，以及皮肤和软组织、尿路、胆道、骨及关节、五官、创面等部位的感染，还用于败血症和脑膜炎。

【禁忌证】对本品或其他头孢菌素类药过敏者。有青霉素过敏性休克或即刻反应者不宜使用。

【不良反应】可见恶心、呕吐、腹胀、腹痛、味觉障碍等胃肠道症状，罕见假膜性肠炎；可见头痛、眩晕等中枢神经系统症状；多见皮疹、荨麻疹、瘙痒、红斑、药物热、支气管痉挛等过敏反应。少见血尿素氮和肌酸酐暂时性升高。偶见一过性肝功能异常，白细胞减少、血小板减少、溶血性贫血等血液学改变。

【注意事项】

(1) 不宜将本品与含钙药物（或含钙溶液）混合或同时使用，即使是在不同部位使用，不同给药方式；且在使用本品 48h 内不宜使用含钙药物。

(2) 对青霉素类药过敏或过敏性体质者，肝肾功能不全者，胆道阻塞者，有胃肠道疾病史者，特别是溃疡性结肠炎、克罗恩病或假膜性结肠炎患者慎用。

(3) 长期使用可致二重感染，如念珠菌病、假膜性肠炎等疾病。

【药物相互作用】

(1)与氨基糖苷类药合用,有协同抗菌作用;但合用时可能加重肾损害。

(2)丙磺舒不影响本品的清除。

(3)本品可影响乙醇代谢,使血中乙酰醛浓度上升,出现双硫仑样反应。

(4)由于可能会产生药物间的不相溶性,故不能将本品与其他药物混合使用,需联合用药时应分开使用。已明确与本品呈配伍禁忌的药物包括:氨基糖苷类药、红霉素、四环素、两性霉素 B、万古霉素、氨苯蝶啶、血管活性药(间羟胺、去甲肾上腺素等)、苯妥英钠、氯丙嗪、异丙嗪、维生素 B 族、维生素 C 等。

【用法和用量】肌内注射、静脉注射或静脉滴注。一般感染:每日 1g,一次肌内注射或静脉注射。严重感染:每日 2g,分 2 次给予。脑膜炎可按一日 100mg/kg(但总量不超过 4g),分 2 次给予。淋病单次用药 250mg。肌内注射:将一次药量溶于适量 0.5% 盐酸利多卡因注射液,作深部肌内注射;静脉注射,按 1g 药物用 10mL 灭菌注射用水溶解,缓缓注入,历时 2 ~ 4min;静脉滴注:一次量 1g 或一日量 2g,溶于氯化钠注射液或 5% ~ 10% 葡萄糖注射液 50 ~ 100mL 中,于 0.5 ~ 1h 内滴入。

【制剂与规格】注射用头孢曲松钠:①0.5g;②1.0g;③1.5g;④2.0g。

2. 环丙沙星

【药理作用】本品为第三代喹诺酮类抗菌药物,具有广谱抗菌作用,通过作用于细菌 DNA 旋转酶的 A 亚单位,抑制细菌 DNA 的合成及复制而起杀菌作用。对革兰阴性杆菌有良好的体外抗菌活性;对铜绿假单胞菌、肠球菌、肺炎链球菌、葡萄球菌、军团菌、淋病奈瑟菌及流感杆菌的抗菌活性,不低于其他同类药物;对耐 β - 内酰胺类或耐庆大霉素的病菌也常有效。

【适应证】适用于敏感菌所致的呼吸道、尿道、消化道、胆道、皮肤和软组织、盆腔、眼、耳、鼻、咽喉等部位的感染。

【禁忌证】对氟喹诺酮类药物过敏者、孕妇、哺乳期妇女、18 岁以下患者禁用。

【不良反应】较常见胃肠道反应,表现为腹部不适或疼痛、腹泻、恶心、呕吐、消化不良;也可发生假膜性肠炎,引起长期腹泻。可有皮疹、皮肤瘙痒、荨麻疹、药物热等过敏反应。少数患者可有血尿素氮、肌酸酐增高。偶可出现血尿、发热、皮疹等间质性肾炎表现。可见头昏、头痛、嗜睡、颅内压升高、共济失调、烦躁不安等精神神经系统症状。大剂量用药可致结晶尿。

【注意事项】

(1)患中枢神经系统疾病者(如癫痫、脑动脉硬化)、肝肾功能不全者、葡萄糖 - 6 - 磷酸脱氢酶缺乏症患者慎用。

(2)严重抑制茶碱的正常代谢,联合应用可引起茶碱的严重不良反应,应监测茶碱的血药浓度。对咖啡因、可能对华法林也有同样影响,应予注意。

(3)可与食物同服,但抗酸药抑制本品吸收,应避免同服。

(4)本品注射剂仅用于缓慢静脉滴注,每200mg静滴时间不得少于30min。

(5)服用本品期间应避免过度暴露于阳光下,出现光敏反应或其他过敏反应,应立即停药。

(6)大剂量应用时,宜多饮水,保持24h尿量在1200mL以上。

【药物相互作用】

(1)丙磺舒可减少本品自肾小管分泌,使其血药浓度及毒性均增加。

(2)甲氧氟普胺可加速本品的吸收,但不影响生物利用度。

(3)可增强华法林的抗凝作用。

(4)可使茶碱类药的肝脏清除明显减少,消除半衰期延长,血药浓度升高,出现茶碱中毒的有关症状。

(5)含铝、镁的药物可减少本品的口服吸收,应避免同用,不能避免时应在服本品前2h或服本品后6h服用。

(6)食物可使本品吸收延迟,但总吸收量未减少。

【用法和用量】

(1)口服:一次250mg,一日2次。重症者可加倍,但一日最高量不可超过1500mg。肾功能不良者(肌酐清除率低于30mL/min)应减少服用量。

(2)静脉滴注:一次100~200mg,一日2次,预先用氯化钠注射液或葡萄糖注射液稀释,滴注时间不少于30min。

【制剂与规格】

(1)盐酸环丙沙星片(胶囊):①0.1g;②0.2g;③0.25g;④0.5g

(2)乳酸环丙沙星注射液:①100mL:0.1g;②100mL:0.2g;③250mL:0.5g。

3. 左氧氟沙星

【药理作用】本品通过作用于细菌DNA旋转酶A亚单位,抑制细菌DNA合成和复制而杀菌。对葡萄球菌和链球菌的抗菌活性是环丙沙星的2~4倍,对厌氧菌的抗菌活性为环丙沙星的4倍,对肠杆菌的抗药活性与环丙沙星相当。对葡萄球菌、肺炎链球菌、化脓性和溶血性链球菌等革兰阳性菌,大肠埃希菌、克雷伯菌属、沙雷菌属、变形杆菌属、志贺菌属、沙门菌属、铜绿假单胞菌、淋病奈瑟菌等革兰阴性菌有较强的抗菌作用。对厌氧菌和肠球菌的作用较差。

【适应证】主要用于敏感菌所致的呼吸道、消化道、泌尿道、胆道、咽喉、皮肤及软组织,骨、关节、盆腔、眼、耳等部位的感染。

【禁忌证】对喹诺酮类药过敏者、孕妇、哺乳期妇女、癫痫病史者、18岁以下患者不宜使用。

【不良反应】可有食欲减退、恶心、呕吐、腹部不适、腹痛、腹胀、腹泻、味觉异常、假膜性肠炎等胃肠道反应；可见血管神经性水肿、气道阻塞、呼吸困难、荨麻疹等过敏反应；可见横纹肌溶解症、跟腱炎或跟腱断裂；光敏反应较少见。

【注意事项】

(1)肝、肾功能受损者、有中枢神经系统疾病史者、高龄患者均应慎用。

(2)本品不宜与其他药物同瓶混合静滴，也不宜与其他药物使用同一根静脉输液管进行静滴。

(3)静脉滴注每 100mL 不得少于 60min，过快易引起静脉刺激症状或中枢系统反应。

(4)避免过度阳光曝晒或接触人工紫外线。

【药物相互作用】

(1)丙磺舒和西咪替丁对本品吸收过程无明显影响。

(2)可增强华法林及其衍生物的抗凝作用。

(3)本品可干扰咖啡因的代谢，导致咖啡因消除减少，半衰期延长，并可能产生中枢神经系统毒性。

(4)可使茶碱类药的肝脏清除明显减少，消除半衰期延长，血药浓度升高，出现茶碱中毒的有关症状。

(5)本品可与多价金属离子螯合而减少本品吸收，故不宜与含铝、镁药物及钙、铁、锌合用。

【用法和用量】

(1)口服：每次 100mg，每日 2 次。根据感染严重程度可增量，最多每次 200mg，每日 3 次。

(2)静脉滴注：每次 100mg～200 mg，每日 2 次。严重感染每次 300mg，每日 2 次；或每日 1 次 500mg。

【制剂与规格】

(1)片剂：①100mg；②200mg；③500mg。

(2)注射液：①100mL∶200mg；②100mL∶300mg；③250mL∶500mg。

(三)临床案例分析

【案例】已婚妇女，30 岁，因阴道分泌物增多、外阴烧灼感 1 天，入院就诊。生命体征平稳，心肺未见异常，腹平软。妇科检查：阴道少量脓性分泌物从宫颈管流出，宫颈充血，水肿，宫颈无举痛，子宫前倾，宫体大小正常、无压痛，双附件无压痛。行阴道分泌物涂片检查示：白细胞(++)、球菌(++)。

【诊断】急性宫颈炎

【药物治疗】主要为抗生素治疗，针对病原体选药。因考虑该患者曾有头孢菌素类过敏史,故给予左氧氟沙星片300mg,口服,每日2次,连用7天。

五、急性盆腔炎

急性盆腔炎是指子宫内膜、子宫肌层、输卵管、卵巢、子宫旁组织、盆腔腹膜等部位的急性炎症。急性盆腔炎绝大部分由阴道和宫颈的细菌经生殖道黏膜或淋巴系统上行感染而引起,少数是邻近脏器炎症(如阑尾炎)蔓延及血液传播所致。常见的病原体主要有链球菌、葡萄球菌、大肠埃希菌、厌氧菌、淋球菌、绿脓杆菌、结核杆菌以及衣原体、支原体等。

(一)诊断要点

1. 临床表现:一般为下腹痛,弥漫性腹膜炎为全腹痛,严重者出现高热,伴畏寒、寒战、头痛、食欲缺乏。阴道分泌物增多,脓性或脓血性白带,月经期患者可出现经量增多、经期延长。伴有膀胱和直肠刺激症状,如排尿困难、尿急、尿频和里急后重、排便困难。可出现恶心、呕吐、腹胀、腹泻等消化系统症状。

2. 妇科检查:阴道可有充血,宫颈剧痛,宫颈口可有脓性分泌物流出;子宫稍大,有压痛,附件增厚,压痛明显,可扪及包块。宫骶韧带增粗、触痛;若有脓肿形成且位置较低,可扪及穹隆有肿块且有波动感。

3. 辅助检查

(1)白细胞及中性粒细胞升高,血沉增快,C反应蛋白增高。

(2)后穹隆穿刺抽出脓液有助于盆腔炎的诊断。

(3)B超可发现输卵管、卵巢脓肿,盆腔积脓。

(4)腹腔镜可见输卵管表面充血、管壁水肿,伞部或浆膜面有脓性渗出物。取分泌物做病原体培养和药敏最准确。

4. 诊断标准:需同时具备三项必备条件,即下腹压痛、附件压痛和宫颈剧痛或摇摆痛。下列附加条件可增加诊断的特异性,包括:体温 $>38℃$,血 $WBC>10\times10^9/L$,宫颈分泌物涂片或培养见淋球菌或沙眼衣原体阳性,后穹隆穿刺抽出脓液,双合诊或B超发现盆腔脓肿或炎性包块。需与急性阑尾炎、输卵管妊娠流产或破裂、卵巢囊肿蒂扭转或破裂相鉴别。

(二)基本药物治疗

急性盆腔炎多为需氧菌、厌氧菌及衣原体的混合感染,主要采用抗菌药物治疗,多联合选用对需氧菌、厌氧菌、革兰阳性菌和革兰阴性菌敏感药物。初始治疗时宜静脉给药,病情好转后可改为口服。常用基本药物有阿莫西林、头孢曲松钠、左氧氟沙星片、环丙沙星、甲硝唑。氨基糖苷类用药疗程3~5天,头孢菌素类、喹诺酮类用药疗程5~7天,甲硝唑用药疗程7天。部分抗菌药物应用参见以上相关信息。

阿莫西林

【药理作用】本品通过与细菌青霉素结合蛋白结合，干扰细菌细胞壁的合成而起抗菌作用，对肺炎链球菌、溶血性链球菌等链球菌属，不产青霉素酶葡萄球菌、粪肠球菌等需氧革兰阳性球菌，大肠埃希菌、奇异变形杆菌、沙门菌属、流感嗜血杆菌、脑膜炎奈瑟菌、淋病奈瑟菌等需氧革兰阴性菌的不产β-内酰胺酶菌株及幽门螺杆菌具有良好的抗菌活性；对某些大肠埃希菌、军团菌和胎儿弯曲杆菌有一定的抗菌活性。本品和氨苄西林有完全的交叉耐药性。

【适应证】用于敏感菌所致的呼吸道、尿路和胆道感染以及伤寒。

【禁忌证】对本品或其他青霉素类过敏者禁用，传染性单核细胞增多症、巨细胞病毒感染、淋巴细胞白血病、淋巴瘤等患者避免使用。

【不良反应】常见恶心、呕吐、腹泻等胃肠道症状，偶见假膜性肠炎。可见皮疹、药物热等过敏反应症状，少见血清丙氨酸氨基转移酶或天门冬氨酸氨基转移酶轻度升高。长期、大剂量用药可致菌群失调，出现由念珠菌或耐药菌引起的二重感染。

【注意事项】食物可延迟本品的吸收，但不能显著降低药物吸收的总量。

【药物相互作用】

(1)与丙磺舒、阿司匹林、吲哚美辛、保泰松、磺胺合用，可使本品经肾小管的排泄减少，半衰期延长，血药浓度增高。

(2)与避孕药合用，降低口服避孕药的药效。

(3)与甲氨蝶呤合用，可使其肾清除率降低，从而增加甲氨蝶呤毒性。

(4)与别嘌呤类尿酸合成抑制药合用，可增加本品发生皮肤不良反应的危险性。

【用法和用量】口服：一次0.5~1g，每6~8h1次，一日剂量不超过4g。静脉滴注：一次0.5~1g，每6~8h1次，肾功能严重不足者应延长用药间隔时间；肾小球滤过率为10~15mL/min者，8~12h给药1次；<10mL/min者，12~16h给药1次

【制剂与规格】片剂(胶囊)：①0.125g；②0.25g；③0.5g。

第二节 避孕药物

生殖是一个复杂的生理过程，包括精子和卵子的形成、成熟、排放、受精、着床及胚胎发育等多个环节，阻断其中任何一个环节均可达到避孕或终止妊娠的目的。避孕药是当前避孕方法中一种安全、有效的理想避孕方法。本类药物多为不同类型的雌激素和孕激素配合组成的复方制剂。

一、口服避孕药

【药理作用】通过抑制排卵，改变宫颈黏液性状，宫颈黏液受孕激素影响，量变少而黏稠度增加，拉丝度减少，不利于精子穿透；改变子宫内膜形态与功能，避孕药中孕激素成分干扰了雌激素效应，子宫内膜增殖变化受抑制，又因孕激素作用使腺体及间质提早发生类分泌期变化，形成子宫内膜分泌不良，不适于受精卵着床。

【禁用与慎用】急、慢性肝炎或肾炎，血液病或血栓性疾病，内分泌疾病如糖尿病需用胰岛素控制，甲状腺功能亢进，恶性肿瘤，癌前病变，子宫或乳房肿块患者禁用。产后未满半年或月经未来潮者禁用。哺乳期妇不宜服用，严重心血管疾病患者不宜服用。月经稀少或年龄 >45 岁者，年龄 >35 岁的吸烟妇女不宜长期服用，以免卵巢功能早衰。精神病生活不能自理者慎用。

【不良反应】可引起恶心、呕吐、乏力、头晕等不适症状。可出现月经改变，如经期延长或缩短，不规则阴道出血、闭经。少数妇女面部皮肤出现淡褐色的色素沉着。

【注意事项】用药的时间应相同，以免血药浓度波动大，影响避孕效果。

【药物相互作用】卡马西平、苯巴比妥、苯妥英钠、利福平等诱导肝微粒体酶的药物可降低避孕药效。

【用法和用量】

1. 复方醋酸环丙孕酮片

用法：从月经周期第5日开始服药，一日1片，连服21日。停药7天后开始下一盒药，其间通常发生撤退性出血。通常在该周期最后一片药服完后2～3天开始出血，而在开始下一盒药时出血尚未结束。

2. 复方左炔诺孕酮片

用法：口服。从每次月经来潮的第5日开始服药，一日1片，连服22日，不能间断或遗漏。服完后等下次月经来潮的第5日，再继续服药。

3. 复方炔诺酮片

用法：自月经周期第5日开始，每晚1片，连服22日，不能间断，若漏服可于次晨补服1片。服完于月经周期第5天开始服下一盒药。

4. 左炔诺孕酮炔雌醇(三相)片

用法：口服。首次服药从月经的第3日开始，每晚1片，连续21日。先服黄色片6日，继服白色片5日，最后服棕色片10日。以后各服药周期均于停药第8日按上述顺序重复服用，不得漏服。

5. 复方醋酸甲地孕酮片

用法:口服。于每次月经第 5 天开始,一日 1 片,连服 22 日。停药后 3 ~ 7 天内行经,于行经的第 5 天再服下一周期的药。产后或流产后应在月经来潮后再服。

6. 左炔诺孕酮片

用法:在同居前两天开始服药,每晚 1 片,连服 10 ~ 15 天不能间断。同居超过半个月应接服复方短效口服避孕药。

7. 醋酸甲地孕酮片

用法:口服。于每次月经第 5 天开始,一日 1 片,连服 22 日。停药后 3 ~ 7 内行经,于行经的第 5 天再服下一周期的药。产后或流产后应在月经来潮后再服。

二、注射用避孕药

1. 复方甲地孕酮注射液

用法:第一个月于月经周期第 5 日和第 12 日各肌注 1mL,以后在每次月经周期第 10 ~ 12 日肌注 1mL。

2. 复方庚酸炔诺酮注射液

用法:第一个月于月经周期第 5 日和第 12 日各肌注 1mL,以后在每次月经周期第 10 ~ 12 日肌注 1mL。

三、外用避孕药

壬苯醇醚

【药理作用】本品为非离子表面活性剂,是一种普遍使用的外用杀精子药。主要通过破坏精子细胞膜、降低精子脂膜表面张力、改变精子渗透压,使精子内细胞器暴露或外溢,从而杀死精子或使精子失去活力,以此达到避孕的目的。

【禁忌证】对本品过敏者,可疑生殖道恶性肿瘤者,有不规则阴道出血者,阴道有炎症、子宫脱垂或阴道壁松弛及怀疑妊娠者均不宜使用。

【不良反应】偶见过敏反应,包括女性外阴、阴道及男性阴茎瘙痒、疼痛、充血、水肿,少数使用者局部有轻度刺激症状,出现阴道分泌物增多及烧灼感。

【注意事项】房事 6 ~ 8h 内不要冲洗阴道。

【用法和用量】

1. 壬苯醇醚栓:阴道内给药,一次 1 粒,于房事前 5min 放入阴道深处。

2. 壬苯醇醚凝胶:每次房事前使用。取一支,拔下塑料套,将该套插入药管尾部,再将药管前端插入阴道深处,推动活塞至顶端,使药物完全进入阴道。

3. 壬苯醇醚膜:阴道内给药。于房事前 10min,取药膜一张,对折二次或揉成松软小团,以食指(或中指)将其推入阴道深处,10min 后可行房事。最大用量每次不超过 2 张。

【制剂与规格】

(1)壬苯醇醚栓:100mg。

(2)壬苯醇醚凝胶:40 mg。

(3)壬苯醇醚膜:50 mg。

附 录

附录一 重性精神疾病患者防治和管理基本知识

一、国家基本公共卫生政策简介

2009年5月26日，中共中央、国务院下发了《关于深化医药卫生体制改革的意见》（中发〔2009〕6号）文件，提出在2009~2011年重点抓好五项改革：

1. 加快推进基本医疗保障制度建设；
2. 初步建立国家基本药物制度；
3. 健全基层医疗卫生服务体系；
4. 促进基本公共卫生服务逐步均等化；
5. 推进公立医院改革试点。

首次将全方位的公共卫生提到卫生体制改革的议事日程。实施国家基本公共卫生服务项目是促进基本公共卫生服务逐步均等化的重要内容，也是我国公共卫生制度建设的重要组成部分。

2009年国家卫生部编制了《国家基本公共卫生服务规范（2009版）》，共有九大服务项目。2011年又重新修订和完善，形成了《国家基本公共卫生服务规范（2011版）》，包括十二项服务内容：

1. 城乡居民健康档案管理；
2. 健康教育服务；
3. 预防接种服务；
4. 0~6岁儿童健康管理服务（0~36月儿童健康管理服务）；
5. 孕产妇健康管理服务；
6. 老年人健康管理服务；
7. 高血压患者健康管理服务；

8. Ⅱ型糖尿病患者健康管理服务；

9. 重性精神疾病患者管理服务；

10. 传染病及突发公共卫生事件报告和处理服务（传染病报告和处理）；

11. 卫生监督协管服务（新增）。

2012 年 4 月，卫生部颁布了《重性精神疾病管理治疗工作规范（2012 年版）》，将重性精神疾病列入了公共卫生服务内容，建立了"国家重性精神疾病基本数据收集分析系统"专网，要求凡是重性精神疾病患者的基本情况均录入专网系统，为国家制定重性精神疾病防治措施及相关政策提供科学依据。

二、重性精神疾病的基本概念、分类与诊断要点

（一）概念

重性精神疾病是指临床表现有幻觉、妄想、严重思维障碍、情感障碍和行为紊乱等精神病性症状，且患者社会生活能力严重受损的一组精神疾病。发病时，患者丧失对疾病的自知力或者对行为的控制力，并可能导致危害公共安全、自身或他人人身安全的行为，长期患病会严重损害患者的社会功能。

（二）分类

卫生部《重性精神疾病管理治疗工作规范（2012 年版）》将重性精神疾病共分为六类：

1. 精神分裂症：精神分裂症是一种常见的精神病。据世界卫生组织估计，全球精神分裂症的终身患病率为 3.8‰～8.4‰；美国的研究，终身患病率高达 13‰；我国 1994 年调查数据，城市地区患病率 7.11‰，农村 4.26‰。精神分裂症病因复杂，尚未完全阐明。多起病于青壮年，表现为感知、思维、情感、意志行为等多方面障碍，精神活动与周围环境和内心体验不协调，脱离现实。一般无意识障碍和明显的智能障碍，可有注意、工作记忆、抽象思维和信息整合等方面认知功能损害。病程多迁延，反复发作，部分患者发生精神活动衰退和不同程度社会功能缺损。

2. 分裂情感性障碍：分裂情感性障碍又称分裂情感性精神病，是指一组分裂性症状和情感性症状（躁狂或抑郁）同时存在又同样突出的精神障碍。

3. 偏执性精神病：偏执性精神病是一组精神疾病，主要包括偏执狂、偏执状态等。其共同特点是意识清晰、有较为系统的持久的妄想，一般无幻觉，人格保持相对完整，社会功能在相当程度上良好。

4. 双相（情感）障碍：是心境（情感）障碍的一种类型，指发病以来，既有躁狂或轻躁狂发作，又有抑郁发作的一种心境障碍。躁狂发作需持续一周以上，抑郁发作需持续两周以上，躁狂和抑郁交替或循环出现，也可以混合方式同时出现。一般呈发作性

病程，每次发作后进入精神状态正常的间歇缓解期，大多数病人有反复发作倾向，部分可有残留症状或转为慢性。

5. 癫痫所致精神障碍：癫痫是一组由不同原因引起的突然发作的短暂脑功能异常的疾病。癫痫的临床表现取决于癫痫性电活动的起始部位及其整个中枢神经系统的扩散范围。可表现为运动、感觉、自主神经、认知、情感或行为等方面的异常，且以抽搐等运动症状为突出表现的发作最常见。癫痫所致精神障碍是指一组反复发作的脑异常放电导致的精神障碍。

6. 精神发育迟滞：是指个体在发育阶段（通常指18岁以前），由生物学因素、心理社会因素等原因所引起，以智力发育不全或受阻和社会适应困难为主要特征的一组综合征。过去几十年通常称为大脑发育不全、智力低下、精神幼稚症和精神发育不全。

（三）六种重性精神疾病的诊断要点

1. 精神分裂症

（1）症状标准：至少有下列2项，并非继发于意识障碍、智能障碍、情感高涨或低落。

① 反复出现的言语性幻听；

② 明显的思维松弛、思维破裂、言语不连贯，或思维贫乏或思维内容贫乏；

③ 思想被插入、被撤走、被播散、思维中断，或强制性思维；

④ 被动、被控制，或被洞悉体验；

⑤ 原发性妄想（包括妄想知觉，妄想心境）或其他荒谬的妄想；

⑥ 思维逻辑倒错、病理性象征性思维，或语词新作；

⑦ 情感倒错，或明显的情感淡漠；

⑧ 紧张综合征、怪异行为，或愚蠢行为；

⑨ 明显的意志减退或缺乏。

（2）严重标准：自知力障碍，并有社会功能严重受损或无法进行有效交谈。

（3）病程标准：符合症状标准和严重标准至少已持续1个月。

（4）排除标准：排除器质性精神障碍，及精神活性物质和非成瘾物质所致精神障碍。

2. 分裂情感性障碍

（1）精神分裂症和情感性精神障碍的症状在临床上都很突出，难分主次。

（2）患者的社会功能严重受损，自知力不全或缺乏。

（3）分裂性症状与情感性症状在整个病程中同时存在至少2周以上，并且出现与消失的时间比较接近。

3. 偏执性精神病

(1)症状标准:以系统性妄想为主要症状,内容较固定,并有一定的现实性,不经了解,难辨真伪。主要表现为被害、嫉妒、夸大、疑病,或钟情等内容。

(2)严重标准:社会功能严重受损和自知力障碍。

(3)病程标准:符合症状标准和严重标准至少持续3个月。

(4)排除标准:排除器质性精神障碍、精神活性物质和非成瘾物质所致精神障碍、精神分裂症,或情感性精神障碍。

4. 双相(情感)障碍

(1)躁狂发作的诊断标准

躁狂发作以心境高涨为主,与其处境不相称,可以从高兴愉快到欣喜若狂,某些病例仅以易激惹为主。病情轻者社会功能无损害或仅有轻度损害,严重者可出现幻觉、妄想等精神病性症状。

1)症状标准:以情绪高涨或易激惹为主,并至少有下列三项(若仅为易激惹,至少需四项):

①注意力不集中或随境转移;

②语量增多;

③思维奔逸(语速增快、言语急促等)、联想加快或意念飘忽的体验;

④自我评价过高或夸大;

⑤精力充沛、不感疲乏、活动增多、难以安静,或不断改变计划和活动;

⑥鲁莽行为(如挥霍、不负责任,或不计后果的行为等);

⑦睡眠需要减少;

⑧性欲亢进。

2)严重标准:严重损害社会功能,或给别人造成危险或不良后果。

3)病程标准:①符合症状标准和严重程度标准至少已持续一周;②可存在某些分裂性症状,但不符合精神分裂症的诊断标准。若同时符合精神分裂症的症状标准,在精神分裂症状缓解后,满足躁狂发作标准至少一周。

4)排除标准:排除器质性精神障碍,或精神活性物质和非成瘾物质所致躁狂。

(2)抑郁发作的诊断标准

抑郁发作以心境低落为主,与其处境不相称,可以从闷闷不乐到悲痛欲绝,甚至发生木僵。严重者可出现幻觉、妄想等精神病性症状。某些病例的焦虑与运动性激越很显著。

1)症状标准:以心境低落为主,并至少有下列四项:

①兴趣丧失、无愉快感;

②精力减退或疲乏感;

③精神运动性迟滞或激越；

④自我评价过低、自责，或有内疚感；

⑤联想困难或自觉思考能力下降；

⑥反复出现想死的念头或自杀、自伤行为；

⑦睡眠障碍，如失眠、早醒，或睡眠过多；

⑧食欲减低或体重明显减轻；

⑨性欲减退。

2）严重标准：社会功能受损，给本人造成痛苦或不良后果。

3）病程标准：①符合症状标准和严重标准至少已持续二周；②可存在某些精神分裂性症状，但不符合精神分裂症的诊断。若同时符合精神分裂症的症状标准，在精神分裂症状缓解后，满足抑郁发作标准至少二周。

4）排除标准：排除器质性精神障碍，或精神活性物质和非成瘾物质所致抑郁。

5. 癫痫所致精神障碍

（1）症状标准：①符合器质性精神障碍的诊断标准；②有原发性癫痫的证据；③精神障碍的发生及其病程与癫痫相关。

（2）严重标准：社会功能受损。

（3）病程标准：分发作性和持续性两类病程。前者有突然性、短暂性，及反复发作的特点；后者（如分裂症样障碍、人格改变，或智能损害等）为迁延性病程。

（4）排除标准：①排除感染或中毒所致精神障碍，需注意它们可产生继发性癫痫；②排除癔症、睡行症、精神分裂症、情感性精神障碍。

6. 精神发育迟滞

应综合病史、躯体和神经系统检查、精神检查、智力和社会适应能力评定结果予以诊断。

诊断要点包括：①起病于 18 岁以前；②智商低于 70；③有不同程度的社会适应困难。各级智商（IQ）标准如下：轻度 IQ 为 50～69，中度 IQ 为 35～49，重度 IQ 为 20～34，极重度 IQ 在 20 以下。

尚应进行必要的辅助检查。如：染色体检查，头颅 CT 或 MRI 检查，遗传代谢病筛查等，以尽可能做出病因学诊断。

三、重性精神疾病患者的识别

下列症状有助于重性精神疾病患者的识别：

1. 孤僻、懒散：无故不上学、不上班、不出家门、不和任何人接触，不讲个人卫生；
2. 淡漠：对人冷淡、寡言少语、呆坐甚至整天躺在床上；

3. 自语、自笑：喃喃自语但不知所云，或独自发笑而令人不解；

4. 猜疑：疑心特别大，怀疑周围的人都在议论他或者害他（比如坚信有人给他下毒，等等）；

5. 在公共场合行为举止古怪，衣衫不整，甚至赤身露体；

6. 过分话多（说个不停，自我吹嘘），活动多，到处乱跑，乱管闲事等；

7. 情绪低沉，常独自流泪或厌世想死，或焦虑不安；

8. 癫痫患者出现精神不正常，例如说糊涂话，躁动不安，行为反常，呆痴、凶狠、任性等；

9. 自幼呆傻，不会读书，生活不能自理，后来又出现言语和行为异常；

10. 无故伤害自己或他人，或毁坏东西等。

四、重性精神疾病患者的处置

（一）重性精神疾病危险性评估分级

危险性评估共分为以下 6 级：

0 级：无符合以下 1 ~ 5 级中的任何行为。

1 级：口头威胁，喊叫，但没有打砸行为。

2 级：打砸行为，局限在家里，针对财物。能被劝说制止。

3 级：明显打砸行为，不分场合，针对财物。不能接受劝说而停止。

4 级：持续的打砸行为，不分场合，针对财物或人。不能接受劝说而停止。

5 级：持管制性危险武器的针对人的任何暴力行为，或者纵火、爆炸等行为。无论在家里还是公共场合。

（二）危重情况处置

突发重性精神疾病，或重性精神疾病患者病情急剧变化，已经出现或可能出现对自身的伤害（自杀、自伤行为），或者危害社会行为，或者出现急性或严重药物不良反应，需要通过应急医疗处置及时采取干预措施，以避免伤害和损失的发生或者减轻伤害和损失程度。因此，首先要询问和检查患者有无出现暴力、自杀自伤等危险行为，以及急性药物不良反应和严重躯体疾病。若有，对症处理后立即转诊。

（三）常见危害行为的处置原则

1. 暴力攻击行为

（1）评估患者危险性。根据患者病史及目前的状况，评估冲动和暴力行为发生的可能性以及可能带来的不良后果，进行危险性评估。

（2）非药物性干预措施。1）一般的安全技巧：与对方保持一定的距离，避免直接的目光对视,不要随便打断患者的谈话,要有安全的逃离通道,及时发现患者愤怒的迹象,取走患者携带的凶器等。2)检查技巧:避免给患者过度的刺激(声、光),予以足够的个人空间,尽量保持开放的身体姿势,尊重、认可患者的感受,向患者表示随时愿意提供帮助。多做言语的安抚,以减少患者的恐惧。劝阻患者停止暴力无效时,则予以身体约束。

(3)药物治疗。采用快速镇静疗法,如使用氟哌啶醇,或氯硝西泮肌肉注射。

(4)积极处理原发疾病。

2. 自伤自杀行为

(1)阻止自伤自杀行为,救治躯体损伤。立即阻止正在实施的自伤自杀行为;快速进行必要的躯体检查,实施现场急救,恢复并维持生命体征正常。视躯体损伤程度及医疗处理条件,决定是否转入综合性医院急诊科急救,或请其他科会诊。

如生命体征平稳,应将患者转移至安全场地,由专人看护,避免再度发生自伤自杀行为。如在社区内缺少安全保护措施,应采取精神科门诊留观或紧急住院治疗。

(2)快速药物镇静。

(3)积极处理原发疾病。适时开始或调整针对原发疾病的治疗方案。了解并分析自伤自杀的成因,给予支持性心理治疗。

3. 与抗精神病药相关的急性不良反应

抗精神病药副作用较多,特异质反应也常见,所以,处理和预防药物的不良反应与治疗原发病同等重要。常见的急性药物不良反应有锥体外系反应、恶性综合征、体位性低血压、药物过量中毒等。处置急性药物不良反应,应遵照《疾病诊疗规范－精神病分册》、《中国精神疾病防治指南》的要求实施。

五、社区/乡镇重性精神疾病患者管理中的药物治疗原则

(一)药物治疗依据

1.《临床诊疗指南－精神病学分册》,中华医学会编著,2006 年 2 月,人民卫生出版社。

2.《中国精神疾病防治指南》,江开达主编,2010 年 5 月,北京大学医学出版社。

(二)药物治疗注意事项

1. 处方:由精神科执业医师出具。

2. 知情同意书:治疗前由患者或其监护人签署。

3. 不良反应说明:精神科执业医师或者精防医师需向患者及家属说明药物性质和作用、可能发生的不良反应及对策。

4. 依从性:争取患者和家属的主动配合,提高依从性,遵医嘱按时按量用药。

(三)药物治疗应遵循的原则

1. 安全性

(1)全面考虑患者症状特点、年龄、躯体状况、药物的耐受性、有无并发症。

(2)考虑药物作用的特点。用药前必须做好常规体格检查和神经系统检查以及血常规、血生化(包含肝肾功能)和心电图检查;治疗过程中定期(每季度)对上述项目复查。

(3)排除用药禁忌证;注意药物之间配伍禁忌以及相互作用。

(4)及时识别和处理药物不良反应。

(5)必要时请上级医疗单位做血药浓度检测。

2. 及时性

一旦确定诊断,尽早治疗,争取最佳疗效。

3. 有效性

根据疾病表现,选择正确药物种类和个体化有效治疗剂量。

4. 经济性

选择患者经济条件许可完成全程治疗的药物。

5. 个体化

用药种类和剂型,考虑到患者的躯体特点、个人意愿、长期治疗的依从性、既往的疗效。

6. 单一性

除非有必要,抗精神病药之间、抗抑郁药之间最好不要联合使用。急性期治疗有效的药物原则上在维持期继续使用。

7. 系统性

在足够剂量、足长疗程(急性治疗期、巩固治疗期和维持治疗期)后评价疗效;有换药指征者合理换药。

8. 长期性

坚持完成急性治疗期、巩固治疗期和维持治疗期全程治疗,要特别注意患者的整体功能恢复。

六、重性精神疾病患者的随访

(一)随访方式

包括预约患者到门诊就诊、电话追踪和家庭访视三种方式。

(二)随访频次

对应管理的重性精神疾病患者每年至少随访 4 次。

（三）随访服务指导内容

每次随访根据患者病情的控制情况，对患者及其家属进行有针对性的健康教育和生活技能训练等方面的康复指导，对家属提供心理支持和帮助。

1. 心理康复

（1）心理康复方法。包括支持性心理治疗、认知疗法、行为治疗等。

（2）心理康复程序。1）了解患者的需要（评估）；2）分析患者的需要（诊断）；3）提出问题解决的方法（计划）；4）心理康复的实施（措施）；5）心理康复效果评价。

2. 家庭康复

（1）指导改善家庭态度和行为。1）尽快就医；2）接受现实、稳定情绪；3）了解精神病知识；4）习惯同精神病患者打交道。

（2）保障患者安全。1）患者居住的环境中不能有危险物品；2）保管好治疗精神病药物；3）注意观察病情变化；4）关心爱护患者。

（3）帮助患者服药，提高服药依从性。指导家属与患者正确服用药物，是患者获得康复的基础。社区对患者的访视，主要任务之一就是及时指导家属与患者合理服用药物。精神病患者经过住院治疗病情稳定后出院，并不意味着患者已治愈，大多数患者仍须靠药物维持。家属帮助患者服药应注意：

1）药物的保管；

2）每次服药由家属按医嘱准备好药物；

3）如何处理患者拒服药；

4）家属要随时观察服药效果和不良反应，如睡眠、饮食、大便、小便、脉搏、锥体外系症状、情绪、性功能、体重和皮肤；患者在服药期间出现不明原因的发热，应立即化验血常规。

服药期间的主要不良反应及处理：

①锥体外系反应：肢体僵直、动作减少、震颤、坐立不安、流口水、吞咽困难、颈部强直、眼球上翻等，加服盐酸苯海索（安坦）1～2片/次，2次/天。

②乏力、贪睡，适当调整药物剂量。

③内分泌失调：肥胖、阳痿或闭经、乳汁分泌。一般减药或更换药物后即可消失。

④心悸、口干、便秘等。心跳超过100次/分钟以上者，服普萘洛尔（必得安）1片/次，3次/天。便秘者对症处理。

（4）对患者的日常护理。1）生活照顾；2）心理支持（正确对待、心理安慰、避免诱因）；3）鼓励参与。

（5）帮助患者恢复自知力。多数患者是精神症状消失在前，自知力恢复在后，在继续药物治疗的同时，多与患者交谈：首先，要主动涉及症状，不要怕刺激患者；其次，谈话语气要平和;第三,谈话要自然,以现实生活中的事情为素材;第四,掌握说话的分寸;第五,对患者的每一个症状都要充分地分析研究。

(6)制定家庭康复训练(计划)。

(7)预防复发。精神分裂症中精神症状复发是常见的,82%的患者在5年内有复发,虽然复发并不一定会使所有的精神病患者恶化,但多数患者每复发一次病情将恶化一次,对治疗反应差。

(8)降低自杀风险。

(9)患者发生意外时的对策。精神病患者可能会发生自伤、伤人、噎食等意外。一旦发生意外,应紧急拨打120医疗急救电话;同时请附近社区卫生服务机构的人员先行及时处置。

七、重性精神疾病患者健康体检

在患者病情许可的情况下,征得监护人的同意后,每年应至少进行1次健康体检,可与随访相结合。

1. 体检的内容

(1)一般体格检查、血压、体重。

(2)辅助检查:血常规、转氨酶、血糖、血脂、心电图等。

2. 记录与报告

村卫生室、乡镇卫生院按期进行随访并记录。及时建立电子档案,录入《居民个人健康档案》和《重性精神疾病患者个人信息补充表》、《重性精神疾病患者随访服务记录表》、《重性精神疾病失访(死亡)患者登记表》,并将上述信息录入国家重性精神疾病基本数据收集分析系统。

八、重性精神疾病患者的管理工作目标

2012年7月6日,卫生部办公厅颁发了《重性精神疾病管理治疗工作考核评估方案》。《方案》明确要求:重性精神疾病患者作为重点管理人群应首先为其建立健康档案并随访,重性精神疾病患者管理率≥80%,重性精神疾病患者规范管理率≥70%,重性精神疾病患者病情稳定率≥60%。

九、乡镇卫生院/村卫生室在重性精神疾病管理治疗中的主要职责

1. 乡镇卫生院的主要职责

(1)协助上级卫生行政部门及精神卫生医疗机构开展村医重性精神疾病防治知识培训,并对其工作进行考核。

（2）在县级精防机构的指导之下，承担辖区内重性精神疾病患者信息收集与网络报告工作，开展重性精神疾病患者线索调查，登记已确诊的重性精神疾病患者并建立居民健康档案；必要时联系县级精防机构安排精神卫生医疗机构对未确诊患者进行诊断复核。

（3）在精神卫生医疗机构指导下，定期随访患者，指导患者服药，向患者家庭成员提供护理和康复指导。有条件的地方，可实施患者个案管理计划。

（4）向精神卫生医疗机构转诊病情不稳定患者。

（5）参与重性精神疾病防治知识健康教育工作。

2. 村卫生室的主要职责

（1）协助乡镇卫生院开展辖区内重性精神疾病患者的线索调查、登记、报告和患者家庭成员护理指导工作。

（2）协助精神卫生医疗机构开展重性精神疾病患者应急医疗处置。

（3）定期随访患者，指导监护人督促患者按时按量服药，督促患者按时复诊。

（4）参与重性精神疾病防治知识健康教育工作。

（5）及时向上级医疗机构转诊病情不稳定患者。

附录二　重性精神疾病患者管理服务规范

一、服务对象

辖区内诊断明确、在家居住的重性精神疾病患者。重性精神疾病是指以精神分裂症为代表的，临床表现有幻觉、妄想、严重思维障碍、行为紊乱等精神病性症状，且患者社会生活能力严重受损的一组精神疾病。主要包括精神分裂症、分裂情感性障碍、偏执性精神病、双相（情感）障碍、癫痫所致精神障碍、精神发育迟滞等。

二、服务内容

（一）建立健康档案

在将重性精神疾病患者纳入管理的时候，除需要由家属提供来自原承担治疗任务的专业医疗机构的疾病诊疗相关信息外，还应为患者进行一次全面评估，为其建立居民健康档案。除个人基本信息外，还包括患者监护人姓名、监护人电话、初次发病时间、既往主要症状、既往治疗情况、最近诊断情况、最近一次治疗效果、患病对家庭社会的影响、关锁情况等。

（二）随访

对于纳入健康管理的患者，每年至少随访4次。随访的主要目的是提供精神卫生、用药和家庭护理等方面的信息，督导患者服药，防止复发，及时发现疾病复发或加重的征兆，给予相应处置或转诊，并进行紧急处理。具体内容如下：

1. 危重情况紧急处理：询问和检查有无出现暴力、自杀自伤等危险行为，以及急性药物不良反应和严重躯体疾病。若有，对症处理后立即转诊，2周内随访转诊情况。

2. 分类干预：若无上述危重情况，则进一步对患者原有的病情进行评估。检查患者的精神状况，包括感觉、知觉、思维、情感和意志行为、自知力等；询问患者的躯体疾病、社会功能情况、服药情况及各项实验室检查结果等；并根据患者的精神症状是否消失、自知力是否完全恢复，工作、社会功能是否恢复，以及患者是否存在药物不良反应或躯体疾病情况，对患者进行以下分类干预：

（1）对病情稳定（精神症状基本消失，自知力基本恢复，社会功能处于一般或良好，无严重药物不良反应，躯体疾病稳定）的患者，若无其他异常，继续执行上级医院制定的治疗方案，3个月时随访。

（2）对病情基本稳定（精神症状、自知力、社会功能状况至少有一方面较差，处于“病情不稳定”和“病情稳定”之间）的患者，若无其他异常，医生可在现用药物基础上在规定剂量范围内调整剂量，必要时与患者原主管医生取得联系。调整过一次剂量后，可连续观察4～6周，若患者症状稳定或虽然明显但比上次已有好转，可维持目前治疗方案，3个月时随访；若仍无效果，转诊到上级医院，2周内随访转诊结果。若同时伴有躯体症状恶化或药物不良反应，要查找原因对症治疗，2周时随访，观察治疗效果。若有必要，转诊到上级医院，2周内随访转诊情况。

（3）对病情不稳定（精神症状明显，自知力缺乏，社会功能较差，有影响社会或家庭的行为，有严重药物不良反应或躯体疾病）的患者，建议转诊到上级医院，2周内随访转诊情况。

3. 每次随访根据患者病情的控制情况，对患者及其家属进行有针对性的健康教育和生活技能训练等方面的康复指导，对家属提供心理支持和帮助。

4. 重性精神疾病患者每年应至少进行1次健康检查，可与随访相结合。内容包括血压、体重、空腹血糖，一般体格检查和视力、听力、活动能力的一般检查。有条件的地区建议增加血常规、尿常规、大便潜血、血脂、肝肾功能、心电图、B超、眼底等检查。

5. 建议有条件的地区增加对患者的随访次数。

三、服务流程图

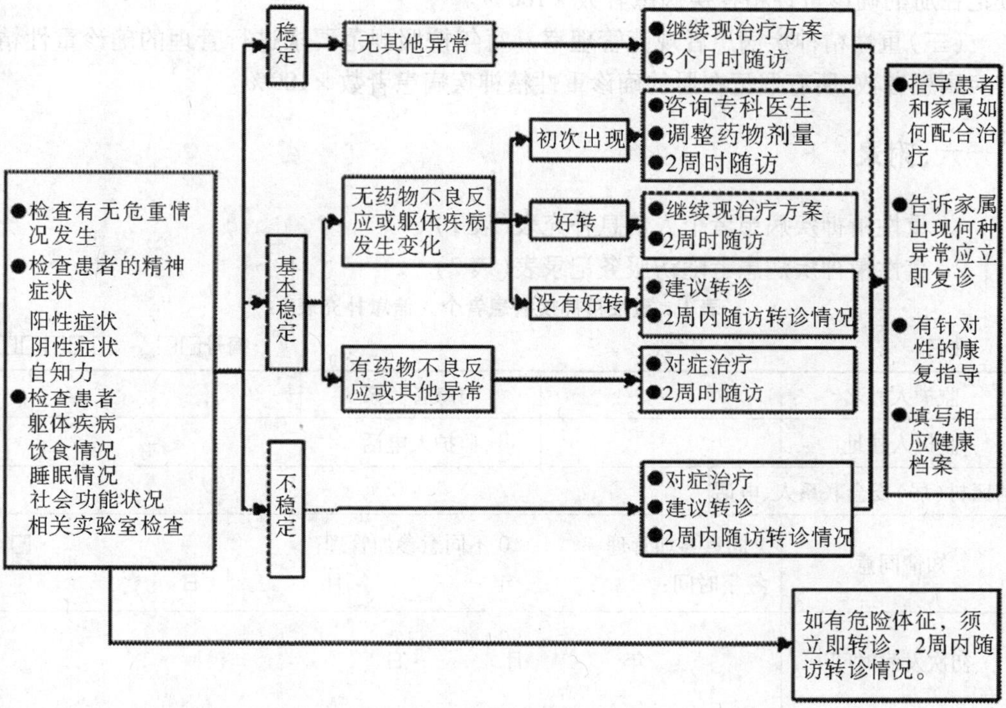

四、服务要求

（一）配备接受过重性精神疾病管理相关培训的专（兼）职人员，开展相关健康管理工作。

（二）与相关部门加强联系，及时为辖区内新发现的重性精神疾病患者建立健康档案并按时更新。

（三）随访。包括预约患者到门诊就诊、电话追踪和家庭访视等方式。

（四）加强宣传，鼓励和帮助病人进行生活功能康复训练，指导患者参与社会活动，接受职业训练。

五、考核指标

（一）重性精神疾病患者管理率 = 所有登记在册的确诊重性精神疾病患者数/（辖区内 15 岁及以上人口总数 × 患病率）× 100%。

注：患病率，依据当地3年内精神疾病流行病学调查得到的重性精神疾病患病率。若当地未开展调查，建议采用浙江、河北省调查的重性精神疾病患病率(1%)。

(二)重性精神疾病患者显好率＝最近一次随访时分类为病情稳定的患者数/所有登记在册的确诊重性精神疾病患者数×100%。

(三)重性精神疾病患者规范管理率＝每年按照规范要求进行管理的确诊重性精神疾病患者数/所有登记在册的确诊重性精神疾病患者数×100%。

六、附录

1. 重性精神疾病患者个人信息补充表(表1)
2. 重性精神疾病患者随访服务记录表(表2)

表1　重性精神疾病患者个人信息补充表

姓名：　　　　　　　　　　　　　　　　**编号□□－□□□□□**

<table>
<tr><td colspan="2">监护人姓名</td><td></td><td>与患者关系</td><td></td></tr>
<tr><td colspan="2">监护人住址</td><td></td><td>监护人电话</td><td></td></tr>
<tr><td colspan="2">辖区村(居)委会联系人、电话</td><td colspan="3"></td></tr>
<tr><td colspan="2">知情同意</td><td colspan="3">1 同意参加管理　　0 不同意参加管理　□
签字时间：　年　月　日</td></tr>
<tr><td colspan="2">初次发病时间</td><td colspan="3">年　月　日</td></tr>
<tr><td colspan="2">既往主要症状</td><td colspan="3">1 幻觉　2 交流困难　3 猜疑　4 喜怒无常　5 行为怪异　6 兴奋话多
7 伤人毁物　8 悲观厌世　9 无故外走　10 自语自笑　11 孤僻懒散
12 其他
□/□/□/□/□/□/□/□/□/□/□/□</td></tr>
<tr><td rowspan="2">既往治疗情况</td><td>门诊</td><td colspan="3">1 未治　2 间断门诊治疗　3 连续门诊治疗　□
首次抗精神病药治疗时间　年　月　日</td></tr>
<tr><td>住院</td><td colspan="3">曾住精神专科医院/综合医院精神专科　次</td></tr>
<tr><td colspan="2">目前诊断情况</td><td colspan="3">诊断　　确诊医院　　确诊日期</td></tr>
<tr><td colspan="2">最近一次治疗效果</td><td colspan="3">1 痊愈　2 好转　3 无变化　4 加重　□</td></tr>
<tr><td colspan="2">患病对家庭社会的影响</td><td colspan="3">1 轻度滋事　次　2 肇事　次　3 肇祸　次
4 自伤　次　5 自杀未遂　次　6 无</td></tr>
</table>

续表1

关锁情况	1 无关锁　　2 关锁　　3 关锁已解除 □		
经济状况	1 贫困,在当地贫困线标准以下　2 非贫困　3 不详 □		
专科医生的意见（如果有请记录）			
填表日期	年　月　日	医生签字	

表2　重性精神疾病患者随访服务记录表

姓名:　　　　　　　　　　　　**编号□□ - □□□□□**

随访日期	年　月　日	
危险性	0(0级)　1(1级)　2(2级)　3(3级)　4(4级)　5(5级) □	
目前症状	1 幻觉　2 交流困难　3 猜疑　4 喜怒无常　5 行为怪异　6 兴奋话多　7 伤人毁物　8 悲观厌世　9 无故外走　10 自语自笑　11 孤僻懒散　12 其他 □/□/□/□/□/□/□/□/□/□/□/□	
自知力	1 自知力完全　2 自知力不全　3 自知力缺失 □	
睡眠情况	1 良好　2 一般　3 较差 □	
饮食情况	1 良好　2 一般　3 较差 □	
社会功能情况	个人生活料理	1 良好　2 一般　3 较差 □
	家务劳动	1 良好　2 一般　3 较差 □
	生产劳动及工作	1 良好　2 一般　3 较差　9 此项不适用 □
	学习能力	1 良好　2 一般　3 较差 □
	社会人际交往	1 良好　2 一般　3 较差 □
患病对家庭社会的影响	1 轻度滋事　　次　2 肇事　　次　3 肇祸　　次 4 自伤　　次　5 自杀未遂　　次　6 无	
关锁情况	1 无关锁　2 关锁　3 关锁已解除 □	
住院情况	0 从未住院　1 目前正在住院　2 既往住院,现未住院 □ 末次出院时间　　年　月　日	
实验室检查	1 无　　2 有 □	
服药依从性	1 规律　2 间断　3 不服药 □	

续表2

<table>
<tr><td>药物不良反应</td><td colspan="3">1 无　　2 有　　□</td></tr>
<tr><td>治疗效果</td><td colspan="3">1 痊愈　2 好转　3 无变化　4 加重　　□</td></tr>
<tr><td>是否转诊</td><td colspan="3">1 否　　　2 是　　□
转诊原因:
转诊至机构及科室:</td></tr>
<tr><td rowspan="3">用药情况</td><td>药物1:</td><td>用法:每日(月)　　次</td><td>每次剂量　　mg</td></tr>
<tr><td>药物2:</td><td>用法:每日(月)　　次</td><td>每次剂量　　mg</td></tr>
<tr><td>药物3:</td><td>用法:每日(月)　　次</td><td>每次剂量　　mg</td></tr>
<tr><td>康复措施</td><td colspan="3">1 生活劳动能力　2 职业训练　3 学习能力　4 社会交往　5 其他
□/□/□/□</td></tr>
<tr><td>本次随访分类</td><td colspan="3">1 不稳定　2 基本稳定　3 稳定　0 未访到　　□</td></tr>
<tr><td>下次随访日期</td><td>年　　月　　日</td><td>随访医生签名</td><td></td></tr>
</table>